마음을 다스리는 185가지 도구

인지치료 도구상자

A Workbook for Clients, Clinicians & Coaches

마음을 다스리는 185가지 도구
인지치료 도구상자 | CBT Toolbox

Second Edition

Jeff Riggenbach, PhD

옮긴이 이수영 · 최휘영 · 김숙진 · 한서윤 · 전종욱 · 민석준 · 이유진
김현수 · 송후림 · 홍민하 · 장진구 · 한창우 · 이승훈

인지치료 도구상자

마음을 다스리는 185가지 도구

둘째판 1쇄 인쇄 | 2022년 8월 23일
둘째판 1쇄 발행 | 2022년 8월 31일

지 은 이   Jeff Riggenbach, PhD
옮 긴 이   이수영, 최휘영, 김숙진, 한서윤, 전종욱, 민석준, 이유진,
          김현수, 송후림, 홍민하, 장진구, 한창우, 이승훈
발 행 인   장주연
출 판 기 획   임경수
책 임 편 집   강미연
편집디자인   조원배
표지디자인   김재욱
발 행 처   군자출판사(주)
          등록 제4-139호(1991. 6. 24)
          본사 (10881) 파주출판단지 경기도 파주시 회동길 338(서패동 474-1)
          전화 (031) 943-1888   팩스 (031) 955-9545
          홈페이지 | www.koonja.co.kr

ISBN 979-11-5955-910-5

정가 20,000원

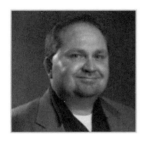

제프 리겐바흐(Jeff Riggenbach) 박사 는 국제적으로 인정받는 인지행동치료 (Cognitive behavior therapy, CBT) 트레이너이자 수상 경력에 빛나는 작가이다. 리겐바흐 박사는 유명한 벡 인지치료 연구소(Beck Institute of Cognitive Therapy and Research)에서 훈련을 받았고 인지 치료 학회(Academy of Cognitive Therapy)의 인증을 받았으며 20년 넘게 정신건강의학과 클리닉의 개인 및 그룹을 대상으로 인지행동치료를 해 왔다. 그는 미국 50개 주 전체에서 임상가들을 교육했으며 캐나다, 영국, 호주 및 남아프리카 공화국의 교육 기관에서 교수로 재직 중이고 그의 교육은 워크숍 참가자로부터 지속적으로 높은 평가를 받았다.

우울증, 불안 장애, 중독 행동 장애 및 성격 장애에 대한 인지행동치료 기반 프로그램을 개발하고 지도한 20년의 임상 경험 이후, 그는 최근 몇 년 동안 교육, 훈련, 코칭/컨설팅 및 저술에 전념했다. 그는 임상가와 코치에게 일상 생활에서 내담자가 해볼 수 있는 실용적인 도구를 제공하는 것으로 유명하다. jeffriggenbach.com에서 그의 모든 임상 도구 상자, 회복력 관련 논문 및 기타 출판물을 볼 수 있다.

목차

서문

사람의 정신세계라는 것은 바다와 같다. 사람의 심리에 호기심을 가지고 심리 유형 테스트를 좋아하던 시절에는 참 재미있는 분야로 느껴졌지만, 그것이 전공이 되고, 심지어 치료를 해내야 하는 상황에 와서는 바닷가에서 바라보던 아름다움보다 바다 속에 뛰어들었을 때의 어려움을 느끼곤 했다.

그러던 중 만난 인지치료는 바다를 항해하기 위한 나침반과 같은 느낌이었다. 막연하고 장기적이며 끝이 없을 듯한 면담이 아니라 정해진 틀이 있고, 기간이 있고, 특히 핵심신념에 다가가는 지도가 있었다. 정신과 전문의로서 더 많은 세월이 지난 지금은 바다 너머엔 또 다른 대양이 있음을 알지만, 첫 항해를 시작하는 사람에게는 인지치료는 좋은 길잡이이자 훈련이 되어 줄 것이다. 이는 자신의 정신세계를 이해하고 싶어하는 환자 또는 내담자 본인에게도 마찬가지이다.

의료, 특히 한국의료는 속도가 중요시 되며, 종합병원들의 경우 정신건강의학과 입원 기간이 여러 제도로 인하여 점차 짧아지고 있다. 주어진 시간에 약물을 맞추거나, 응급상황을 넘기거나, 금단증상을 완화하는 것 등은 가능하겠으나, 이것이 불안을 감소시켜줄 수는 있어도 '불안을 일으키는 생각'을 변화시키기는 어렵다. 재발의 방지, 진정한 회복을 위해서는 질환을 일으키는 비기능적인 사고를 아는 것(이는 병식과도 연결된다), 그리고 그 생각을 다루는 요령을 획득하는 것이 중요하다. 비기능적 사고의 치료까지는 아니더라도 어떤 통찰의 시작점이라도 입원기간에 가지고 가면 좋지 않을까?

그러던 중 이 CBT toolbox(인지치료 도구상자)를 만나게 되었다. 우울, 불안, 분노, 중독과 같은 핵심 분야들이 한 챕터로 정리 되어있고, 필요한 도구를 골라 쓸 수 있다는 것에서 반가움을 느꼈고, 성과, 자존감, 스트레스 관리, 까다로운 사람 대하기, 의사소통하기 등 요즘 사람들이 필요로 분야에 인지치료적 요소를 접목한 것도 매력적으로 느껴졌다.

전공의들과 북리딩을 하며 환자분들께 직접 제공해보자는 생각으로 번역을 시작하였다. 그리고 번역된 자료를 가지고 면담을 시작하였을 때 환자들의 이해도와 만족도가 높고 전공의들도 면담에 자신감을 얻는 모습이었다. 이 책은 특히 다양한 시각 자료를 활용하여 인지치료를 보다 쉽고 친근하게 느낄 수 있도록 구성되어 있는 것이 장점이다.

이 책의 원저자 Jeff Riggenbach 박사의 서문에 쓰여 있듯, 보다 많은 사람, 즉 심리 상담 전문가부터 지역사회 센터, 사회복지기관, 대학상담센터 등에서 일하시는 분들, 나아가 자기 자신의 가장 좋은 치료자가 되어야 하는 환자 본인에 이르기 까지 널리 활용할 만한 책이다.

물론 인지치료의 정수를 느끼려면 추천되는 인지치료 회기 횟수를 마치고, 전문가 프로그램을 이수하는 것이 좋다. 그러나 상황에 따라서는 이 '도구상자형' 인지치료가 유용한 순간이 있으리라 생각한다. 환자, 내담자 또는 내가 돕고 싶은 대상자에게 주어진 시간에 무언가를 해주고 싶을 때, 대상자가 긴 집중을 어려워하거나 지구력이 부족할 때, 인지치료의 세계를 소개하고 싶을 때 등이 될 수 있을 것이다.

이 책의 출판까지 감사할 분들이 많다. 먼저 이 책을 소개해 주신 분이자 전 명지병원 정신건강의학과장으로, 현재는 자신의 클리닉에서 환자를 돕고 계신 지혜의 숲 정신건강의학과 송후림 선생님께 감사 드린다. 발을 맞추어 걸어주는 동료이며 환자진료에 늘 진심이신 명지병원 김현수, 홍민하, 장진구, 한창우, 이승훈 교수님께 감사 드린다. 그리고 전공의 시절, 공황장애 인지치료를 맡겨 이 치료법을 처음 알게 해주신 세브란스병원 김세주 교수님, 정신증에도 인지치료를 적용할 수 있다는 프론티어의 정신을 가지고, '정신증 고위험군을 위한 GRAPE 인지치료'라는 책 한 권을 만들어 볼 수 있는 경험을 주신 세브란스병원 안석균 교수님께 감사 드린다. 마지막으로 이 책의 출판과정을 도와주신 군자출판사 임경수 과장님, 김수진, 강미연 편집자님께 감사 드린다.

무엇보다 이 책의 주인공은 이 내용을 책으로 출판하는 데 동의하고 바쁜 와중에도 어려운 번역 과정에 참여하며 환자들에게 적용해온 명지병원 전공의 최휘영, 김숙진, 한서윤, 전종욱, 민석준, 이유진이라 할 수 있으며 의국원들에게 본 출판의 공을 돌린다.

2022년 8월,
동료저자를 대표하여
이 수 영 드림

왜 CBT Toolbox 2판을 냈고, 무엇이 다른가?

일전에 내 친구가 "제프, 왜 2판을 쓰고 있어?"라고 물었다. 나의 첫 반응은 "아무도 1판을 안 읽어서 다시 해보자는 생각이 들었어."였고 친구는 웃었다(그는 내 말을 믿었던 것 같다).

사실 이 책의 초판은 5만부 이상 판매되었고 전 세계 사람들로부터 이 책이 자신 또는 자신의 내담자들에게 얼마나 도움이 되었는지 모른다고 감사하는 메시지를 받았다. 내가 가장 기뻤던 점 중 하나는 이 책이 널리 쓰였다는 것이다. 이 책은 1차 진료 환경, 사회 복지 프로그램, 가정 폭력 보호소, 지역 사회 정신 건강 세팅, 대학 상담 센터, 입원 및 외래 병원 및 치료 환경에서 사용되고 있다.

1판의 성공은 만족스러웠지만, 내 친구의 질문에 대해 정직하게 답하기 위하여 다음의 몇 가지 영역을 다룰 것이다:

현장에서의 발전

우선 현장에서 변화가 생겼다. 소위 "제3의 물결" 접근 방식이 더 강조되고 있다. 변증법적 행동 치료(DBT), 수용 전념 치료 (ACT) 및 기타 마음챙김 기반 접근 방식이 대유행하게 되었다. 생각과 믿음의 내용을 수정할 필요가 있는지 여부는 많은 논의의 주제가 되었다. 이 논의는 한편으로 전통적인 인지 행동 치료(CBT)의 구조에 도전하지만, 이러한 접근 방식들이 "인지 외에 어떤 것"에 개입하여 기분과 행동을 바꿀 수 있다는 점에서 고려해 볼 가치가 있다.

제3의 물결이나 다른 메타인지적 접근에 더하여, 최근 몇 년 동안 다른 양식을 더 포함하고 다양한 치료법을 끌어내기 위한 더 집중적인 시도가 있었다. 단순히 '통합을 위한 통합'을 하는 것은 해가 될 수 있겠지만, 다양한 치료법의 전략을 적절히 포함시키는 것은 전문가가 내담자와 함께 길을 찾는 데 도움이 될 수 있다. 치료자가 사례에 대한 개념화 내에서 일관성 있게 작업하고, 다양한 "로드맵"을 안내하는 지침으로 계속 사용하는 한, 다양한 치료법을 활용하는 것은 목표를 달성하는 데 도움이 되는 강력한 방법이 될 수 있다. 전통적인 인지행동치료 작업을 향상시키기 위해 새로운 기술도 개발되었다.

보다 광범위한 진단 및 증상들을 위한 도구

이 판에 추가된 새로운 요소에는 초판에서 다루지 않은 새로운 상황에 대한 도구가 포함되었다. 인지행동치료는 이제 다양한 증상을 해결하기 위해 26개 이상의 개별 인지 모델을 보유하고 있다. 더 이상 우울과 불안만을 위한 것이 아니다.

"전통적인" 인지행동치료 내에서도 유망한 흥미진진한 발전이 있다. Bob Leahy의 정서도식치료(Emotional Schema Therapy)는 전통적인 인지행동치료 접근 방식에 깊이를 더한다. Irismar Reis de Oliveira의 시험 기반 인지 치료 (Trial-Based Cognitive Therapy, TBCT)는 내담자가 재미있고 안전한 방식으로 "자신의 믿음을 시험"해볼 수 있는 상호적인 방법을 제공한다. 또한 Tullio Scrimali등은 인지행동치료 학계로 하여금 인지행동치료와 신경과학적 최신지견간의 상호작용에 더 많은 관심을 기울이도록 하였다. Christine Padesky의 강점 기반 인지행동치료(Strengths-Based CBT)와 David Burns의 TEAM-CBT는 이전 모델에 대한 무수히 많은 재해석을 보여준다.

이 매뉴얼은 전작과 마찬가지로 실생활에 도움이 되는 실용적인 도구들로 가득 찬 안내서이지만, 이 도구들은 과학적, 이론적 근거에 기반하고 있다. 이 판에서는 이러한 새로운 접근 방식에서 파생된 몇 가지 실용적인 응용 프로그램과 기존 접근 방식을 새로운 방식으로 개선한 도구를 살펴본다.

다양한 상황과 더 넓은 범위의 임상가들을 위한 인지행동치료

대체의학 임상가, 성직자, 생활 및 기업 코칭을 포함한 여러 분야에서 인지행동치료가 사용되는 흐름을 무시할 수 없다.

이러한 세팅과 관련된 주제는 임상 언어를 덜 사용하는 마지막 3부에서도 다룬다.

이 책은 주로 임상가가 내담자와 함께 사용하도록 고안되었지만 내가 상상했던 것보다 더 많이 내담자 본인이 이 책을 구입했다는 것을 알게 되었다. 나는 내담자만을 위한 책을 만들고 있지만(조금만 기다려달라!), 이 두 번째 판은 특히 개인적 성장 및 코칭 섹션에서 덜 임상적이고 보다 내담자에게 더 익숙한 용어를 사용한다는 점에서, 그러한 방향으로 한걸음 더 나아갔다.

다음 도구들은 내담자가 가진 문제들을 더 잘 다루기 위해 당신의 도구 상자에 추가할 수 있는 기술 및 활동이다. 어떤 사람들은 이 모든 영역에서 어려움을 겪을 수 있지만 또 다른 사람은 자신과 관련이 있는 한두 장만 찾을 수도 있다. 예를 들어, 어떤 사람들은 우울만 다루게 되는 반면, 어떤 사람들은 우울, 불안, 분노를 다뤄보고 중독 행동도 다루어 볼 수 있다. 다른 사람들은 특정 직업 환경에 대한 스트레스 관리가 필요할 수 있다.

이 책은 3부로 나뉜다:

1부는 핵심 지식 소개, 인지행동치료 모델 이해, 내담자와의 원활한 시작을 다룬다.
2부는 임상적 문제들을 다룬다.
3부는 기업 및 코칭 환경에서 인지행동치료 기술을 적용하는 1판에는 없었던 완전히 새로운 콘텐츠를 다룬다.

이전 책과 유사하게 동일한 도구가 여러 장에 걸쳐서 반복해서 나타난다. 각 장에는 증거 기록, 생각 기록 및 기타 여러 도구가 있다. 그러나 증상에 따라 다르게 사용될 수 있으며 다른 인지적 내용으로도 작업할 수 있다.

따라서, 8장의 도구가 3장에서 작업한 도구와 똑같아 보여도, "이전 장에서 본거야" 라고 생각하면서 쉽게 넘겨버리지 않는 것이 중요하다. 각 도구는, 각각의 증상에 맞추어서 전략적으로 배치되어 있다. 또한 주어진 도구 내의 질문은 비슷하게 들릴 수 있지만 해결이 필요한 특정 문제에 맞게 수정되었다. 예를 들어, 관계 원 도구는 많은 장에 나타난다. 방법은 동일하지만 우울증으로 고생하는 사람들은 분노 관리로 어려움을 겪는 사람들과는 다른 생각을 가질 수 있다. 따라서 원 자체는 같아 보이지만 이러한 특정 문제를 해결하는 데 도움이 되는 질문은 다르다. 이러한 방식으로 책을 구성함으로써 사람들이 책을 처음부터 끝까지 읽을 수도 있고 또는 관심 있는 장으로 넘기면서 찾고 있는 것에 쉽게 접근할 수 있도록 하였다.

마지막으로, 반복되는 도구 외에도 각 장에는 고유한 도구도 있다.

각 임상 챕터(2부)의 처음 15개 도구는 기본 인지 사슬의 순서에 걸쳐 작업하는 데 도움이 된다. 도구 16 이상은 해당 특정 장에서 주제로 하는 증상들에 특화된 추가 전략을 제공한다.

다음은 임상 문제를 다루는 장에 대한 도구이다:

도구 1은 **촉발 요인 확인**에 사용된다. 이것은 증상에 관계없이 중요한 출발점이다. 이것은 내담자가 자신의 증상을 더 잘 이해할 수 있도록 사슬을 시작한 "사건"을 식별하는 데 도움이 된다. 방아쇠는 내부(신체 감각, 환각 또는 기타 생리적 증상) 또는 외부(환경, 사건)일 수 있다. 방아쇠는 취약한 특정 주제를 떠올리게 해서 핵심 믿음을 활성화한다. 그들은 핵심 믿음을 활성화(또는 "버튼을 누르기")하여 사슬(chain)을 시작한다.

도구 2는 **감정을 확인**하는 데 도움이 된다. 어떤 사람들은 자신의 감정을 매우 잘 표현한다. 또 다른 사람들은 감정을 인식하는 데 어려움을 겪거나, 감정에 이름을 붙이거나, 감정이 있다는 사실을 인정하는 데 어려움을 겪는다. 각 장의 이 섹션에서는 사람들이 경험하는 특정 "감정 가족" 중 감정을 잘 표현할 수 있는 감정 단어를 찾는데 도움이 되는 **감정 얼굴 시트**를 제공한다.

도구 3은 **왜곡된 사고를 식별**하는 것을 다룬다. 일부 치료사는 *비합리적인 생각*이라는 용어를 사용할 수 있다(Ellis, 1975). 다른 사람들은 *역기능적 사고* 또는 *부적응적 사고*라는 용어를 선호한다(A. Beck, 1987). 생각을 역기능적이라고 생각하는 것의 이점은 한 환경에서 기능적이거나 도움이 되었던 생각이 다른 환경에서는 역기능적이거나 해가 될 수 있다는 것을 인식하는 것이다. 예를 들어, 폭력적인 가정에서 자란 사람은 경험을 통해 "내가 말을 하면 누군가가 맞거나 소리를 지르니까 그냥 입 다물고 있는 것이 가장 좋아."라고 배웠을 것이다. 자라면서 입을 열 때마다 정말로 상처를 받았다면, 그 환경에 있는 한 입을 다물고 있는 것이 잘 적응하는 것이었을 것이다. 그러나 그 사람이 어른이 되어 집을 떠난 후, 안전한 환경에 있을 때에도 그런 생각("입 다물고 있는 것이 가장 좋다")이 옳다고 생각한다면, 그의 생각을 말하지 않는 것은 더 이상 좋은 선택이 아니다. 따라서 한 환경에서 도움이 되는 것이 다른 환경에서는 반드시 도움이 되는 것은 아니다. 또 다른 전문가들은 이 책에서 사용하는 용어인 *왜곡된 또는 건강하지 않은 생각*이라는 용어를 사용한다.

도구 4는 자신의 **"자동 조종 장치" 대처 기술**(첫 반사적 행동)을 인식하는 데 도움이 된다. 대부분의 사람들은 특정 감정을 느낄 때 일련의 표준 대처 기술을 사용한다. 어떤 면에선 편리하지만 보통은 도움이 되지 않는 예전 행동으로 되돌아가는 것을 뜻하는 "자동 조종 장치"라는 문구를 들어보았을 것이다. 다시 말하지만, 이러한 행동은 과거에는 종종 잘 "작동"했지만 현재에는 더 이상 작동하지 않는다. 또한 일부는 단기적으로 계속 작동하지만 장기적으로 문제를 악화시킬 수 있다.
예를 들어, 알코올, 마약, 난잡한 성관계, 과도한 지출, 과로 등은 사람들이 자신에 대한 부정적인 감정을 피하기 위해 사용하는 대처 기술이다. 이러한 행동은 그 목적을 달성하지만 거의 항상 더 나쁜 장기적인 문제를 만든다. 이러한 감정이 엄습할 때 사용할 건강한 기술을 파악하기 전에, 당장 하고 싶은 유혹이 들지만 장기적으로는 도움이 되지 않는 행동들의 목록을 적어보는 것이 도움이 된다.

도구 5는 **결과에 대한 인식**을 다룬다. 어떤 사람들은 과거 선택한 대처 기술이 현재 생활 환경에 어떤 영향을 미쳤는지에 대해 거의 인식하지 못한다. 또 다른 사람들은 현재의 선택이 미래에 어떤 결과를 일으킬 수 있다는 점을 충분히 알고 있지만 그럼에도 불구하고 즉각적이고 "기분 좋은" 선택을 계속한다. 도구 5는 자동 조종 장치가 문제를 일으킬 수 있는 삶의 다양한 영역을 생각해보고 기록하도록 하고, 이러한 결과에 대한 사람들의 인식을 높이도록 한다.

도구 6은 **인지 행동 사슬 분석**을 시행해 볼 수 있는 단계를 안내한다. 이 도구는 이전 도구에서 축적한 정보를 인지행동치료 사슬 분석 도구에 입력하도록 한다. 이것은 이전 작업에서 흩어져있는 점들을 연결하고 전체 상황을 조감도로 보듯이 볼 수 있도록 해준다.

도구 7은 내담자가 **원하는 결과**를 시각화하도록 한다. "무엇을 경험하고 싶습니까?"는 사람들에게 피하고 싶은 것보다 추구하고자 하는 것을 생각해보게 한다. 본질적으로, 이 도구는 인생에서 줄이고 싶은 것보다 늘리고 싶은 것이 무엇인지 묻는다. 어떤 사람들에게는 이것이 더 효과적인 동기 부여가 된다. 사람들이 자신이 추구하는 바가 무엇인지 안다면 생각과 행동을 바꾸는 작업을 할 가능성이 더 커진다.

도구 8은 내담자에게 **새로운 대처 기술**을 생각해보도록 한다. 내담자가 원하는 것뿐만 아니라 원하지 않는 것도 생각해보게 한다. 이 도구는 원하는 결과를 더 많이 달성하기 위해 해야 하는 대체 행동이 무엇인지 생각해보게 한다.

도구 9는 **새로운 생각**을 하도록 촉진한다. 내담자가 더 해볼만한 건강한 행동을 인식했다면, 도구 9는 원하는 행동을 촉진할 새로운 사고 방식을 갖도록 하는 데에 도움이 된다.

전통적인 인지 치료의 핵심 아이디어는 도움이 되지 않을 수 있는 생각을 인식하게 되면 그에 대해 조치를 취해야 한다는 것이다. 그 조치란 전통적으로 어떤 식으로든 생각의 내용을 바꾸는 것이었다. 논리를 가지고 생각에 도전하라. 행동 실험을 실시하라. 증거를 조사하라. 많은 다른 인지 기술이 생각의 내용을 재구성하는 것을 목표로 하고 있으며 이 책에서는 그 중 많은 부분을 다룰 것이다. 그러나 4장에 나오듯이 새로운 접근 방식에서는 사고내용에 직접적으로 도전하는 것이 항상 최선은 아닐 수도 있음을 이야기한다. 주의 흩뜨리기, 마음챙김, 수용 및 주의 기반 접근 방식등은 사람들이 알아차린 자신의 생각을 다룰 수 있는 대안을 제공한다.

도구 10은 **강도 체크를 통해 새로운 감정을 다룬**다. 이 도구는 내담자에게 감정의 유형과 강도에 주의를 기울이고 새로운 생각에 도전하는 것 전후의 기분 상태를 비교하도록 한다. 인지행동치료는 끔찍한 감정을 완전히 없애지는 않지만 종종 불쾌한 감정의 강도를 줄여 대처하기 쉽게 만든다. 또한 인지행동치료는 긍정적인 감정을 증가시키는 역할을 할 수도 있다.

도구 11은 **합리적인 반응을 포함하여 인지 행동 사슬 분석을 재검토**한다. 이는 초기 사슬 분석 도구의 수정된 버전이고, 이전 도구에서 알아낸 새로운 생각, 감정 및 행동을 새로운 포괄적인 사슬에 연결하는 방법을 안내한다. 특정 에피소드를 이렇게 분류하는 것은 새로운 행동을 제안하고 더 큰 패턴을 분석하는 데 도움이 된다.

도구 12는 내담자가 **핵심 믿음을 식별하는 데 도움이 되는 하향 화살표 기법**을 소개한다. "믿음이 행동을 주도한다"는 말을 들어본 적이 있을 것이다. 이 표현은 코칭 세계에서 흔히 볼 수 있지만 이 프로세스가 어떻게 작동하는지 표면적인 수준 이상으로 이해하는 코치는 거의 없다. 그러나 현실은 모든 행동이 도식(믿음)에 의해 주도되는 행동이라는 것이다. 다양한 상황, 일련의 증상, 사람들과의 관계 문제는 모두 특정 핵심 믿음, 조건화된 가정 및 이에 따르는 '규칙'으로 거슬러 올라갈 수 있게 해준다. 이 도구는 내담자가 자신의 행동의 기반이 되는 핵심 믿음을 정확히 알도록 하는 데 도움이 된다.

도구 13은 **대안적 믿음을 인식**하도록 한다. 내담자가 문제의 원인이 되는 자신의 건강하지 못한 믿음을 확인한 후에는 문제를 해결하는 데 도움이 되는 보다 건강한 믿음을 구축할 수 있다. 도구 13은 이 프로세스를 시작하는 방법을 설명하는 데 도움이 된다.

도구 14는 **믿음의 구성 요소**를 아는 데에 도움이 된다. 믿음은 우리가 경험에 부여한 의미를 기반으로 형성된다. 도구 14a는 내담자가 건강하지 않은 믿음을 형성하게 한 몇 가지 주요 경험을 인식하는 데 도움이 된다. 그런 다음 도구 14b는 새로운 건강한 믿음을 구성하기 위한 토대를 마련하는 데 도움이 된다.

도구 15는 **증거 기록**을 도입한다. 새로운 믿음을 구축하는 것은 쉬운 과정이 아니다. 의도적이고 반복적인 작업이 필요하다. 여기에는 내담자가 기존 핵심 믿음으로 인해 자동 조종 장치가 "놓칠" 수 있는 경험의 측면에 집중하도록 돕는다. 새로운 핵심 믿음을 뒷받침하는 증거에 주의를 기울이면 이 증거를 기록하는 것이 새로운 핵심 믿음을 내면화하는 과정에 도움이 될 수 있다.

추가 도구

모든 임상 챕터에는 특정 문제 영역에 맞게 조정된 위와 같은 동일한 15가지 기본 CBT 관련 도구가 있다. 도구 16부터 각 장은 특정 증상에 맞는 유용한 추가 도구를 제공한다.

이 도구를 즐기고 최대한의 이점을 얻기를 바란다. 이 도구들은 많은 삶을 변화시켰다. 나는 이 도구들이 당신의 삶을 향상시키는 데 도움이 되기를 바란다.

1

기본 원칙,
핵심 지식,
새로운 경향

CHAPTER 1

인지행동치료의 기초(CBT101)

최휘영, 전종욱

어느 날 약속된 강연에 참석하려고 가던 도중 석 달 전에 미리 구매했던 내 항공권에 문제가 생겼다. 이리저리 뛰어다닌 끝에, 항공사는 비행기에 나를 탑승시키기로 하였고, 나는 마지막 남은 좌석에 앉을 수 있었다. 전체 비행기 좌석 중 마지막으로 좌석을 받았기 때문에, 나는 당연히 누구나 앉고 싶어하는(?) 중간 좌석을 배정받았다. 나는 덩치가 작지 않은데 내 자리가 두 명의 큰 성인 사이인 것을 보고 기분이 좋지 않았다.

나는 이 두 사람 사이에 끼어 있었고 움직일 공간이 전혀 없었다. 얼마 걸리지 않아 내 오른쪽에 앉은 사람이 땀을 뻘뻘 흘리기 시작했다. 움직일 틈이 없었기에 그녀의 땀방울이 내게 떨어지기 시작했다. 만약 여러분이 비행기를 자주 탄다면, 비행기가 이륙을 위해 활주로로 가기 시작할 때까지는 공기를 순환시키지 않는다는 것을 알 것이다. 게다가 비행기는 약간의 기계적 문제가 있어 이륙이 지연되었다. 상황은 더욱 악화되었는데, 내 앞에 있는 여자가 아기의 기저귀를 갈기 시작한 것이다! 나는 그 안에서 꼼짝할 틈도 없이 점점 땀이 차올랐으며, 기내에는 끔찍한 악취가 뿜어져 나왔다. 내 기분이 어땠는지 짐작이 가는가? 어떤 사람이든 그 상황에 있다면 같은 기분을 느끼지 않았을까? 그 때, 고개를 돌리자 왼쪽에 앉은 아주머니가 웃으며 좌석 사이로 '까꿍'하며 아기랑 노는 모습이 눈에 띄었다. 그녀는 아이의 어머니를 도와 아기의 울음소리를 멈추게 하려고 애쓰고 있었다. 만약 여러분이 그 순간 아주머니의 얼굴을 보았다면, 여러분은 그녀가 좋은 시간을 보내고 있다고 생각했을 것이다! 그녀는 나와 거의 같은 처지였지만 그 상황을 더 즐겁게 보내고 있었다. 왜일까? 왜냐하면 그녀는 분명히 나와는 다른 생각을 하고 있었기 때문이다!

이제 고백할 것이 있다. 사실 내가 초판에서 이 내용을 쓸 때, 비록 내가 설명하고 싶었던 것의 좋은 사례이고 100% 실제 있었던 일이었지만 나는 당시에는 이 예시가 약간 억지스럽다고 생각했다. 왜일까? 아마도 내가 초판을 쓰기 시작했을 때는 아이가 없었지만 지금은 있기 때문일 것이다. 오늘날의 나는 그 여성의 곤경에 훨씬 더 자연스럽게 공감할 수 있다. 나는 8년 전보다 지금 '까꿍'하는 구경꾼이 되는 것이 훨씬 자연스럽다. 이것은 우리의 경험이 우리의 생각, 즉 초기의 생각과 대안적 사고를 만들어내는 능력을 형성하는 데 중요하다는 것을 보여준다.

이 이야기는 모든 인지행동치료에 수반되는 초기 교육 단계에서 내가 내담자에게 사용하는 좋은 예시이다. 특히 이 사례는 무엇이 인지행동치료이고, 무엇이 인지행동치료가 아닌지를 내담자가 이해하도록 돕는 것이 중요하다는 것을 상기시켜준다. 이 책은 내용 대부분을 인지행동치료가 무엇인지에 할애하고 있다. 반면 인지행동치료라고 할 수 없는 몇 가지 사항이 있다.

1. 인지행동치료는 '걱정 말고 행복하세요(Don't worry be happy)' 치료가 아니다. 많은 사람이 인지행동치료가 단지 긍정적인 사고방식에 관한 것이라고 오해하지만, 이것은 사실이 아니다. 때때로 인지행동치료를 통하여 내담자는 더 긍정적으로 생각하게 되지만, 때로는 내담자가 더 부정적으로 생각하도록 할 때도 있다. 당신은 광고주가 제품을 광고할 때 혹은 정치인이 표를 얻고자 할 때, "이것이 문제를 완전히 해결할 것"이라고 하며 대중을 설득하기 위해 과장된 긍정적인 주장을 하는 것을 본 적이 있을 것이다.

우리는 자신이 살아있는 것을 행복하게 여기고, 같이 있으면 즐거워지는 사람들과 함께 있는 것을 좋아한다. 그들은 우리에게 활력을 불어넣고 용기를 북돋아준다. 우리는 이를 통해 초심을 굳건히 다지고, 감사함을 느끼게 된다. 그러나 극단적으로 "긍정적인" 생각은 해로울 수 있다. "아, 오늘 몸상태가 평소와 조금 다르네. 하지만 항상 그랬던 것처럼 금방 괜찮아질 거야."라고 말하면서 가슴 통증이 있어도 검사를 받지 않는 사람은 심장 마비가 올 가능성이 높아진다. 친구의 남자친구가 매일 술을 마신 채로 친구를 때리는 것을 알면서도 친구에게 "그냥 꿋꿋이 버티면 상황이 좋아질거야." 라고 말하는 사람은 그 친구를 잘못된 길로 이끌 가능성이 크다. 치료자가 내담자에게 "당신에게 좋은 기운을 불어 넣어 드릴게요. 당신의 생각을 긍정적으로 유지하면 당신은 풍요로운 삶을 살 수 있도록 변화될 것입니다."라고 말하면서, 내담자가 현재 직업이 없어서 관리비를 내기도 버겁다는 현실을 다루지 않는 것은 내담자를 외면하는 것과 같다.

많은 사람들이 좋은 뜻으로 "당신은 스스로 다시 일어날 수 있어요. 괜찮아질 겁니다"라고 말한다. 그러나 괜찮아질 수 없는 상황에서 괜찮아질 수 있다고 하는 것은 인지치료의 목표와는 거리가 멀다.

2. 인지행동치료는 내담자의 복잡한 상태는 치료하지 못하고 단지 표면적인 증상만 관리하는 것이 아니다. "증상 관리를 위해서 인지행동치료를 받도록 의뢰 드립니다." 나는 생물학적 치료를 지향하는 정신건강의학과 의사(및 다른 사람들)로부터 이 말을 수없이 많이 들어왔다. 인지행동치료는 확실히 분노와 불안, 우울감 등 증상을 효과적으로 관리할 수 있게 도와준다. 그러나 인지행동치료가 증상 관리만 해주는 것이 아니라, 증상이 재발하는 것을 예방해준다는 여러 연구 결과가 있다. 인지 치료는 내담자의 정신이 단기간에 건강해지도록 도울 뿐 아니라, 장기적으로 정신 건강을 유지하는 데 도움이 되는 것으로 나타났다. 인지행동치료가 "증상 관리" 그 이상은 치료할 수 없다면 이러한 결과가 반복적으로 나타나지 않았을 것이다. 더욱이, 인지 및 행동 기반 접근 방식은 외상후 스트레스 장애, 공황 장애, 자살 충동, 성격 장애, 환각 및 망상에 대한 경험적인 프로토콜도 제공한다. 현재의 인지행동치료는 더 이상 구닥다리 시절의 인지행동치료가 아니다. 인지행동치료가 우울증과 불안증에 대한 증상 관리만 한다는 주장은 50년이 넘은 오래된 주장이다.

3. 인지행동치료가 항상 비판적인 치료자에 의해서 내담자와 크게 대립하는 방식으로 시행되는 것은 아니다. 나는 아직도 인지행동치료를 받으려 하는 많은 내담자들이 이렇게 생각한다는 것에 놀라곤 한다. 치료자의 스타일은 극적으로 다를 수 있다. 다른 성격을 가진 의사, 수리기사, 회계사가 있는 것처럼, 인지 치료자도 마찬가지로 서로 다른 성격을 가지고 있다. 일부 인지 치료자는 직설적인 편이지만, 오늘날의 추세는 '사람을 중심으로 하고', '강점을 기반으로 하는' 치료라서 너무 직설적인 치료자를 만날 가능성은 거의 없다. 나는 실제로 많은 내담자들이 그들의 치료자가 좀 더 직설적이었으면 좋겠다고 불평하는 것을 듣는다. 중요한 것은 내담자가 자신과 잘 맞는 치료자를 찾는 것이다.

4. 인지행동치료는 컴퓨터에 치료 내용을 입력하는 것만 중시하는 치료자가 시도하기에는 적합하지 않다. 나는 다시 약간 비꼬고 있다. 그러나 이것은 환자와 내담자들 사이에서 아주 흔한 불만이다. 나는 이러한 현상이 전자의무기록을 남기는 시대로 변한 것과 관련이 있다고 생각한다. 많은 전문가들은 컴퓨터에 익숙하지 않고 전자의무기록은 필수 입력칸이 많다. 그렇다 보니 그들은 모니터에 경고 문구가 뜨지 않도록 내담자의 정보를 의무기록의 빈 칸에 채워 넣는 데에만 집중하게 된다. 나는 물론 이러한 환경에 처한 임상가들도 안 됐다고 생각하지만, 아무에게도 털어놓지 못한 채 자신을 짓누르고 있는 개인적 문제로 고통받는 내담자들이 치료자와 눈맞춤을 하는 순간이 "한 번 더 말씀해주시겠어요? 컴퓨터에 입력이 안 들어가졌네요."라고 말할 때뿐이라면 이는 끔찍한 일이다.

마지막으로 인지행동치료에는 내담자에게 익숙하지 않은 표현이 있다. 나의 내담자 중 한 명은 가장 마지막에 만났던 인지 치료자로부터 다음과 같은 말을 듣고 그 치료자를 떠나게 되었다. "저는 우리의 치료적 동맹에 균열을 만들고 싶지는 않지만, 프로토콜에 따르면 우리는 당신의 인지 개념화 지도를 엄격히 고수해야 하기에 저는 치료적 표류를 막기 위해 정중하게 개입할 것입니다". 재미있는 것은, 나 또한 치료자는 내담자가 문제 해결의 중심에서 벗어나지 않도록 해야 한다는 저 말의 내용에 전적으로 동의한다는 것이다. 그러나 많은 임상가는 내담자를 실존하는 사람으로 보지 않는다. 전문가로서 동료와 효율적으로 대화하려면 전문용어를 아는 것은 중요하다. 하지만 많은 임상가는 이런 모습 때문에 인간적이지 않은 것처럼 보인다. 내담자들에게 좋은 소식은, 대부분의 인지행동치료 임상가는 그렇지 않다는 것이다.

5. 인지행동치료는 끔찍한 상황을 겪고 있는 사람을 데려가서 그 상황에 대해 기분이 좋아지도록 하는 것이 아니다. 그것은 비현실적이다. 인지행동치료는 현실적 사고에 관한 것이다. 따라서 사람들이 인지행동치료가 할 수 있는 것과 할 수 없는

것을 미리 아는 것이 중요하다. 공허한 약속의 세계에서, 이러한 정직은 오히려 신선하게 느껴진다.

그 비행 당시 내 옆좌석에 앉은 아주머니의 태도가 나에게는 현실적이지 않게 느껴졌을지도 모른다. 하지만 18개월 된 쌍둥이들과 하와이로 여행을 가 본 경험이 있는 지금(내 인생에 있어 가장 잘못된 선택 중 하나였다), 나는 자연스럽게 다른 방식으로 반응한다. 내가 비행기에서 소리치는 아기를 마주쳤을 때, 나는 이제 다르게 반응한다. 비록 나는 그날 비행기의 내 옆좌석에 앉았던 아주머니만큼 아기의 어머니를 돕고 싶은 마음이 들지는 않지만, 나는 이제 자동으로 그들이 겪고 있는 스트레스에 대해 진심으로 동정심을 갖게 되고, 그들이 겪고 있는 상황에 대해 더 많이 개인적인 이해를 하게 된다. 이것은 우리가 겪게 되는 경험들이 우리의 믿음을 끊임없이 바꾸어서 우리가 경험하는 방식에 변화를 준다는 것을 보여준다. 이 과정이 어떻게 작용하는지에 대해 교육을 하는 것은 치료의 중요한 초기 구성요소이자 내담자가 현실적인 기대를 설정하는 것을 돕는 방법이다.

생각-감정 연결

인지행동치료는 생각이 감정에 영향을 미치고, 감정이 행동에 영향을 미치며, 행동이 결과에 영향을 미친다는 원리에 바탕을 둔다(A. Beck, 1967). 다시 말해서, 상황이 우리를 특정한 방식으로 느끼게 하는 것이 아니다. 우리가 사람들의 말이나 행동을 해석하거나(또는 그에 대해 생각하는) 것이 우리의 감정에 영향을 미치는 것이다.

따라서 인지행동치료에서 단순하고 선형적인 일반 모델은 다음과 같다.

사건 ➡ 생각 ➡ 감정 ➡ 행동 ➡ 결과

우리는 삶에서 이 전체 과정을 "촉발(Trigger)"하는 사건을 경험한다. 우리가 그 사건을 어떻게 생각하고 처리하고 해석하는가는 우리가 어떤 감정을 경험하는지, 얼마나 강하게 그 감정을 느끼는지에 영향을 미친다. 감정은 종종 행동에 영향을 미친다. 그리고 우리가 어떻게 반응할지 선택하는 것은 시간이 지남에 따라 우리의 삶을 형성하는 결과에 영향을 준다.

이 인지행동모델을 아마 다양한 방식으로 접해봤을 것이다. 어떤 사람들은 '인지 삼각형' 모델을 사용한다.

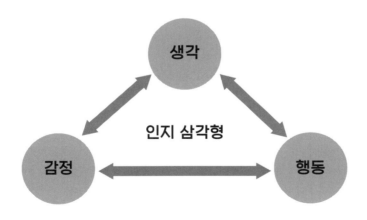

이 모델은 정확하긴 하지만 불완전하며, 이 접근 방식을 이해하려는 대부분의 사람에게 별로 도움이 되지 않는다. 어떤 사람들은 세 방향으로 양쪽 화살표가 있어 내담자가 별모양을 보게 되는 복잡한 그림을 사용한다. 삶이 위와 같이 단순한 선형으로 일어나는 일은 거의 없지만, 나는 이 다섯 부분으로 된 선형적 모델이 대부분의 사람들이 인지행동치료 모델을 이해하는 데 효과적임을 알게 되었다. 내담자가 편안하게 선형 모델을 받아들이게 되면, 천천히 모델을 확장하여 숙달되도록 할 수 있다. 우리는 지속해서 정보를 처리("생각")하고 있지만 많은 사람은 자신의 생각을 의식적으로 알아차리기 전에 감정을 경험한다. 또한 사람들은 새로운 감정을 주는 그 감정에 대해 생각을 할 수 있다. …그리고 각각의 감정에 대해 생각을 해볼 수 있다. …그래서 이것이 어떻게 조금 복잡해질 수 있는지 보도록 하자.

내담자와 작업할 때는 선형 모델 순서의 아무 곳에서나 시작할 수도 있다. 예를 들어, 학교에서 정학을 받고 치료를 원치 않는 18세 소년의 경우, 나는 아주 직접적으로 "좋아요, 빨리 끝냅시다. 학교에서 정학을 받았군요. 어떻게 이런 일이 일어났을까요?"라고 말하며 "결과"부터 작업한다. 또는, 쉽게 감정에 휩싸이는, 매우 불안해하는 내담자와 함께 "감정" 단계에서 시작할 수 있다. 내담자가 자기 모니터링을 잘 하게 되어 불안과 관련된 감정과 신체 감각에 대해 인식하면, 이제 내담자에게 "미래에 내가 대처할 수 없는 어떤 안 좋은 일이 일어날 것이라고 예측하고 있습니까?"라고 스스로 물어보게 한다. 이러한 질문은 그녀가 고통을 느끼는 것과 관련된 자신의 생각을 확인하도록 도움을 준다.

인지치료 분야의 한 "거물"은 "이 임상가는 생각과 감정 사이의 관계를 지나치게 단순화한다"라고 말하며 내 초판에 대한 추천서 작성을 거부했다. 인지행동치료에는 많은 사람이 알지 못하는 깊이가 있는 것은 사실이지만, 숙련된 임상가는 내담자가 이해할 수 있는 방식으로 인지행동치료를 내담자에게 제시한다. 만약 우리가 내담자를 이해시킬 수 없다면, 그들의 삶을 나아지게 해주는 인지행동치료의 힘을 결코 이용할 수 없을 것이다.

인지행동치료 모델의 이해

기본 틀을 넘어서, 인지행동치료의 또 다른 중요한 원칙은 내담자의 모든 행동은 이치에 맞는다는 것이다. 즉, 우리는 모두 특정한 이유로 우리가 하는 방식으로 생각하게 되며, 모든 행동에는 나름의 목적이 있다. 우리는 사람들이 행동하는 데에는 합당한 이유가 있다고 말한 파데스키(Padesky)의 말을 통하여 배울 수 있다. 그러나 우리가 수년에 걸쳐 갖게 된 사고가 항상 건강한 것은 아니다. 어떤 사고방식은 어떤 환경이나 인생의 어떤 시점에는 잘 작동했지만 다른 환경이나 다른 시기에는 작동하지 않았을 수 있다. 따라서 작동하지 않는 아이디어가 무조건 말도 안 되는 생각, 비이성적인 생각인 것은 아니다. 그 사고는 인생의 특정 환경, 특정 시점에는 도움이 되었지만 이제는 더 이상 도움이 되지 않는 것이다. 핵심은, 왜곡되거나 비기능적인 사고방식을 알아내고 시간이 지남에 따라 이를 테스트하고 수정하는 것이다. 생각하는 방식을 바꾸는 것을 뜻하는 임상 용어는 '인지 재구성'이다. 좋은 소식은, 시간이 지나면 우리는 배운 것을 잊는다는 것이다. 단 '시간이 지나면'이라는 문구에 주목하라.

세계 곳곳의 컨퍼런스에서 내가 이 '모델 이해시키기' 파트를 이야기할 때, 나는 종종 지루하다는 반응을 마주하게 된다. 나는 "아, 그건 너무 기초적인 건데요. 저는 더 진보된 것을 배우려고 여기에 온 거예요."라는 말도 들었다. 그러나 내담자들이 모델을 잘 받아들일 수 있도록 하려면 어떻게 교육해야 할까에 대해 논의해보면, 임상가들은 할 말을 찾지 못하거나 대답이 모호하거나 혼란스러워진다. 비록 이것은 '기본'처럼 보이지만, 치료의 가장 중요한 부분 중 하나라고 생각한다. 즉, 우리가 '모델 이해시키기'를 잘해야 의미 있는 방식으로 내담자를 참여하도록 할 수 있다. 변화의 원리와 긍정적인 치료 결과를 일으키는 이유를 조사한 연구들을 보면, '임상가와 임상가의 치료 방식에 대한 내담자의 신뢰'가 항상 치료의 중요한 요소 중 하나이다. '모델 이해시키기'를 잘하는 것은 이 두 가지를 시작하는 데 중요한 역할을 한다.

그렇지만 모델 이해를 하는 데 있어 "올바른" 방법은 없다. 확실하게 "잘못된" 방법은 존재하지만, 내담자에 따라 다른 접근 방식이 효과적일 수 있다. 일부 내담자는 더 전문적으로, 더 자세하게 이해하는 것을 선호할 수 있다. 아마도 이 사람들에게는 내가 위에 내담자를 떠나게 한 예시로 언급한 화려한 단어들을 사용하게 된다. 분석 성향이 있는 내담자는 연구 결과에 대해 알고 싶어 할 수 있다. 일부 내담자는 연구 결과에 신경을 전혀 쓰지 않는다; 그들은 단지 전문가가 그들에게 어떻게 안도감을 찾도록 도움을 줄 것인지 알고 싶을 뿐이다. 다른 많은 변수가 포함될 수 있다. 그럼에도 양질의 모델 이해는 내담자가 당신이 그들에게 제공하는 치료 모델과 삶의 문제를 "동기화"하는 데 도움이 된다. 이것이 이루어지면 초기에 내담자에게 어느 정도 자신감을 심어줄 수 있고 즐거운 치료 경험과 긍정적인 결과를 위한 토대를 제공할 수 있다. 또한, 치료가 중단되는 것을 줄이는 데 도움이 될 수 있다.

몇 가지 기본적인 시작 질문에는 다음이 포함될 수 있다.

? 생각과 감정 중 어느 것이 먼저인가?

먼저, 내담자가 경험한 것을 치료자와 공유하게 하라. 이를 통해 임상가는 특정 내담자와 작업할 때 어느 단계에서 시작하는 것이 가장 효과적인지 잘 알 수 있다.

? 생각과 감정의 차이점은 무엇인가?

생각은 감정이 아니다. 많은 사람이 "그가 나에게 음모를 꾸미고 있는 것 같은 느낌이 들었다"고 말한다. 그것은 감정이 아니라, 생각이다. 그러한 유형의 생각은 종종 두려움, 상처 또는 배신감으로 이어진다. 우리는 내담자들에게 "완전한 문장으로 떠오른다면 그것은 생각입니다."라고 알려준다. 감정은 한 단어이며 정서의 표현이다. 예를 들면 화난, 슬픈, 성난, 행복한, 흥분된, 두려운, 불안한, 압도된, 당황한, 짜증나는 등이 있다. 어떤 사람들은 이것의 중요성을 이해하지 못하지만, 이 책에서 제공하는 도구들을 사용하는 방법을 배우려면 그 차이점을 이해하는 것이 중요하다. 이어지는 문단에서 논의하겠지만, 우리가 느끼는 정서의 유형을 결정하는 것은 생각의 내용이다.

? 두 사람이 같은 사건을 겪었는데도 다르게 경험할 수 있을까? 만약 그렇다면 어떻게?

예를 들어 조부모, 친구 또는 멘토와 같이 내담자의 인생에 있었던 누군가를 떠올려보면 이 점을 설명하는 데 도움이 될 수 있다.

? 앞서 나온 인지행동치료 모델에서, 직접 개입하여 최종 결과를 긍정적인 방향으로 수정해볼 만한 부분은 어디인가?

나는 보통 내담자에게 모델을 훑어보고 각 부분이 얼마나 작업할 만한 가치가 있는 것 같은지 물어본다.

? 나는 내 인생의 사건을 선택하거나 영향을 줄 수 있는가?

가끔 우리는 특정한 방아쇠가 당겨지는 상황에 부딪힌다. 예를 들어, 우리는 누구를 사귈지, 누구와 결혼할지, 어떤 모임에 갈지, 어떤 사람들과 어울릴지, 직장에 남을지, 직장을 떠날지, 술, 담배, 마약 등의 물질 사용을 할지 안 할지를 선택한다. 때로는, 우리가 선택하거나 영향을 줄 수 없는 사건들도 있다.

우리는 부모님이나 형제자매, 우리가 어렸을 때 우리를 돌보아주는 사람, 우리가 어렸을 때 길을 운전하고 있는 사람, 자연재해 등의 사건을 선택하지 못한다. 우리는 우리가 경험하는 일부 사건에 대해서만 선택권이 있으며, 다른 사건들은 완전히 우리의 통제에서 벗어난다.

? 나는 내 생각과 감정을 선택하는가?

이 질문에 대답하기 위해 간단한 연습을 해보자. 눈을 감고 기린을 그려보자. 할 수 있겠는가? 눈송이를 그려보자. 눈송이가 보이는가? 당신이 당신의 가장 친한 친구 집에 있는 모습을 상상해보자. 당신은 그 모습을 떠올릴 수 있는가? 물론 할 수 있을 것이다. 이제 분노를 느껴봐라. 그냥 느껴봐라. 할 수 있는가? 분노하기 위해서 무엇을 했는가? 분노하기 위해서는 특정한 내용을 생각해야만 한다. 아마도 당신은 이전 연인에 대해 생각했을 수도 있다. 아니면 당신이 크게 혼났던 문제에 대해 생각했을 수도 있다. 내담자들은 종종 수년 전에 겪었던 학대나 바로 그날 아침 교통 체증 속에서 새치기하는 운전자에 대해 생각할 것이다. 무슨 생각을 하든, 요점은 우리의 감정을 지휘하는 것은 거의 불가능하다는 것이다. 누군가 당신에게 "우울해하지 마. 넌 감사해야 할 것이 정말 많아."와 같은 말을 한 적이 있는가? 그 말이 얼마나 도움이 되었는가? 여러분 중 몇 명이나 그런 말을 듣고 "아, 그렇게 말해 주셔서 감사합니다. 이제 행복하기로 선택했습니다."라고 말할 수 있는가? 좋은 의도로 하는 말이 상처가 되거나 효과 없는 말이 될 수 있다는 것에 주목해보자. 사람들은 가끔 돕고 싶어도 돕는 방법을 모른다. 여기서 중요한 것은, 우리는 우리의 감정에 직접 접근할 수 없다는 것이다. 우리는 우리의 생각을 통해서만 우리의 감정에 접근할 수 있다. 만약 누군가가 당신에게 "행복해지렴."이라고 말한 것을 듣고 당신이 좌절감을 느꼈다면, 당신뿐 아니라 다른 사람들도 그렇게 느낄 수 있다!

하지만, 만약 감정이 생각의 영향을 받는다면, 우리는 우리가 생각하는 방식을 천천히 다시 훈련하는 방법을 배움으로써 우리의 감정을 바꿀 힘을 갖게 된다. 이것은 우리가 우리의 생각을 어느 정도 통제할 수 있기 때문이다. 그러면 우리는 우리의 모든 생각을 선택하고 있는가? 절대로 그렇지 않다. 우리는 모두 그냥 떠오르는 생각을 가지고 있다. 우리는 어떤 때에는 그 생각이 정확히 어디서 왔는지 알지만, 때로는 그 생각이 아무 데서나 온 것처럼 보인다. 이것을 일컫는 임상 용어가 자동 사고이다. 우리는 모두 자동 사고를 가지고 있으며, 어떤 생각은 떠오르는 것을 막을 수 없다. 하지만, 자동 사고가 나타날지 아닐지 우리가 항상 선택할 수 있는 것은 아니지만, 일단 자동 사고가 떠오르면, 우리는 그 생각을 인식하고, 그 생각에 관심을 기울이고, 이 워크북의 도구를 통해 그 생각을 바꾸어 볼 수 있다!

❓ 우리는 우리의 행동을 선택하는가?

이 질문은 때론 몇몇 사람들을 화나게 한다. 답부터 말하자면, 우리는 거의 항상 우리의 행동을 선택한다(문자 그대로 '의식을 하지 못한 채' 행동하게 되는 질환이 있긴 하지만 이는 매우 드물다). 어떤 사람들은 "그가 내게 시켰어요" 또는 "선택권이 없었어요" 또는 "반사적인 투쟁/도피 반응(fight or flight) 아니었을까요?"라고 말한다. 어떤 결정은 순식간에 내려지고 그 뒤에 있는 사고 과정을 의식하기 힘들 수 있지만, 어떤 생각의 흐름이 있었는지 보기 위하여 다음과 같은 질문을 할 수 있다.

- 그 상황에서 그 행동을 하지 않는 것이 가능했을까?
- 내가 아는 사람 중, 이 상황에서 나와 다르게 반응했을 사람이 있을까?

❓ 결과를 선택하는가?

우리의 행동은 결과에 영향을 미친다. 영향을 미친다는 것은 받아쓰기처럼 그대로 반영된다는 의미가 아니기 때문에, 어떤 뜻인지 잘 이해해야 한다. 따라서 우리가 결과를 선택한다고 말하는 것은 정확하지 않다. 우리가 건강한 결정을 내려도 나쁜 일들이 여전히 일어날 수 있다. 또한, 몇 가지 잘못된 선택을 하고도 결과는 그렇지 않기도 하다. 그러나 일반적으로는, 여러분이 더 많은 건강한 선택을 할수록 긍정적인 결과를 얻을 가능성이 더 크고, 여러분이 더 많은 건강하지 못한 선택을 할수록 여러분의 삶의 여러 부분에서 문제에 부딪힐 가능성이 더 커진다(관계에서의 문제, 직업적인 문제, 재정적인 문제, 법적인 문제 등).

워크숍 참가자들은 종종 나에게 인지행동치료가 무엇인지 설명하기 위해 내담자에게 제공하는 유인물이나 자료가 있는지 묻는다. 많은 사람들이 내가 한 번도 그런 적이 없다는 말을 듣고 놀란다. 나는 내담자가 면담 세션에서 이야기하는 바로 그 상황을 이용하여 모델을 간단히 설명했고 우리가 이야기하는 내용을 화이트보드에 적었다. 순간을 가지고 작업하는 것이 중요하고 내담자의 경험을 이용하는 것이 인지행동치료 모델을 내담자의 일상생활에 연결하는 데 도움이 될 수 있다. 하지만 초기에는 자료 또한 도움이 될 수 있다. 학습을 하는 것처럼 자료 속에 예시로 있는 다른 사람의 문제 사고를 가지고 작업해보는 것이 처음에는 마음이 더 편할 수 있다. 그런 다음 개념을 이해하기 시작하면, 그것을 자신에게 적용할 수 있다.

이 장의 시작 부분에 나온 이야기를 예로 들어 내담자에게 익숙할 만한 언어로 모델에 대한 자세히 설명하는 것을 보려면 **모델 이해도구**(도구 1.1)를 참조하라. 이 도구로 인지행동치료가 어떻게 이루어질 지 방법을 안내하는 데 사용하라. **감정 작동 양식**(도구 1.2) 및 '**나는 생각했다, 고로 느꼈다**' 기록(도구 1.3)도 이러한 관점에서 작업하는 것에 관해 대화하는 데에 도움을 줄 수 있다. 내담자가 작업할 생각을 식별할 수 있게 되는 경우, **생각 기록**(도구 1.4)과 **미니 사슬 분석**(도구 1.5)을 이용해볼 수 있다.

지금까지 우리가 생각하는 방식을 배우는 데 평생이 걸렸으므로 생각하는 방식을 다시 훈련하는 데는 시간이 걸린다. 인지행동치료는 "걱정하지 말고 행복하세요" 치료가 아니므로 우리가 정보를 처리하는 방법을 비판적으로 살펴보고 시간이 지나면 이를 테스트하고 수정할 것이다. 결국, 우리는 자연스럽게 더 건강한 방식으로 일상생활에 대응할 수 있게 된다.

❓ 어떻게 서로 다른 두 사람이 같은 인생 사건을 겪고 엄청나게 다른 경험을 할 수 있을까?

사람은 모두 다르다. 우리는 각각 독특한 삶의 경험을 겪었다. 우리 중 일부는 놀랍도록 유사한 경험을 겪었지만, 그 경험에 다른 의미를 부여했을 수 있다. 이러한 경험은 종종 핵심 믿음 또는 스키마라고 불리는 것을 만들게 된다. 기술적으로는 이 두 용어가 정확히 같은 의미는 아니지만, 이 워크북은 이 용어를 같이 사용할 것이다. 이 두 가지 단어는 "사람들이 사건을 어떻게 해석할지 안내하는 정신적 필터"로 정의해볼 수 있다.

벡 인지행동치료 연구소의 주디 벡은 다음과 같은 스키마의 시각자료를 만들었다.

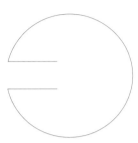

보통 사람들이 자신에 대해 가지고 있는 가장 일반적인 부정적인 핵심 믿음은 어떤 분야에서 자신이 충분하지 않다, 혹은 자신이 실패자라는 믿음이다.

뇌에 있는 이 가상의 구조를 상상해보아라.

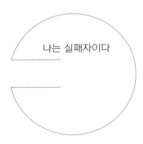

이러한 믿음을 가진 사람이 이 주제와 일치하는 삶의 경험을 겪으면, 그 믿음이 강화된다. 이러한 경험은 직사각형으로 스키마 다이어그램에 나타낼 수 있다. 예에는 다음이 포함될 수 있다

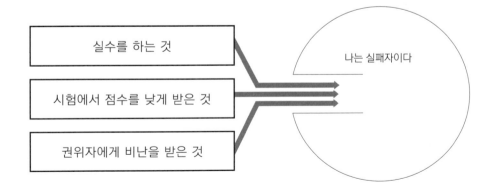

반대로, 이 믿음을 가진 사람이 핵심 믿음과 모순되는 사건을 경험할 때, 우리는 그것들을 삼각형으로 나타낼 수 있다.

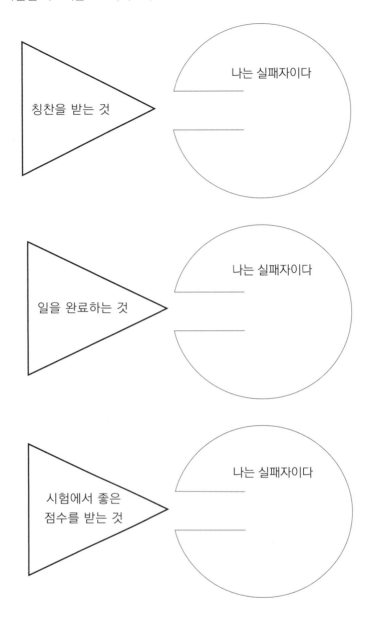

어떤 사건이 한 사람의 특정 믿음과 일치하지 않을 때, 위 구조처럼 "삼각형"이 튕겨 나와서 그 경험들이 중요하지 않은 이유를 제시하는 경우가 많다. 이런 식으로 낮은 자존감(혹은 정체성과 연결된 부정적인 정서 상태)이 유지된다. 이 책에는 이 상황을 돕기 위해 고안된 도구가 있다.

믿음에 대해 또 생각해 볼 것은, 믿음이 특정한 것에 더 관심을 기울이게 한다는 것이다. 이러한 믿음들은 대체로 무의식적으로 돌아가지만, 우리는 믿음을 인식하는 연습을 통해 의식할 수 있게 되고 그 믿음이 어떻게 강화되었는지 알 수 있게 된다. 정치인들은 의도적으로 강화 과정을 이용하여 대중을 조종하기도 한다.

우리의 핵심 믿음이 사건을 어떻게 해석하는지를 보여주는 하나의 예로, 나는 종종 마이클 조던이 출연한 텔레비전 광고를 떠올린다. 그는 "저는 9000개 이상의 슛을 놓쳤고 300개의 경기에서 졌으며, 경기를 뒤집을 수 있는 26개의 슛 기회를 놓쳤습니다. 저는 내 인생에서 계속 실패를 거듭했습니다."라고 말했다.

우리는 그가 "실패"했다고 볼 수 있을까? 물론 그렇지 않다. 그는 논쟁의 여지가 없는 최고의 농구 선수이다. 마케팅 관점에서 이는 창의적인 접근 방식이었고, 인지행동치료 측면에서도 정보가 처리되는 방식에 대한 훌륭한 예시이다. 믿음은 우리가 삶에서 주의를 기울이는 것과 그렇지 않은 것을 결정하는 필터이다.

우리가 가지고 있는 핵심 믿음이나 필터를 식별하는 것은 회복에 중요하다. 이것이 우리의 생각과 행동을 이끌기 때문이다.

Aaron Beck(1987)과 Jeff Young(1993)은 정신 질환이 있는 사람들에게서 흔히 볼 수 있는 초기의 여러 가지 건강하지 못한 믿음이나 스키마를 확인했다. 우리는 모두 이러한 믿음의 연속선 어딘가에 있다고 할 수 있다.

몇 분 동안 이 목록을 읽어보아라. 각각의 목록이 명확히 이해되었는지 확인하라. 도움이 필요한 경우 치료자에게 문의하라. 이 책의 뒷부분에 나오는 일부 도구는 이 더 깊은 수준의 변화를 목표로 한다. 각 장에는 이러한 믿음 중 어느 것이 그 장에서 집중하는 분야에 가장 일반적으로 존재하는지 식별하는 감정 얼굴 시트도 포함되어 있다.

버려짐: 자신의 인생에서 중요한 사람이 자신의 곁을 떠나거나 함께하지 않을 것이며, 스스로 혼자 있는 것을 견딜 수 없을 것이라는 믿음. 이런 믿음을 가진 사람들은 혼자 있는 것을 막기 위해 극단적인 방법을 쓸 수도 있다.

인정 추구/사랑스럽지 않다 또는 호감이 가지 않는다: 자신이 호감이 가지 않거나 사랑스럽지 않고, 아무도 나를 신경 쓰지 않는다는 믿음, 그리고 친구나 로맨틱한 관계를 만들거나 유지할 수 없다는 믿음, 그리고 이러한 생각에 괴로워하는 사람. 당신이 "사람들을 기쁘게 하는 사람"이라면 이런 믿음을 가지고 있을 수 있다.

정서적 박탈: 정서적 욕구가 충족되지 않을 것이라는 믿음. 이 믿음이 있다면 오히려 종종 노력하지 않기도 한다. 이런 믿음을 가진 사람들은 "나는 필요한 것이 없다.", "당신의 필요가 내 것보다 더 중요하다.", "무언가가 필요하다는 것은 약하다는 것이다."라고 말할 것이다.

정서적 억제: 자신의 생각, 감정이 어떤 면에서 용납될 수 없거나 해로울 수 있으므로, 목소리를 높여서 말하지 말고, 생각과 감정을 공유하지 말아야 한다는 믿음.

자격: 이 필터를 사용하는 사람들은 자신이 특별하거나 어떤 면에서 다른 사람보다 더 낫거나 더 가치 있다고 생각한다. 종종 이것은 근본적인 불안감(결함, 정서적 박탈)을 은폐하는 역할을 한다. 불안감을 느끼지만 연약한 것으로 보이기를 원하지 않는 많은 사람들은 "터프 가이" 또는 "터프걸"인 척한다. 그러나 어떤 사람들은 적절한 제한이나 한계 없이 성장했으며, 실제로 자신이 다른 사람보다 정말로 낫다고 생각한다.

실패: 자신이 부족하고, 아무것도 할 수 없는 패배자라는 믿음.

무력감: 자신이 무력하여 특정 상황이나 일반적인 삶에 대처할 수 없다는 믿음. 이 핵심 믿음은 부적절감과 불안감으로 이어진다.

불충분한 자제력: "지금 당장 가져야 한다."는 생각을 만드는 믿음. 이러한 믿음을 가진 사람들은 자기 통제력이 없고 자신을 억제하거나 만족을 지연시킬 능력이 없다고 믿는다. 충동적인 약물 남용, 성적인 문란함, 폭식, 울화통, 무분별한 쇼핑 행위는 이러한 믿음의 산물일 수 있다.

불신: 다른 사람들이 신뢰할 만하지 않고, 자기 것만 챙기고, 타인의 필요에는 관심이 없다는 믿음. 불신은 지나치게 의심을 하게 되거나, 노골적인 편집증을 갖게 하는 핵심 믿음이다.

처벌적: 벌을 받아야 마땅하다는 믿음. 처벌은 자신이나 다른 사람을 향할 수 있다. 이 때문에 우리 사회는 여러 소송에 휘말리게 되었다. 일부 정신과 환자와 수감자들은 참지 못하고 불만을 제기한다. 가학적, 피학적 행동 및 자해 행동 또한 이러한 믿음의 산물일 수 있다.

복종: 이 믿음은 통제와 관련이 있다. 많은 사람들이 통제 받지 않으려고 노력하는 반면, 어떤 사람들은 자신의 삶에 대한 통제권을 다른 사람에게 넘겨야 한다고 믿는다. "통제 문제"가 있는 경우 이 믿음이 관련 있다.

취약성: 삶의 여러 영역에서 나타날 수 있는 이 믿음에는 여러 가지 형태가 있지만, 일반적으로 이것은 자신이 안전하지 않으며 어떤 방식으로든(관계적으로, 의학적으로, 재정적으로) 상처를 입기 쉽다는 믿음이다. 이러한 믿음을 가진 사람들은 삶의 사건을 실제보다 더 위협적으로 해석한다.

무가치 / 결함: 자신이 가치가 없거나 자신에게 본질적으로 잘못된 무언가가 있다는 믿음. 표면적인 수준의 "실패"라는 믿음이 훨씬 더 뿌리 깊어지고 쇠약해진 믿음이며, 더욱 성과를 지향하도록 하는 믿음이다. 결함이라는 핵심 믿음을 가진 사람들은 종종 자신을 "파손된 상품"으로 간주한다.

핵심 믿음은 마치 진실인 것처럼 느껴지지만, 그 믿음이 진실로 느껴진다고 해서 그것이 진실인 것은 아니라는 것을 기억해야 한다. 그것이 핵심 믿음이 하는 것이다. 핵심 믿음은 사실이 아닌 것들을 사실처럼 느끼게 한다. 환자들은 종종 "패배자가 된 것 같다."라고 말할 것이고, 나는 "패배자가 된 것 같다고 해서 정말 패배자가 되는 것은 아니다"라고 대답할 것이다. 더 나아지기 위해서는 믿음을 믿음으로 분류하고, 그것을 우리 자신에 대한 진실로 받아들이지 않아야 한다. 이 책에는 여러분의 믿음을 시험하는 과정에서 여러분을 돕기 위해 고안된 도구들이 들어 있다.

위에 제시된 것처럼, 다른 믿음은 다른 유형의 생각을 생성한다. 알코올 중독자 모임(A.A: Alcoholic Anonymous)에는 고약한 생각(stinkin' thinkin), 즉 우리에게 도움이 되지 않는 생각이라는 용어가 있다. 인지행동치료는 도움이 되지 않으면서 불쾌하고 불필요한 여러 강렬한 감정을 유발하는 이러한 유형의 생각을 보다 구체적인 방식으로 분류한다. 다시 말해서, 화가 날 때마다 경험하는 특정 유형의 생각이 있고, 불안을 느낄 때마다 특정 생각이 당신의 마음을 통과하는 식이다.

다음은 인지왜곡이라고 알려진, 사람들에게 도움이 되지 않는 사고 과정의 유형을 정리한 목록이다. 조금씩 다른 전문 용어들을 사용한 여러 버전이 존재한다. 이 중 상당 부분은 데이비드 번즈의 초기 저서인 "The Feeling Good Handbook"에 기초한 것으로, 이 책은 Aaron Beck, Albert Ellis 및 이 분야의 개척자로 불리는 여러 사람들의 작업을 일상 언어로 풀어낸 훌륭한 책이다. 그림 아래에 나오는 목록은 번즈의 책을 보고 각색했다. 앞서 언급한 모든 장의 감정 얼굴 시트도 이 목록을 참조하였다. 이 인지왜곡 리스트를 대충 넘기지 말고 잘 익히도록 하자.

인지왜곡

 사건: 생각을 촉발시키는 외부 또는 내부의 요인

 생각: 당신은 사건을 당신의 마음속에 떠오르는 생각으로 해석한다

기분: 당신의 감정은 당신의 생각에 영향을 받는다

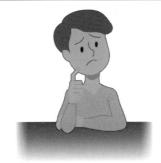

우리의 정서는 삶의 사건을 인식하는 방식에 크게 영향을 받는다. 어떤 감정을 경험하기 전에 우리의 마음은 사건을 처리하고 의미를 부여해야만 한다. 무슨 일이 일어나고 있는지 이해하는 방식은 그것을 어떻게 느끼는지에 영향을 미친다. 주어진 사건에 대한 당신의 생각이 편향될수록 감정 역시 매우 강렬해지고, 이는 현명한 선택을 방해할 수 있다.

다음에 나올 내용은 10개의 잘못된 인식들인데, 우리는 이것을 인지왜곡이라고 부르며, 이것은 정서적 어려움의 기초를 형성한다[(번즈, 1999)의 책에서 각색]. 각각에 대해 간단하게 설명해보겠다.

1. 모 아니면 도(All-or-nothing) 사고. 이것은 회색지대에 대한 고려 없이 흑백 논리로 사물을 보는 경향을 말한다. 당신은 자신, 타인, 그리고 세상이 긍정적인 측면과 부정적인 측면을 모두 가질 수 있다고 생각하기보다는, 긍정 혹은 부정 극단으로만 본다. 예를 들어, 당신의 실적이 완벽에 조금 못 미치는 경우에, 당신은 당신 스스로를 완전히 실패한 것으로 본다. 만약 여러분이 스스로 극단적인 언어(최고, 최악, 사랑, 증오, 항상, 절대)를 사용하는 편이라면, 이것은 여러분이 모 아니면 도 사고를 가졌을 수 있다는 경고 신호이다. 극단적 사고는 강렬한 감정을 초래하고, 중도의 관점을 보거나 균형 잡힌 기분을 느끼지 못하게 한다. 더 기술적인 인지 용어로는 이분법적 사고라는 용어가 있다.

2. 긍정적인 면 평가절하. 당신은 어떤 이유를 대서든 그 경험이 중요하지 않다고 주장하며 긍정적인 경험을 무시한다. 이런 식으로, 당신은 매일의 경험에 모순되는 부정적인 믿음을 유지할 수 있다. *마음의 필터(mental filter)와 선택적 추출(selective abstraction)*라는 용어가 이러한 과정을 설명한다.

3. 감정적 추론. 당신은 당신의 부정적인 감정이 실제 상황을 반영한다고 가정한다. "나는 그것을 느낀다. 그러므로 그것은 분명히 사실이다."

4. 점쟁이 오류. 당신은 일이 안 좋게 흘러갈 것이라고 예상하고, 과거의 경험에 기반해 당신의 예상이 근거 있는 사실이라고 확신한다. 어떤 결과가 발생하기 전에 부정적인 결과를 예견하는 것은 불안과 부정적인 정서로 이어진다. 흔히 '이렇게 되면 어쩌지(what if)'로 표현된다.

5. 확대. 당신은 어떤 것의 중요성을 과장해서, 지나치게 부풀려서 말한다. 종종 이것은 점쟁이 오류 또는 독심술을 극단적으로 보여주기도 한다. 이러한 사고방식은 *재앙화*라고 일컬어지기도 한다.

6. 독심술. 미래의 사건을 예측하기보다는, 다른 사람이 무엇을 생각하는지 (현실은 알 수 없는 상황에서) 알 수 있다고 예측하는 것이다. 이러한 왜곡은 여러 관계에서 의사소통 문제를 일으킨다.

7. 지나친 일반화. 각 대상에 대해 자신의 경험에 따라 사람, 장소 및 실체를 분류하는 것. 예를 들어, 만약 당신이 과거에 남성들로부터 푸대접을 받았다면, "모든 남자들은 비열하다"거나, 첫 번째 부인이 바람을 피웠다면, "모든 여자들은 바람을 피운다"고 생각하는 것. 지나치게 일반화함으로써, 당신은 당신의 고정관념에 맞지 않는 경험들은 놓치게 된다. 이것은 모든 "~주의"(예를 들어, 인종차별, 성차별)의 근간이 되는 왜곡이다.

8. 자기 탓. 당신은 당신 자신을 부정적인 외부 사건의 원인으로 보고 있다. 사실, 당신에게 일차적으로 책임이 있는 것은 아니다. 당신은 당신에 관한 것이 아닌데도 당신과 관련된 설명을 만들고 당신의 감정을 상하게 한다.

9. 합리화. 상처받은 감정으로부터 자신을 보호하기 위한 시도로서, 인생에서 뜻대로 되지 않는 사건이나 나쁜 선택에 대한 변명을 만들어낸다. 우리는 이것을 우리 자신이나 다른 사람에게 건강하지 않은 일을 할 수 있는 '*허가하는 진술*'이라고 부를 수 있다.

10. 당위 진술. 당신은 자신이나 타인에게 잘못된 혹은 비현실적인 기대를 가지고, 그것이 충족되지 못했을 때 분노, 죄책감, 또는 실망감을 느낀다. 마땅히 해야 한다, 반드시 해야 한다, 할 필요가 있다, 그랬을 것이다 등의 문구들은 "~해야만 한다" 사고("should" thinking)를 가지고 있음을 나타난다.

이제 인지행동치료의 기본 틀을 익혔으므로, 회복으로의 여정에 함께 할 도구상자에 넣을 구체적 도구들을 배워보자.

도구 1.1 : 인지행동치료 모델 이해하기

생각과 감정의 관계에 대한 이해도를 높이는데 기여한 인지행동치료(CBT)의 선구자들이 여럿 있지만 많은 사람들이 Dr. Aaron Beck을 현대 인지행동치료의 아버지로 생각한다. 그의 모델은 우리가 인생에서 일종의 사건(촉발요인)을 경험한다고 말한다. 우리가 그 사건에 대해 어떻게 생각하고, 처리하고, 해석하느냐에 따라 우리가 경험하는 **감정의 유형과 강도**가 달라질 것이다. 감정은 종종 행동에 영향을 미친다. 우리의 선택(행동)은, 결과 또는 처한 상황에 영향을 미친다. 인지치료의 더 심화된 또는 변형된 모델도 들어보았을 수 있지만 인지행동치료를 시작할 때 이해해야 하는 기본 모델은 다음과 같다.

치료 및 코칭용 인지 행동 모델

인지행동치료의 일반적 모델의 단순화된 선형 버전은 다음과 같다.

사건 ➡ 생각 ➡ 감정 ➡ 행동 ➡ 결과

인지행동에 대한 흔한 질문들로 시작해보자:

? **나는 인생에서 겪는 사건들을 선택하는가?**

가끔 우리는 특정한 방아쇠가 당겨지는 상황에 처한다. 예를 들어, 우리는 누구를 사귈지, 누구와 결혼할지, 어떤 파티에 갈지, 어떤 사람들과 어울릴지, 직장에 남을지, 직장을 떠날지, 술, 담배, 마약과 같은 사용을 할지를 선택한다. 때로는, 우리가 선택하거나 영향을 줄 수 없는 사건들도 있다.

우리는 부모님이나 형제자매, 우리가 어렸을 때 우리를 돌보아주는 사람, 우리가 어렸을 때 길을 운전하고 있는 사람, 자연재해 등의 사건을 선택하지 못한다. 우리는 우리가 경험하는 일부 사건에 대해서만 선택권이 있으며, 다른 사건들은 완전히 우리의 통제에서 벗어난다.

? **내 감정을 선택하는가?**

이 질문에 대답하기 위해 간단한 연습을 해보자. 눈을 감고 기린을 그려보자. 할 수 있겠는가? 눈송이를 그려보자. 눈송이가 보이는가? 당신이 당신의 가장 친한 친구 집에 있는 모습을 상상해보자. 당신은 그 모습을 떠올릴 수 있는가? 물론 할 수 있을 것이다.

이제 분노를 느껴봐라. 그냥 느껴봐라. 할 수 있는가?

분노하기 위해서 무엇을 했는가?

분노하기 위해서는 특정한 내용을 생각해야만 한다. 아마도 당신은 이전 연인에 대해 생각했을 수도 있다. 아니면 당신이 크게 혼났던 문제에 대해 생각했을 수도 있다. 20년 전 당신에게 깊게 상처를 주어 아직도 회복되지 않은 학대에 대한 경험을 떠올리는 사람도 있을 것이다. 또는 약속이 1시간도 남지 않은 상황에서 당신 앞으로 새치기하는 운전자에 대해 생각할 수도 있다.

누군가 당신에게 "우울해하지 마. 넌 감사해야 할 것이 정말 많아."와 같은 말을 한 적이 있는가? 그 말이 얼마나 도움이 되었는가? 여러분 중 몇 명이나 그런 말을 듣고 "아, 그렇게 말해 주셔서 감사합니다. 이제 행복하기로 선택했습니다." 라고 말할 수 있는가?

좋은 의도로 하는 말이 상처가 되거나 효과 없는 말이 될 수 있다는 것에 주목해보자. 가끔 사람들은 돕고 싶어도 돕는 방법을 모른다.

여기서 중요한 것은 **어떤 인간도 감정을 통제할 수 없다는 것이다.** 어떤 인간도 스스로의 감정에 직접 접근할 수 없다. 우리는 생각을 통해서만 감정에 접근할 수 있다.

❓ 내 생각을 선택하는가?

아마도 여러분 중 일부는 이 질문에 "예"라고 대답했고 일부는 "아니오"라고 대답했을 것이다. 둘 다 옳다. 하지만, 만약 감정이 생각의 영향을 받는다면, 우리는 우리가 생각하는 방식을 천천히 다시 훈련하는 방법을 배움으로써 우리의 감정을 바꿀 힘을 갖게 된다. 이것은 우리가 우리의 생각을 어느 정도 통제할 수 있기 때문이다.

그러나 우리 모두는 마음 속에 불쑥 떠오르는 생각을 가지고 있다. 우리는 어떤 때에는 그 생각이 정확히 어디서 왔는지 알지만, 때로는 그 생각이 아무 데서나 온 것처럼 보인다. 이것을 일컫는 임상 용어가 **자동 사고**이다. 우리 모두는 우리가 선택하지 않은 촉발요인에 즉각적으로 반응하는 생각을 가지고 있다. 자동 사고가 나타날지 아닐지 우리가 항상 선택할 수 있는 것은 아니지만, 일단 자동 사고가 떠오르면, 인지행동치료의 도구를 통해 우리의 인식을 증진시키고, 그 생각에 좀 더 주의를 기울이고, 그 생각을 바꿀 수 있도록 노력하는 능력을 갖출 수 있다.

❓ 생각과 감정의 차이점은 무엇인가?

생각은 감정이 아니다. 많은 사람들이 "그녀가 나를 배신하려는 것 같았습니다"와 같은 말을 한다. 그것은 감정이 아니고 생각이다. 그러한 유형의 생각은 종종 두려움, 상처 또는 배신감으로 이어진다. 완전한 문장으로 떠오른다면 그것은 생각이다. 감정은 한 단어이며 정서의 표현이다. 예를 들면 화난, 슬픈, 성난, 행복한, 흥분된, 두려운, 불안한, 압도된, 당황한, 짜증나는 등이 있다. 분명히 더 많은 표현들이 있다. 어떤 사람들은 "아, 그런 구별은 중요한 게 아니에요"라고 말한다. 효과적인 인지 치료에 관심이 있다면 그것은 정말 중요한 일이다.

❓ 합리적 사고는 긍정적 사고와 같은 것이 아닌가?

아니다. 건강하지 않은 사고를 설명하기 위해 다양한 용어(예: 비합리적, 비기능적, 부적응적, 왜곡된 사고)가 사용되지만 긍정적인 사고는 긍정적인 것에만 초점을 맞춘다. 합리적 사고는 확률, 가능성, 패턴 및 근거에 중점을 둔다. 그래서 부정적이면서도 합리적인 사고가 있을 수 있다. 삶에는 받아들일 필요가 있는 부정적인 측면이 많다는 것이 현실이다. 비합리적이면서 긍정적인 사고가 있을 수 있다. 극단적인 형태에서는 이것을 망상적 사고라고도 할 수 있다. 긍정적인 것에 초점을 맞추는 것이 종종 도움이 되지만 우리 삶의 부정적인 현실을 무시하지 않는 것이 좋다. 이 과정에 대해서 여러 도구가 설계되었으며 이 장에서 설명할 것이다.

❓ 우리는 우리의 행동을 선택하는가?

이 질문은 때론 몇몇 사람들을 화나게 한다. 답부터 말하자면, 우리는 거의 항상 우리의 행동을 선택한다. (문자 그대로 '의식을 하지 못한 채' 행동하게 되는 질환이 있긴 하지만 이는 매우 드물다.) 어떤 사람들은 "그가 내게 시켰어요" 또는 "선택권이 없었어요" 또는 "반사적인 투쟁/도피 반응(fight or flight) 아니었을까요?"라고 말한다.

어떤 결정은 순식간에 내려지고, 그 뒤에 있는 사고 과정을 의식하기 힘들 수 있지만, 어떤 생각의 흐름이 있었는지 보기 위하여 다음과 같은 질문들을 할 수 있다:

- 그 상황에서 그 행동을 하지 않는 것이 가능했을까?
- 내가 아는 사람 중 이 상황에서 나와 다르게 반응했을 사람이 있을까?

현실은, 99%의 경우, 우리는 우리의 행동을 선택한다는 것이다.

? 결과를 선택하는가?

우리의 행동은 결과에 영향을 미친다. 영향을 미친다는 것은 받아쓰기처럼 그대로 반영된다는 의미가 아니기 때문에, 어떤 뜻인지 잘 이해해야 한다. 따라서 우리가 결과를 선택한다고 말하는 것은 정확하지 않다. 우리가 건강한 결정을 내려도, 나쁜 일들이 여전히 일어날 수 있다. 또한, 몇 가지 잘못된 선택을 하고도 결과는 그렇지 않기도 하다. 그러나 일반적으로는, 여러분이 더 많은 건강한 선택을 할수록 긍정적인 결과를 얻을 가능성이 더 크고, 여러분이 더 많은 건강하지 못한 선택을 할수록 여러분의 삶의 여러 부분에서 문제에 부딪힐 가능성이 더 커진다(관계적인 문제, 직업적인 문제, 재정적인 문제, 법적인 문제 등).

내 경험에 따르면 많은 사람들이 이혼, 강간 또는 인생의 다른 트라우마 사건을 자신이 어떻게 다르게 볼 수 있었을지 되돌아 볼 수 있었다. 인지행동치료는 이러한 희생자들을 회복시켜 줄 수 있다. 그러나 인지행동치료가 일상의 소소한 감정, 상호 작용 및 선택에도 효과가 있다는 것을 사람들이 놓치고 있는 것 같다. 이러한 도구를 어느 정도 숙달한 사람들은 매순간 마음에 떠오르는 자동 사고를 식별하고 인지 도구와 기술을 사용하여 일상 생활의 경험을 개선할 수 있다.

내 인생에서 일어났던 다음 예시를 생각해보자. 나는 초판인 The CBT Toolbox: A Workbook for Clients and Clinicians 에서 이에 대한 이야기를 공유했었다:

어느 날 약속된 강연에 참석하려고 가던 도중, 석 달 전에 미리 구매했던 내 항공권에 문제가 생겼다. 이리저리 뛰어다닌 끝에, 항공사는 비행기에 나를 탑승시키기로 하였고, 나는 마지막 남은 좌석에 앉을 수 있었다. 전체 비행기 좌석 중 마지막으로 좌석을 받았기 때문에, 나는 당연히 누구나 앉고 싶어하는(?) 중간 좌석을 배정받았다. 나도 덩치가 작지 않은데, 내 자리가 두 명의 큰 성인 사이인 것을 보고 기분이 좋지 않았다.

나는 이 두 사람 사이에 끼어 있었고, 움직일 공간이 전혀 없었다. 얼마 걸리지 않아 내 오른쪽에 앉은 사람이 땀을 뻘뻘 흘리기 시작했다. 움직일 틈이 없었기에, 그녀의 땀방울이 내게 떨어지기 시작했다. 만약 여러분이 비행기를 자주 탄다면, 비행기가 이륙을 위해 활주로로 가기 시작할 때까지는 공기를 순환시키지 않는다는 것을 알 것이다. 시간이 너무 느리게 가는 것처럼 느껴질 때쯤, 기장은 비행기에 약간의 기계적 문제가 있으며 지연이 있을 것이라고 알려왔다.

상황은 더욱 악화되었는데, 내 앞에 있는 여자가 아기의 기저귀를 갈기 시작한 것이다! 나는 그 안에서 꼼짝할 틈도 없이 점점 땀이 차올랐으며, 기내에는 끔찍한 악취가 뿜어져 나왔다.

내 기분이 어땠는지 짐작이 가는가?

어떤 사람이든 그 상황에 있다면 같은 기분을 느끼지 않았을까?
그 때, 고개를 돌리자 왼쪽에 앉은 아주머니가 웃으며 좌석 사이로 '까꿍'하며 아기랑 노는 모습이 눈에 띄었다. 그녀는 아이의 어머니를 도와 아기의 울음소리를 멈추게 하려고 애쓰고 있었다. 만약 여러분이 그 순간 아주머니의 얼굴을 보았다면, 여러분은 그녀가 좋은 시간을 보내고 있다고 생각했을 것이다! 그녀는 나와 거의 같은 처지였지만, 그 상황을 더 즐겁게 보내고 있었다.

왜일까?
왜냐하면, 그녀는 분명히 나와는 다른 생각을 하고 있었기 때문이다!

이것은 나에게 꽤 최근에 일어났던 일이고, 나는 종종 내 세미나에서 이와 유사한 이야기를 나눈다. 약간의 유머러스한 요소가 있기는 하지만, 이 사례는 실제적인 측면에서 사고 과정이 감정, 행동 및 궁극적으로 삶을 경험하는 방식에 영향을 미친다는 것을 강조한다. 인지행동치료가 일상 생활에 어떻게 적용되는지 보기 위해 내 삶의 이 사건을 이용하는 것으로 시작해보자.

미니-사슬 분석 질문

1. 사건 또는 촉발요인은 무엇이었는가?

2. 촉발요인에 반응하여 내가 어떤 생각을 했을 것 같은가?

3. 그런 생각을 한 결과 어떤 감정을 느꼈을 것 같은가?

4. 어떤 행동을 할 수 있었는가?

5. 그러한 생각, 감정, 행동의 결과는 무엇이었는가?

사건 ➡ 생각 ➡ 감정 ➡ 행동 ➡ 결과

불쾌하거나 지나치게 격렬한 감정에 기여하는 것처럼 보이는 자동 사고를 확인했다면, 이를 바꾸기 위해 무언가를 하는 것이 중요하다. 마틴 루터는 "새가 머리 위에 앉는 것을 막을 수는 없지만 머리 위에 둥지를 짓는 것은 막을 수 있습니다!"라고 말했다. 여기에 바로 당신의 힘이 있다!

많은 내담자들은 한쪽 귀에서는 건강하지 못한 자동 사고를 나타내는 작은 악마가 속삭이고 있고 다른 쪽 귀에서는 합리적이고 긍정적이며 현실적인 생각을 나타내는 천사가 속삭이며 서로 싸우고 있는 이미지를 좋아한다. 이 초기 도구는 '**건강하지 못한 생각에 도전하기**'로 알려져 있다. 이것은 치료 레퍼토리에 넣을 가장 기본적인 인지행동치료 도구이다.

다음과 같은 생각이 들었다면:　　　　　　　　　　　　　다음과 같이 반박할 수 있다:

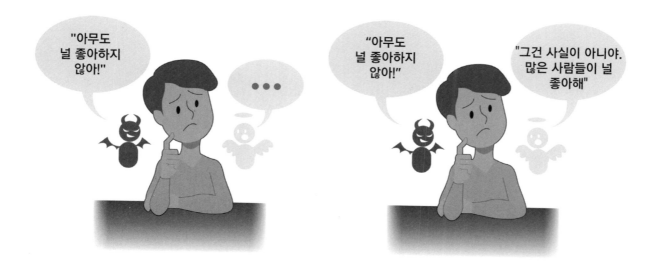

아래에 제공되는 생각 기록을 사용하여 (1) 내가 비행기에서 했을 수도 있는 자동 사고 중 일부를 나열하고 (2) 몇 가지 문제점을 제시하거나, 나에게 도움이 되도록 다르게 생각하는 방법을 떠올려보자.

자동 사고	합리적 반응

생각 기록에서 합리적 반응이 만들어지면, 이를 미니 사슬 분석이라고도 하는 아래 단계에 연결하여 동일한 상황(이 경우, 비행기에서의 촉발요인)에 대한 변형된 사고방식의 영향을 확인할 수 있다.

사건 ➡ 생각 ➡ 감정 ➡ 행동 ➡ 결과

이제 연습을 위한 몇 가지 가설을 만들어 보았으므로, 내가 실제로 가졌던 자동 사고와 내가 사용한 도전 또는 합리적 반응의 일부를 보여줄 것이다. 또한 상황에 대한 내 생각의 변화가 미치는 영향을 살펴보는 도구(도구 1.5)를 사용하여, 이러한 것들이 생각 기록(도구 1.4) 또는 미니 사슬과 연관하여 어떻게 나타날 수 있는지에 대한 예도 포함하였다.

자동 사고
- "저 엄마는 여기서 기저귀를 갈아주면 안 된다."
- "그녀는 다른 사람들을 너무 배려하지 않는다."
- "냄새가 지독하다."
- "나는 이번 비행 내내 비참할 것이다!"

합리적인 반응
- "현실은 그녀가 그러고 있다는 것이다."
- "아마도 그녀는 기저귀를 갈아줄 장소가 없었을 것이다."
- "아마도 그녀는 다른 방도가 없었을 것이다."
- "그녀가 다른 곳에서 기저귀를 갈아줄 수 있었다고 하더라도 그녀에게 화를 내는 것은 나에게 도움이 되지 않는다."
- "냄새가 지독해도 4시간 내내 비참하진 않을 것이다. 냄새는 시간이 지남에 따라 사라지고 나는 집중할 만한 다른 것을 찾을 수 있다. 필요하면 자리를 비울 수도 있다."

처음의 미니 사슬

사건 ➡ 생각 ➡ 감정 ➡ 행동 ➡ 결과

사건
- 내 앞에서 기저귀를 갈고 있는 아기 엄마

생각

- "저 엄마는 여기서 기저귀를 갈아주면 안 된다."
- "그녀는 다른 사람들을 너무 배려하지 않는다."
- "냄새가 지독하다."
- "나는 이번 비행 내내 비참할 것이다!"

감정	행동	결과
■ 짜증 ■ 분노 ■ 끔찍함 ■ 스트레스	■ 앉아서 속을 태웠다	■ 혈압이 상승했다 ■ 분노가 계속되었다 ■ 기저귀에서 아직도 냄새가 났다

새로운 생각으로 만든 미니 사슬

새로운 생각:

- "아마도 그녀는 기저귀를 갈아줄 장소가 없었을 것이다."
- "그녀가 다른 곳에서 기저귀를 갈아줄 수 있었다고 하더라도 그녀에게 화를 내는 것은 나에게 도움이 되지 않는다."
- "냄새가 지독해도 4시간 내내 비참하진 않을 것이다. 냄새는 시간이 지남에 따라 사라지고 나는 집중할 만한 다른 것을 찾을 수 있다. 필요하면 자리를 비울 수도 있다."

감정:	행동:	결과:
■ 스트레스 감소 ■ 연민	■ 그녀의 입장에 서려고 했다 ■ 나의 일로 초점을 옮겼다	■ 냄새는 계속 지독했다 ■ 화가 덜 났다 ■ 생산적인 활동을 시작했다

내 생각으로 연습할 기회를 가졌으니 이제는 직접 시도해보자! 자신의 삶에서 최근 상황을 하나 선택해보자. **미니 사슬 도구**를 사용하여 사건에 대한 반응으로 가질 수 있는 생각과 감정을 확인해보자. 당신이 한 행동과 행동의 결과를 나열해보자.

그런 다음 **생각 기록 도구**의 왼쪽 칸에 순간적인 감정과 초기 행동을 자극한 초기 자동 사고를 바꿔보자. 그런 다음 몇 가지 합리적 반응을 만드는데 시간을 써보자. 논리를 사용하자. 생각에 반대되는 증거를 생각하자. 다른 사람들에게 대체할 수 있는 설명을 요청해보자. 생각 기록의 오른쪽 칸에 초기 자동 사고에 반대할 수 있는 모든 정보를 적어보자.

마지막으로, 새로운 생각을 다른 미니 사슬에 넣어보자. 새로운 생각을 적용할 때 가능한 감정, 행동, 결과의 변화에 주목하자.

도구 1.2 : 감정 작동 양식 (FUNCTION OF FEELINGS FORM)

"감정이란 것은 좋지도 나쁘지도 않아... 그냥 있을 뿐이야." 나는 그 말을 믿어본 적이 없다. 행복한 것을 슬픈 것보다 선호하지 않는 사람이 있는가? 누가 "나는 평온하고 평화로운 느낌이 싫어. 나는 신경쇠약이 좋아."라고 하겠는가? 진심으로 그런 사람은 없지 않겠는가.

이제 감정이 사람의 정상적인 경험의 일부라는 말의 참뜻을 살펴보자. 사람이라면 누구나 화가 날 때도 있고 우울할 때도 있으며 상황에 따라서는 불안해하는 등 감정을 느끼는 것이 자연스러운 일이다. 인간이라면 누구나 어떤 상황에서 이러한 감정을 느끼는 것은 당연하지만, 사람마다 감정의 정도는 다를 수 있다. 감정에 대한 건강한 관점에서는, 모든 감정이 목적을 가지며 특정 감정이 강하게 느껴질 때 불쾌할 수 있다고 볼 것이다.

다음과 같이 **감정 작동 양식**을 사용하자:
- 감정을 식별하자.
- 상황에 이름표를 붙이자.
- 감정의 강도를 평가하자(1-10, 10이 가장 강렬함).
- 감정이 어떤 목적에 기여하는지 확인하자.
- 그것이 해롭다고 생각하는지, 도움이 되는지, 아니면 중립적인지 결정하자.
- 감정 조절을 위한 문제 해결 단계를 밟자.
- 배운 내용을 나열하자.

예시:

감정: 불안, 공포

상황: 텐트 밖에서 움직이는 그림자를 보았다

감정의 목적: 밖에 곰이 있다면 위험할 수 있다는 경고

강도: 8-매우 두려운

도움이 됨 또는 도움이 되지 않음: 도움이 된다. 내가 이런 식으로 느끼지 않으면 내 안전을 담보할 수 없다.

행동 단계: 텐트 천막을 주의 깊게 살펴서 그림자를 일으키는 원인을 확인하라.

내가 배운 것/결과: 나는 그것이 단지 바람에 날리는 나뭇가지임을 보았다. 나의 공포 강도는 1로 떨어졌다. 나는 실제 위험이 없는데도 종종 두려워하는 경향이 있다는 것을 배웠다.

나의 감정 작동 양식

감정: _____

_____

상황: _____

_____

감정의 목적: _____

_____

강도: _____

_____

도움이 됨 또는 도움이 되지 않음: _____

_____

행동 단계: _____

_____

내가 배운 것/결과: _____

_____

_____

도구 1.3 : '나는 생각했다, 고로 느꼈다' 기록

나는 ~라고 느꼈다	왜냐하면 나는 ~라고 생각했기 때문이다

도구 1.4 : 나는 생각했다 기록

자동 사고	합리적 반응 / 대안적 설명

도구 1.5 : 미니 사슬 분석

사건	자동 사고	감정	행동	결과

	합리적 반응	새로운 감정	대안 행동	결과

나의 결론 :

_____

_____

_____

CHAPTER 2

인지 개념화

한서윤

전 세계에서 강의를 하면서, 이 책의 초판을 구매한 워크숍 참가자들에게서 가장 많이 받는 질문은 "당신이 말하는 인지 개념화 도표(다이어그램)를 위한 도구가 있나요?"였다. 그 질문에 대한 대답은 "아니오"였다. 나는 초판에 개념화 지도를 포함하지 않았다.

그것을 포함하지 않은 한 가지 이유는 개념화 지도는 책에 포함된 다른 도구들과 같은 것이 아니라고 생각했기 때문이다. 도구란 프로젝트를 수행하거나 완료할 때 사용하는 것이었다. 하지만, 어느 누구도 설계도가 생기기 전에 고층 빌딩을 짓는 "프로젝트"를 시작하지 않는다. 나는 인지 개념화 지도를 그렇게 보았다. Aron Beck 박사가 인지 개념화 지도를 한 사람의 내적 '건축학'으로 언급하는 것을 들은 적이 있다. 나는 어떤 도구를 사용하기 전에, 우리의 작업을 안내하기 위해서는 각각의 내담자에게 맞는 이해와 이에 상응하는 지도가 있어야 한다는 점을 늘 강조해왔다.

많은 문헌들은 명백하게 "인지행동치료 전략"이 아닌 다른 치료 방법들의 효과도 지지한다. 하지만 통합을 위한 통합과 내담자들의 목표를 달성을 돕는 데 효과적일 것이라 생각되어 대안적 치료를 전략적으로 선택하는 것 사이에는 큰 차이가 있다. 나는 우리가 이 일을 할 때는 왜 우리가 이것을 하고 있는지에 대한 근거가 항상 있어야 한다고 생각한다. 우리가 내담자의 인지 개념화의 틀 안에서 작업을 하는 한, 인지행동치료 임상가들은 내담자가 목표를 달성할 수 있도록 돕기 위해 선택할 수 있는 다양한 기술과 전략을 가지고 있다.

내가 연수강좌에서 종종 맞닥트리는 또 다른 흔한 말은 "인지치료는 내담자의 과거와 관계가 없다고 생각했어요." 이다. DSM(정신과 진단 편람)의 이전 "1축 진단(Axis I)"에서는 현재에 주로 초점이 맞춰져 있는 것이 사실이지만, 성격 장애나 더 복잡한 상태를 가진 사람을 치료하려면 과거에 대한 더 많은 탐구가 필요하다. 현재의 초점과 상관없이 초기 개념화 도표를 만들려면 최소한 백미러로 과거를 엿볼 필요가 있다. 그러나 눈 앞에 놓인 길에 시선을 집중시킬 목적으로만 수행해야 한다.

앞의 문장에서 "초기"라는 용어를 주목하라. 초기 개념화 세션은 내담자와 임상가에게 지도를 제시하지만, 때로는 원래 경로를 변경할 필요가 있다. 때로는 가설을 뒷받침할 모든 정보를 얻기 전에 가설을 세워야 할 수도 있다. 따라서 이러한 개념화 도표는 새로운 정보가 드러나거나 삶의 새로운 사건이 전개되면서 치료 내내 유동적일 수 있다.

그렇긴 해도, 두 번째 판에는 인지 개념화에 대한 몇 가지 얘기가 포함되어 있다. 당신이 그것을 "도구"라고 생각하든 아니든, 그것은 인지 치료의 필수적인 부분이다. 나는 항상 철저하고 정확한 사례 개념화 작업 없이 효과적인 인지 치료를 하는 것은 불가능에 가깝다고 생각한다는 사실을 강의에서 공유한다.

이 주제는 다른 여러 출판물에서 심도 있게 강조된다. Padesky(2009)는 아마도 현재까지 이 주제에 대해 가장 포괄적인 연구를 했을 것이다. 이 책은 학술적인 글이 아닌, 내담자와 임상가를 위한 도구상자이기 때문에 단순하고 실용적인 연습만이 제공될 것이다.

참고: 대부분의 도구들은(전문가와 함께 사용하는 것이 가장 효과적이지만) 내담자 혼자서도 사용할 수 있다. **그러나 이 도구는 거의 항상 임상가의 지도가 필요하다.**

중요한 과거 경험

이것은 다른 이름으로도 불린다. 내가 배운 버전에서는 이 상자를 "아동기 정보"라고 불렀다. 개인적으로 나는 내담자와 작업을 할 때 "중요한 과거 경험"이라는 표현을 사용한다.

첫째, "중요한"이라는 단어를 굳이 써야 하나 싶을 수 있다. 하지만 나는 "완전해야 한다"는 압박에 내담자의 어린 시절에 일어나긴 했지만 현재의 문제와는 별 관련이 없는 세세한 부분까지 포함하는 많은 치료자들을 만났다. 그래서 "중요한" 이라는 단어를 넣은 것이다.

둘째로, 나는 "아동기"라는 단어를 없앴다. 개념화와 관련된 가장 흔한 과거 사건들은 아동기에 일어나지만, "과거"라는 용어를 사용하는 것이 인생 후기의 중요한 경험들이 설계도에 포함될 가능성을 열어놓는다. 직장에서 해고되고, 성인이 되어 다시 부모와 같이 살고, 이혼을 하는 것과 같은 종류의 충격적인 사건을 경험하는 것은 어린 시절 이후에 일어나고, 현재의 생각과 행동에 영향을 미치는 흔한 경험 중 하나이다.

마지막으로, "정보"라는 용어는 나를 포함해 함께 작업했던 많은 내담자들에게 항상 비인격적이고 차갑게 느껴졌다. 내가 습관적으로 정보라는 용어를 자문이나 교육시간에 사용할 순 있지만, 내담자와 함께 과거를 탐구할 때는 "경험"이라는 용어를 사용하게 되었다. 모든 사람은 경험이 있다. 내 경험상, 이 표현이 대개 내담자들에게 더 긍정적으로 받아들여진다.

이 장의 섹션 별 이름은 다르지만, 그 목적은 내담자의 과거 경험 중에 문제적 생각과 행동을 만들고 지속시키는 데 기여하는 모든 사건을 파악하는 것이다.

과거 경험 상자를 채우기 위한 몇 가지 팁: 첫째, 당신이 변증법적 행동치료에 익숙하다면, 그 중 "기술하기(describe)" 기법의 언어를 사용하라. 즉, 꼬리표 붙이기(labeling), 이름 붙이기(name calling)를 하거나, 또는 임상용어를 사용하지 말고, "사실" 만으로 정보를 기록해야 한다. 둘째, 구체적으로 기록하라.

내담자의 경험에 맞추어 행동을 나열하는 것이 중요하지만, 이 상자에서 고려해야 할 일반적인 영역은 다음을 포함한다. 다만 아래 내용에만 국한되진 않는다.

▪ 신체적 학대	▪ 학력
▪ 성적 학대	▪ 종교적, 문화적 신념과 관습
▪ 언어적 학대	▪ 학업 성취도
▪ 내담자 또는 가족의 약물 남용 병력	▪ 성장과정 및 사회생활
▪ 내담자 또는 가족의 정신 질환 병력	▪ 관련된 사회경제적 요인
▪ 내담자 또는 가족의 중요한 의학적 상태	▪ 기타
▪ 특정한 가족 역동	

물론 모든 영역이 모든 내담자와 연관되진 않을 것이다. 우리는 임상가의 판단에 따라 내담자의 *현재 문제와 관련된* 정보만을 파악하는 중이라는 것을 기억하자.

핵심 믿음

1장에서 논의했듯이, 핵심 믿음은 모든 인간이 가지고 있는 뿌리 깊은 믿음이다. Aaron Beck 박사는 우리가 세 가지 다른 영역에서 핵심 믿음을 가지고 있다는 것을 확인했다: 자신에 대한 믿음, 타인에 대한 믿음, 그리고 세상에 대한 믿음.

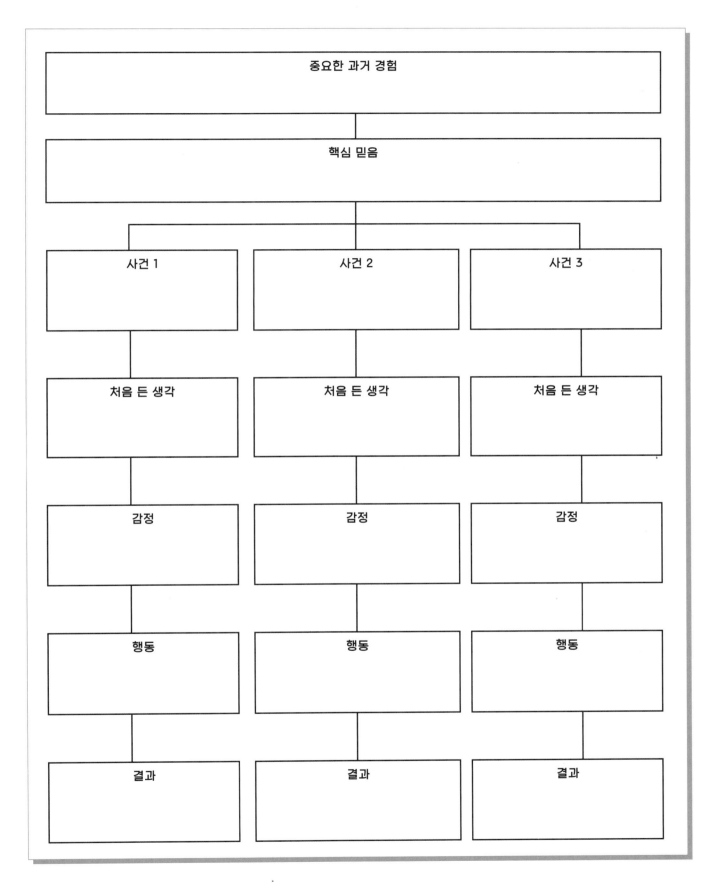

위의 상자를 채우며, 우리는 어떤 핵심 믿음이 관련될 수 있는지 가설을 세운다. 즉, 내담자가 이전의 경험과 그 경험에 부여한 의미를 기반으로 어떤 믿음을 만들어냈는가? Jeff Young의 *18가지 초기 비적응적 스키마(18 Early Maladaptive Schemas)* (1993)를 참조하거나, Aaron Beck 박사의 *역기능적 믿음(dysfunctional beliefs)*이라는 용어를 선호한다면 그 말을 사용할 수도 있다. 이러한 믿음은 내담자의 행동패턴에서 핵심적인 역할을 하며, 이는 과정 전반에 걸쳐 내담자의 인식을 높이는데 도움이 될 것이다.

사건

중요한 과거 경험을 확인하고, 그로인해 만들어졌을지도 모르는 믿음에 대해 가설을 세웠다면, 이제는 내담자들이 그 핵심 믿음의 렌즈를 통해 그들의 삶에서 일어나는 사건들을 본다는 것을 알 수 있도록 도울 때이다. 나는 대개 최근에 일어난 사건들을 파악하는 것부터 시작한다. 가능하다면, 그들을 치료받도록 이끈 사건을 포함시켜보자.

생각 ➡ 감정 ➡ 행동

이것은 기본적으로 후향적인(되돌아보는) 인지행동치료이다: 특정 사건/촉발요인에 대한 반응으로 내담자가 가졌던 생각의 과정을 알아보고, 핵심 믿음의 산물인 이 생각들이 그 상황에서 어떻게 감정을 부채질하고, 선택을 유도하고, 결과에 영향을 미쳤는지를 보여주자. 치료가 진행되며 내담자가 볼 수 있는 예(과거에서나 치료 시작 이후에서나)가 많아질수록 자신의 선택에서 주제(theme)를 더 잘 볼 수 있으며, 그것은 치료 후반에 행동 패턴을 깨는 타겟이 될 수 있다.

결과

처음에는 대부분의 내담자들이 그들의 생각과 감정 사이에, 그리고 행동과 직접적인 결과 사이에 연결을 만드는 데 어려움을 겪는다. 많은 내담자에게 있어, 이러한 연결은 지속적으로 강조되어야 한다. 그들의 행동과 결과를 연결시킬 수 있기 전까지, 새로운 대처 기술의 개발을 촉진하는 것은 어렵다.

이제 개념화의 *이유*와 *의미*를 알게 되었으니, 희진의 경우를 예로 들어보자:

희진은 36세의 기혼 여성이다. 그녀에게는 10살과 12살 된 두 아들 지민과 지후가 있다. 그녀는 남편 택수와 15년 동안 "꽤 행복한 결혼 생활"을 해왔지만, "살짝 경미한 우울증"을 앓고 있다고 얘기했다.

그녀는 정신과적 질환이나 약물사용장애에 대한 가족력이 없다. 그녀는 그녀의 부모님을 "과잉 보호적이지만 자녀를 사랑한다"고 묘사했다. 그녀는 11살 때 그녀의 언니 희선이 수영 사고로 익사했을 때 그녀의 인생이 영원히 바뀌었다고 말한다. 그 시점에 그녀의 어머니는 우체국 아르바이트를 그만뒀고, 그녀의 아버지는 "희진이 안전할 수 있도록 아버지가 할 수 있는 모든 것을 했다." 그녀는 어떤 방과 후 활동도 할 수 없었고, 학교가 끝나면 바로 귀가해야 했으며, 진지하게 사귀는 남자친구가 생겼을 때도 밤 10시 통금시간은 그대로 유지되었다. 그녀는 대부분의 경우엔 자신이 순종적인 아이라고 하면서, "제가 친구들과 시간을 보낼 수 없다는 것에 대해 화가 나서 큰 목소리로 이야기했을 때, 저는 벌을 받았어요."라고 말했다. 그녀는 더 많은 것을 할 수 있기를 바라면서도, 또한 부모님이 항상 그녀를 위해 있을 것이라는 사실에 안전함을 느꼈다고 말했다. 그녀는 이전에 정식 치료를 받은 적이 없다고 말하면서, 고등학생 때 한 번 부모님에게 상담에 대해 물어보았지만 당시 그녀의 아버지는 "글쎄, 내가 너의 상담사가 될 수 있지. 어쨌든 넌 아빠와 모든 걸 공유하잖니."라고 말했다. 그녀는 "그게 그렇게까지 큰 문제는 아니었다고 생각했지만… 제 생각에 전 소외감 때문에 살짝 우울했던 것 같아요. 다른 애들은 해도 되는 걸 저는 못했으니까요. 저는 친구들이 많았던 적은 없지만, 학교생활은 항상 꽤 잘 했고, 부모님도 확실히 자랑스러워하셨어요."

희진은 상위 10% 안에 드는 성적으로 고등학교를 졸업하였고, 충분히 대학 진학을 할 수 있었다. "대학에 간다는 생각만 해도 너무 흥분되었어요… 제가 세상을 변화시킬 수 있을 거라고 생각하는, 그런 거 있잖아요… 그런데 결국에는 너무 겁이 나서, 그냥 결혼하는 걸 선택했어요. 남편을 사랑하긴 했지만, 결국 저는 좋은 아내와 엄마가 되는 게 되어야 하는 전부였던 거죠."라고 말했다. 그녀는 특히 글쓰기에 재능이 있었지만, "문학 같은 것은 가족에게 전혀 도움이 되지 않는다"는 이유로 수업을

듣거나 동호회에 가입하는 것을 단념하게 되었다.

희진은 부모님과의 관계가 "자신이 매일 부모님께 연락을 드리고 부모님들이 자신이 좋은 아내이자 엄마가 되고 있다는 것을 아는 한, 이제껏 꽤 좋은 상태로 남아 있었다"고 말했다. 그녀는 친구를 사귀기 위해 노력해보았다. 교회에 정기적으로 다니고, 소모임에 나가 보기도 했다. "하지만 저는 친구가 한 번도 없었기 때문에, 마음을 열고 사람들과 대화하는 게 어려워요."

초기 세션에서 희진은 치료 목표에 대한 불확실성을 말로 표현했다. "가족들은 제가 치료를 받는 것을 달가워하지 않고 솔직히 저 자신도 조금 회의적이긴 한데, 이 우울감이 작지만 너무 오래 지속되니까 제가 할 수 있는 게 있는지 알고 싶었어요."

희진의 살아온 이야기를 읽으면서, 당신이 그녀의 현재 문제에 기여한 관련 경험들을 식별할 수 있길 바란다.

그녀와 함께 작업했던 우리 클리닉의 치료자는 다음 내용들을 식별했다:

중요한 과거 경험
- 언니가 11살에 익사함.
- 부모님이 그녀를 과잉 보호하게 됨(제한된 자유시간, 삶의 발달 단계 동안 극도로 이른 통금시간, 특히 이성과의 사회적 상호작용을 제한함).
- 그녀에게 책임감이 거의 주어지지 않음. 그녀는 허드렛일, 집안일, 그리고 자기 자신을 돌보는 데 필수적인 일과 같은 기본적인 기술을 배우지 못함.

여기에서 훨씬 더 깊이 있는 내용들을 끌어낼 수도 있겠지만, 이 정보 그대로가 희진이 지금까지 살아오면서 맞닥뜨린 사건을 "보는" 방식과 그녀가 알아내고 궁극적으로는 바꾸도록 치료자가 도와야 할 패턴들에 대한 기초를 잘 알려준다.

핵심 믿음
- 의존적인
- 무력한
- 복종하는

다른 것들도 있을 수 있지만, 이것들은 확실히 그녀의 행동 패턴에 중요한 원동력이 되는 것으로 보인다.

사건
여기서 치료자는 희진의 어린 시절의 두 가지 특정 사건뿐 아니라 지난 주에 막 일어났던 일과 정기적으로 일어난 사건을 강조하기로 결정했다. 한 가지 중요한 사항: 특정 사건이 일어난 특정 순간을 파악하는 것이 중요하다. 내담자는 "어느 쪽이든 상관없어요. 항상 있는 일이거든요."라고 말할 수 있다. 그러나, 관련된 촉발인자가 그 사람의 삶에서 반복되는 주제로 확인될지라도, 특정한 사건을 선택하는 것은 중요하다. 그런 다음, 그것들은 한 번에 하나씩 작업된다.

사건 1: 상담을 받고 싶다고 요청함

생각 ➡ 감정 ➡ 행동 ➡ 결과

다음 단계는 희진이 이러한 각각의 사건을 처음 얘기할 때 초기 평가에서 기록한 메모를 사용하여 "생각", "느낌", "행동", "결과" 상자를 식별하는 것이다.

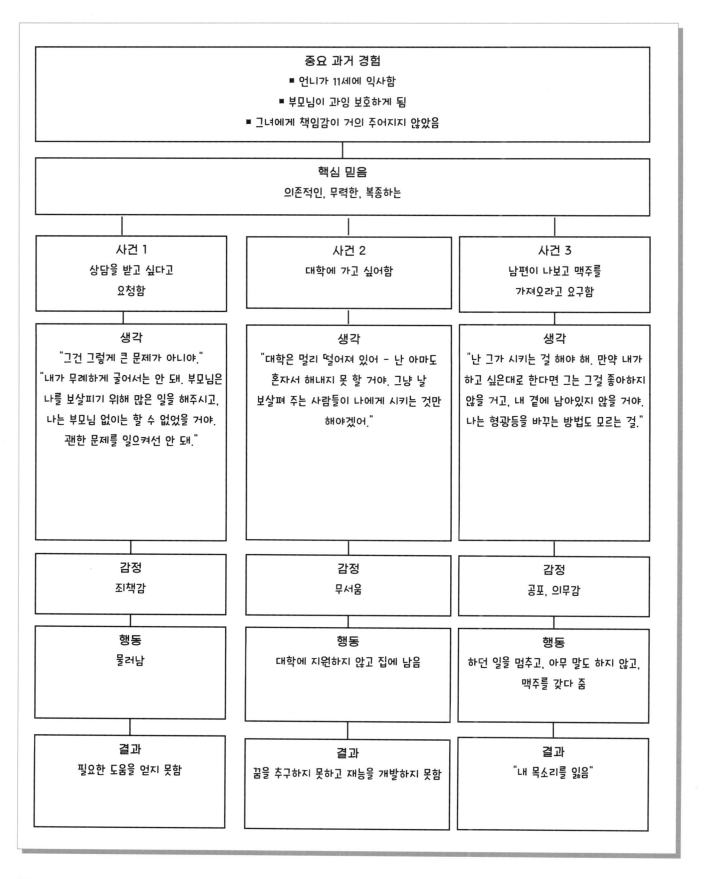

중요 과거 경험

- 언니가 11세에 익사함
- 부모님이 과잉 보호하게 됨
- 그녀에게 책임감이 거의 주어지지 않았음

핵심 믿음

의존적인, 무력한, 복종하는

사건 1	사건 2	사건 3
상담을 받고 싶다고 요청함	대학에 가고 싶어함	남편이 나보고 맥주를 가져오라고 요구함

생각	생각	생각
"그건 그렇게 큰 문제가 아니야." "내가 무례하게 굴어서는 안 돼. 부모님은 나를 보살피기 위해 많은 일을 해주시고, 나는 부모님 없이는 할 수 없었을 거야. 괜한 문제를 일으켜선 안 돼."	"대학은 멀리 떨어져 있어 - 난 아마도 혼자서 해내지 못 할 거야. 그냥 날 보살펴 주는 사람들이 나에게 시키는 것만 해야겠어."	"난 그가 시키는 걸 해야 해. 만약 내가 하고 싶은대로 한다면 그는 그걸 좋아하지 않을 거고, 내 곁에 남아있지 않을 거야. 나는 형광등을 바꾸는 방법도 모르는 걸."

감정	감정	감정
죄책감	무서움	공포, 의무감

행동	행동	행동
물러남	대학에 지원하지 않고 집에 남음	하던 일을 멈추고, 아무 말도 하지 않고, 맥주를 갖다 줌

결과	결과	결과
필요한 도움을 얻지 못함	꿈을 추구하지 못하고 재능을 개발하지 못함	"내 목소리를 잃음"

강점

초기 발상은 단순히 회복을 촉진하는 데 활용할 자원으로 내담자의 강점을 포함하는 것이었다. 최근에는 이러한 인지행동치료 접근법은 내담자의 기존 강점을 활용할 뿐만 아니라 새로운 강점을 찾아내는 데에도 도움이 된다고 알려져 있다. 게다가, 인지행동치료는 회복력을 촉진하는 데 효과적이라는 것이 입증되었고, 이는 책의 뒷부분에서 다루게 될 것이다.

———　◆　———

인지 개념화는 인지적 접근법을 실제 내담자의 경험과 통합시켜준다. 개념화 도표(다이어그램)는 치료를 안내하는 로드맵을 제공할 뿐만 아니라, 치료 초기에 라포를 발전시키는 강력한 추진제 역할을 한다.

다음 장에서는 목표 설정, 치료, 자기 기록을 촉진하기 위해 인지 개념화 지도를 사용하는 방법을 보여줄 것이다.

CHAPTER 3

목표 설정하기

한서윤

전통적으로 인지 치료는 주로 *증상 감소*라는 관점에서 목표를 바라보았다. 대부분의 임상가들은 전통적으로 이런 생각을 해왔으며, 장황한 필수 치료계획이 이를 반영했다. 이 전통적인 의학적 모델의 장점도 있지만, 몇몇 단점도 존재한다. 다음은 그 중 하나이다: 만약 내담자들이 단지 우울증 증상을 줄이거나 "분노 폭발을 조절하는" 측면에서만 생각하고 있다면, 그들은 불가피하게 해결 중심적이기보다는 문제 중심적인 상태로 남아있게 된다.

내가 발목을 심하게 접질려서 의사를 찾아갔을 때, 내가 그를 찾아간 동기는 테니스 팀으로 돌아가기 위해서였다. 내 주치의는 *어째서* 내가 발목이 낫기를 원하는지, 혹은 낫고 나면 내가 무엇을 할 수 있는지 단 한번도 물어본 적 없었다: 그는 계속 증상에만 초점을 맞췄다: 즉, 접질리고 부어 오른 발목 말이다.

이 표준 접근 방식은 부정적인 증상이나 행동의 감소에 중점을 두었지만 새로운 접근 방식은 장애물을 제거하는 것에서 목표자체를 실현하는 쪽으로 초점을 옮겨가고 있다.

종종 문제, 갈등, 또는 증상을 목표로 하는 것이 필요하다는 점에서, 나는 일부 강점 기반 임상가들이 추를 너무 멀리 이동시킨다고 생각한다. 그러나 또한, 치료 과정에 더 많은 강점 기반 내용과 장기적인 삶의 만족도를 높여주는 실현 가능한 목표를 포함함으로써 많은 내담자들이 이익을 얻을 수 있다고 믿는다.

현실은 이제 임상가들이 이 스펙트럼의 양 극단과 그 사이 모든 곳에 있다는 것이다. 수년 동안 나는 양쪽 모두에 관심을 가져왔다. 지나치게 문제 집중적인 내담자라면, 나는 그들의 목표와 꿈을 이루는 쪽으로 초점을 전환할 수 있도록 도울 것이다. 어떤 고귀한 꿈을 이루는 것에 대해 계속 얘기하지만 그들이 원하는 위치에 도달하지 못하게 방해하는 증상들에는 비효율적으로 대처하는 내담자라면, 나는 그에 맞춰 그들의 생각을 전환하도록 시도할 것이다.

내담자 중 한 명이 이런 말을 한 적이 있다, "*오, 당신은 제가 더 좋아지는 것뿐만 아니라 덜 나빠지는 것에도 초점을 맞추길 원하는군요.*"

우리는 내담자들이 감소되길 원하는 행동과 증상에 대한 인식을 높이기 위해 "하향 화살표"라는 용어를 오랫동안 사용해왔으며, 그들이 증가하기를 원하는 행동을 끊임없이 염두에 두도록 돕기 위해 "상향 화살표"라는 용어를 사용해 왔다. 다음 도구는 종종 내담자가 이러한 항목을 파악하는 데 도움이 되는 경우가 많다.

이 도구는 당신이 임상가와 함께 작업하는 동안 증가하기를 원하는 특정 행동뿐만 아니라 감소하길 바라는 매우 구체적인 행동을 주의 깊게 고려하도록 당신의 생각을 이끌어줄 수 있다. 그런 다음, 당신은 이 도구를 정기적으로 사용하여 행동을 추적 관찰할 수 있다.

목표: _____

_____

_____

목표를 달성하기 위해 내가 줄이고 싶은 세 가지 행동은 다음과 같다:

▼	행동	오늘 이 행동을 했는가? 예/아니오	만약 했다면, 몇 번이나 했는가?
1.	_____	_____	_____
2.	_____	_____	_____
3.	_____	_____	_____

목표를 달성하기 위해 내가 늘리고 싶은 세 가지 행동은 다음과 같다:

▲	긍정적인 행동	설명
1.	_____	_____
2.	_____	_____
3.	_____	_____

동기부여 강사인 Stephen Covey는 "끝을 염두에 두고 시작하라"는 유명한 말을 남겼다. 많은 사람들이 공감할 수 있는 비유로 내가 자주 사용하는 것은 네비게이션이다. 여행을 시작하기 전에 가장 먼저 하는 일은 목적지를 파악하는 것이다. 우리가 어딘가를 어떻게 가야 할지 모를 때, 우리가 해야 할 일은 네비게이션에 도착점을 입력하기만 하면 된다. 이어 교통, 도로 공사, 기타 장애물을 기반으로 "어떻게 가야 하는지"의 단계가 명시되겠지만, 여행을 시작할 때는 무엇보다도 우리가 어디를 가고 싶은 지 먼저 알아야 한다.

"꿈은 크게 가져라(Dream big)"는 말이 있다. 이를 촉진하는 데 도움을 주는 방법으로 나는 Steve de Shazer의 유명한 "기적의 질문"도 좋아한다. 이 질문엔 여러 버전이 있지만 일반적으로 다음과 같이 질문했다: "오늘 밤 당신이 자고 있을 때 신이 기적을 일으켜 다음날 아침 일어나보니 당신의 모든 문제가 사라졌다. 당신의 삶은 구체적으로 어떻게 달라졌을까?" 이것은 내담자들이 그들에게 성공이란 무엇일지 매우 구체적으로 그리도록 유도한다.

인간이 가지고 태어난 놀라운 것들 중 하나는 더 나은 삶을 살고자 하는 억제할 수 없는 욕망이다. 슬프게도, 어떤 사람들은 그 욕망을 실현할 힘을 일시적으로 억누르는 삶의 경험들을 겪었다. 이 때 무기력한 믿음이 종종 생기곤 한다. 하지만 우리는 꿈을 위한 계획을 세울 수 있는 인지적 능력을 되살려 내담자가 그 믿음을 극복하도록 도울 수 있다. 약간의 재촉과 쿡쿡 찌르기가 필요할 수 있지만 이것은 가능하다. 일부 내담자의 경우에는, "비록 …할 지라도" 와 같은 말이 필요할 수 있다.

"비록 당신이 그것이 가능하다고 믿지 않더라도, 만약 가능하다면 어떻게 될까?"

마지막 팁: 당신의 목적을 파악하라. 이 도구상자의 뒷부분에 가치 도구 목록을 이용하여 삶의 가치를 찾는데 집중해 보는 부분이 있을 것이다. Rick Warren은 그의 베스트 셀러인 '*목적이 이끄는 삶*'에서 표면적으론 분명해 보이는 목표임에도 수많은 사람들이 계속 어려워한다고 했다. 원리는, 우리가 삶의 목적이 무엇인지 알게 되면, 그에 부합하는 목표가 명확해 진다는 것이다. 당신의 삶의 목적을 생각해보고 이것을 기적의 질문에 대한 답을 완성하는 여정의 지침으로 사용해보자.

다음 도구는 치료 과정 전반에 걸쳐 우리가 강조하는 삶의 다양한 영역에 대해 내담자들이 생각해 볼 수 있도록 위의 기적의 질문을 각색한 것이다.

도구 3.2 : 기적의 질문

당신이 자고 있는 어느 날 밤, 신이 당신에게 기적을 일으켜 당신의 모든 문제가 해결된다고 상상해보자 – 당신의 삶은 어떻게 달라질까? 그 삶은 어떤 모습일까?

_____

_____

_____

당신이 다르다는 것을 다른 사람들이 어떻게 알까? 그들이 뭐라고 할까? 그들은 어떤 게 달라졌다고 알아볼까?

_____

_____

_____

당신은 신체적으로 어떻게 달라졌을까?

_____

_____

_____

당신의 감정은 어떻게 달라졌을까? 당신은 어떤 것을 더 많이 느낄까? 어떤 것을 덜 느낄까? 당신은 더 많이 웃을까?

_____

_____

_____

당신의 관계는 어떻게 달라질까? 당신은 더 많은 인간관계를 가질까? 더 적으려나? 다른 종류의 친구들을 가지게 될까? 가족들은 어떨까? 결혼을 할까, 미혼일까? 아이들은? 다른 사람들이 당신을 어떻게 달리 볼까?

_____

_____

_____

당신의 영적인 삶은 어떻게 달라질까? 신을 다르게 볼 건가? 더 영적이 될까 덜 그렇게 될까? 더 강한 믿음을 갖게 될까?

_____

_____

_____

당신의 직장 생활은? 그 삶은 어떻게 다를까? 다른 직업을 가지게 될까? 다른 동료들이 생길까?

_____

_____

_____

당신은 어디서 살까? 누구와 살고 있을까?

_____

_____

_____

이 밖에도 당신의 인생에서 어떤 영역에 기적이 영향을 끼쳤을까?

_____

_____

_____

목표 설정

각 유형의 목표를 설명하기 위해 다른 용어를 사용할 수 있다.

일부 내담자는 단기, 중기 및 장기 목표의 차이를 이해하는 데 도움이 필요할 수 있다. 모두 목표 달성과 함께 성공에 중요한 역할을 한다. 이 연습의 목적상, 장기 목표는 달성하는데 적어도 1년이 걸리는 어떤 것이든 가능하다. 중기 목표는 하루에서 한 달 사이에 성취할 수 있는 어떤 것이든 될 수 있다. *단기 목표는 당신이 오늘 성취할 수 있는 무엇이든 괜찮다.*

예를 들어, 나의 내담자의 목표 시트 중 하나는 다음과 같다:

장기 목표: 6개월 안에 15km 마라톤 완주하기.

중기 목표: 이번 달에 2kg 감량하기.

단기 목표: 공원에서 1.5km 걷기, 오늘 2,000칼로리 이하로 섭취하기

좋은 목표를 세울 때 물어봐야 할 몇 가지 중요한 질문들이 있다. 유명한 약자 SMART (Doran, 1981)에 대해 들어봤을 지 모르겠다. 목표를 세우기 '전에' 이 SMART 도구를 검토해 보면 좋다. 어떤 사람들은 먼저 목표를 설정하고 나서 SMART의 렌즈를 통해 목표를 재검토하고 수정을 하기도 한다. 당신이 적합하다고 생각한다면 **SMART 목표 도구**를 사용해보자.

SMART는 구체적인(Specific), 측정 가능한(Measurable), 달성할 수 있는(Attainable), 현실적인(Realistic), 그리고 기한이 있는(Time-Sensitive)의 약어이다. 이런 식으로 당신의 목표에 대해 생각해보자. 당신의 목표가 SMART 각 항목에 맞다면 왜 그런지, 그렇지 않다면 왜 아닌지 적어보자.

구체적인가(Specific):

_____

_____

_____

측정 가능한가(Measurable):

_____

_____

_____

달성 가능한가(Attainable):

_____

_____

_____

현실적인가(Realistic):

_____

_____

_____

기한이 있는가(Time-Sensitive):

_____

_____

_____

나의 SMART 목표

장기 목표: _____

_____

_____

중기 목표: _____

_____

_____

단기 목표: _____

_____

_____

오늘 내가 목표를 향해 나아갈 작은 한 걸음은 다음과 같다:

_____

_____

_____

_____

도구 3.4 : 목표 설정 생각 기록

어떤 내담자들은 목표를 설정하는 데 어려움을 겪는다. 그들이 "막막하지 않도록" 돕는 한 가지 방법은 어떤 생각이 그들을 가로막고 있는지 확인하기 위해 생각 기록을 사용하는 것이다. 이 도구는 성공적인 목표 설정과 달성에 장애물이 되는 흔한 자동 사고들을 보여준다. 각각에 대해 합리적 반응을 작성할 수 있는지 확인해보자.

자동 사고	합리적 반응
"나는 절대 해내지 못 할 거야. 그러니까 뭐 하러 시도를 해."	

자동 사고	합리적 반응
"변화는 두려워 – 최소한 내가 지금 가진 불행은 알기라도 하지. 만약 내가 다음에 일어 날 일을 감당할 수 없으면 어떻게 해?"	

자동 사고	합리적 반응
"난 행복할 자격이 없어."	

기타:

자동 사고	합리적 반응

이제 우리는 "*원하는 것이 무엇인가?*"라고 물어보았으니, 이제 이 공식의 "**무엇이 방해가 되는가?**" 부분으로 넘어가야 할 때이다. 여기서 임상가는 내담자가 진정으로 원하는 것을 달성하기 위한 "하향 화살표" 기법의 중요성을 인식하도록 도울 수 있다.

이전 장에서의 희진을 생각해보자. 큰 그림에서의 그녀의 목표는, 가족과의 **더** 긍정적인 상호작용, **더 많은** 행복감, 그리고 세상을 변화시키고 싶은 그녀의 열망과 관련된 **더 많은** 만족 등을 포함한다.

간단한 참고 사항: 경우에 따라 내담자는 감정의 관점에서 목표를 파악할 것이다(예: 더 많은 행복). 감정은 측정이 어렵기 때문에 이것은 SMART 기준에는 잘 맞지 않는다. 우리는 내담자들이 감정을 주관적으로 평가하도록 할 수 있고, 정기적으로도 하게 한다. 벡 우울 척도(Beck Depression Inventory), 벡 불안 척도(Beck Anxiety Inventory) 등과 같은 많은 척도가 있다. 그러나 행동에는 나타나지 않는 감정을 평가하는 것은 여전히 주관적이다. 예를 들어 내담자들은 0에서 10까지의 척도로 자신의 불안을 "7"로 평가할 수 있다. 그리고 나서 그들은 노트를 다시 보고 1년 전 그들이 불안을 "7"로 평가했던 것을 관찰할 수 있다. 그 정보로부터, "나는 나아지지 않고 있다"는 결론에 도달하기 쉽다. 그러나 내담자들이 깨닫지 못하는 것은 1년 전에 "7"이라고 생각했던 것이 오늘날의 "7"과는 전혀 다르다는 것이다. 그들은 너무 많이 좋아졌기 때문에 기준이 되는 틀이 이미 바뀌었다. 나는 내담자들이 어떤 감정 상태를 목표로 잡는 것을 허용하기는 하지만 감정은 목표 달성의 여러 지표 중 하나여야 한다. 즉 행동 또한 반드시 포함되어야 하는 것이다.

희진은 개념화 도표를 살펴보며 그녀의 "굽히는"(그녀가 쓴 말이다) 행동이 자신을 진정으로 충만하게 해줄 것이라 믿었던 일들을 하지 못하게 한 삶의 주제였다는 것을 깨닫게 되었다. 우리는 그녀를 위한 몇 가지 단기 목표를 정하는 것으로 시작했다. 그것들을 SMART 목표로 만드는 데 도움이 조금 필요했다. 결국 그녀는 다음과 같은 것을 원한다는 것을 확인했다:

1. 친구들과 바깥에서 만나기
2. 글을 쓰는 사람들과 교류하기
3. 지역 전문대학에서 수업을 듣기

일부 내담자들의 경우, 달성하기 위한 즉각적인 단기 목표를 설정한 후, 주 단위로 달성을 향해 나아가도록 도움을 줄 필요가 있다(이러한 목표를 향해 앞으로 나아가는 것이 그녀의 기분에 어떤 영향을 미치는지 정기적으로 확인하고, 언제 우울한 감정이 덜해지고 행복감이 더해지는지를 보면서 말이다).

그러나 희진의 경우, 그렇게 간단하지 않았다. 그녀는 이런 것들을 하지 말라는 가족의 압박을 받았다. 그녀의 부모님은 그녀가 왜 대학에 가려 하는지 이해하지 못했고, 그녀의 남편은 그가 일하는 동안 그녀가 친구들과 시간이나 돈을 쓰는 것을 못마땅해 했으며, 심지어 그녀가 작가지망생 페이스북 그룹에 가입하는 것조차 원하지 않았다.

따라서, 희진에 대한 치료는 덜 "굽히는" 행동의 "하향 화살표"와 어머니, 아버지, 남편과 더 적극적인 대화를 나누는 "상향 화살표" 행동을 목표로 해야 했다. 이것은 단순한 코칭 이상의 것을 요구했다. 그녀가 의존적이고 무력하다는 그녀의 핵심 믿음을 수정하려면 좀 더 깊은 작업이 필요했다. 각 세션은 구체적으로 다음과 같이 구성되었다:

1. 친구들과의 사회적 상호 작용 증가, 글쓰기 능력 개발, 대학 진학 스텝을 밟는 것과 관련된 이전 치료 세션의 숙제를 검토한다.

2. 만약 한 걸음 나아갔다면, 그녀가 무엇을 잘했는지 확인하고 다음 주 계획을 세운다.

   그렇지 못했다면(이는 치료 초기단계에서 흔히 볼 수 있다), 무엇이 방해가 되었는지 확인해본다. 희진의 경우, 이것은 보통 그녀의 어머니, 아버지 또는 남편에 대한 생각과 행동과 관련이 있었다. 그녀가 다음 주에 더 쉽게 성공하는 데 도움이 될 것이라고 생각되는 방향으로 수정을 한다.

3. 의존적이고 무력한 것과 관련된 더 깊은 믿음/스키마 수준의 작업을 한다.

—— ◈ ——

장기 목표와 꿈을 파악하라. 이러한 목표를 궁극적으로 충족하는 데 필요한 단기 목표(또는 목적)를 파악하라. 단기 및 중기 관점에서 어떤 규칙적 행동들이 증가해야 하는지를 고려하고, 그러한 행동들에 "상향 화살표" 행동이라고 이름 붙이고, 그것들을 증가시키기 위한 방법들을 찾아보라. 마지막으로 행동, 생각, 신념 중 목표 달성을 가로막고 있는 문제가 무엇인지 파악해 "하향 화살표"라 이름 붙이고, 이를 줄이기 위해 노력하라. 문제 행동에 집중하면 문제를 감소시키거나 완전히 사라지게 할 수 있다. 그리고 더 큰 상(꿈)에서 눈을 떼지 마라.

CHAPTER 4

수용, 마음챙김, 동기 강화 상담 및 기타 새로운 경향

김숙진, 최휘영

인지 치료에는 많은 새로운 경향들이 있다. 그러나 내가 여행을 다니고 강의를 하면서 발견한 것 중 하나는 "새롭다"라는 단어가 상대적이라는 것이다.

어떤 사람들에겐 "새로운 것이 있어?"란 질문이 "1960년대 이후로 바뀐 것이 있어?"인 반면 또 다른 사람들은 작년과 달라진 것이 있는지 궁금해한다!

인지행동치료(CBT)는 현재 어떤 방식으로든 "인지"로 분류될 수 있는 여러 접근 방식을 포함하는 지속적으로 진화하는 양식이기 때문에 아래에서 "새로운" 발전 중 몇 가지를 강조하고자 한다.

생물학적 요인에 대한 인식

CBT의 "새로운 것"에 기반한 도구들을 설명할 이 장에서 빼놓을 수 없는 것이 이 생물학적 부분이다. 오늘날 유행하는 신경과학적 치료 세계의 두 가지 용어인 *신경발생(neurogenesis)*과 *신경가소성(neuroplasticity)*부터 시작해보자.

*신경발생*은 뇌 세포가 스스로 재생하는 과정이다. 수년 동안 우리는 뇌 세포가 손상되면 다시 자랄 수 없다고 믿었다. 우리는 이것이 잘못된 믿음이었다는 것을 배우고 있다. 일본의 신경과학자들은 환경이 신경발생에 강력한 영향을 미칠 수 있음을 입증하는 데 앞장서 왔다. 여러 대학 연구에서 이제 특히 정신 치료가 신경 발생에 영향을 줄 수 있음을 보여주고 있다.

반면에 *신경가소성*은 신경 연결을 형성하는 뇌의 능력과 관련이 있으며, 현재 우리는 이것이 평생에 걸쳐 지속된다는 사실을 알고 있다. 우리는 또한 기억, 회상, 집중 및 선택적 주의를 포함한 인지 요인이 이 과정에서 중요한 역할을 한다는 것을 알게 되었다. 집중과 주의를 기울이고 있는 것의 역할이 커지고 있다는 점은 치료 측면의 많은 새로운 경향 중 하나이며, 이는 이 장의 뒷부분에서 다룰 것이다.

간단히 말하자면, "심리적 기반 장애"와 "생물학적 기반 장애"가 있다는 오래된 개념은 다소 잘못된 개념이다. 특정 상태는 원인의 측면에서 환경적 영향보다 생물학적 영향을 더 받을 수 있지만, 현실은 생각보다 둘 사이에 더 복잡한 상호 작용이 존재한다는 것이다. 또한 원인적 관점에서 생물학적 영향이 우세하다고 해서 도움이 되는 환경적 개입이 없다는 것을 의미하지는 않으며 그 반대의 경우도 마찬가지이다.

우리는 이제 외상적 사건(환경적)이 신경생물학에 중대한 역효과를 미칠 수 있다는 사실을 뒷받침하는 충분한 증거를 가지고 있다. 반면에 치료 전후 영상을 비교한 여러 연구에서 CBT가 뇌 구조와 기능에 긍정적인 영향을 미칠 수 있음이 입증되었다.

결론은 다음과 같다. 내담자와 함께 사용하는 CBT 전략은 생물학적 효과를 가지고 있다. 그리고 나는 우리가 특정 치료 개입에 대한 신경생물학적 반응에 대해 더 많이 알게 되면서 이 분야에서 어떤 일이 일어날지 매우 기대된다. 인지적 이득을 최대화하기 위해 감정을 모니터링하고 조작하는 것과 같은 전략은 이제 우리가 하는 일의 일상적인 부분이다. 유전자 발현을 변경하기 위해 자극 환경을 수정하는 법을 배우는 날은 'A는 의학적이고 B는 그렇지 않다'는 이분법적인 개념을 종식시키는 데 확실히 도움이 될 것이다.

여기에 관심 있는 사람들을 위해 도구 4.1은 이 주제에 대해서 더 나아갈 수 있는 매우 기본적인 틀을 제공한다. 블로그처럼 비공식적인 내용도 있고 공식적인 저널의 논문처럼 과학적인 내용도 있다.

도구 4.1 : 생물학과 인지: 간단한 읽을거리 목록

- 인지행동치료가 뇌를 변화시키는가? (Neuropsychiatry in Clinical Neuroscience)
  Does Cognitive Behavioral Therapy Change the Brain? Neuropsychiatry in Clinical Neuroscience

- 인지 치료로 당신의 두뇌를 바꿔라
  Change Your Brain with Cognitive Therapy

- 불안 장애에서 CBT로 뇌의 구조적 균형을 회복할 수 있다
  For Anxiety Disorders, CBT May Restore Brain's Structural Balance

- 사회불안장애에서 인지행동치료에 의한 신경가소성
  Neuroplasticity in Response to Cognitive Behavior Therapy for Social Anxiety Disorder

- 뇌 가소성: CBT를 통해 실제로 당신의 뇌를 재연결할 수 있다
  Brain Plasticity: You Can Actually Rewire Your Brain with CBT

- 외상의 신경생물학: 성폭력에 대한 인식 자료(University of Michigan)
  The Neurobiology of Trauma: Sexual Assault Awareness Handout (University of Michigan)

- 인지행동치료가 뇌를 변화시키는가? 불안 장애에서 신경 영상에 대한 체계적 문헌 고찰
  Does Cognitive Behavioral Therapy Change the Brain? A Systematic Review of Neuroimaging in Anxiety Disorders

- 인지행동치료 후 뇌의 변화
  Brain Changes After Cognitive Behavior Therapy

- CBT가 두뇌를 바꾼다! (Kings College, London)
  CBT Changes the Brain! (Kings College, London)

- 우울증: 마음의 변화
  Depression: A Change of Mind

기존 CBT 내 변경 사항

전통적인 CBT 임상가가 치료에 접근하는 방식에 대한 "새로운" 측면 중 하나는 *개입 지점*에 대한 강조와 관련이 있다. 원래의 전통적인 Beckian 모델(1장 참조)은 다음과 같다:

사건 ➡ 생각 ➡ 감정 ➡ 행동 ➡ 결과

초기에 표준 연습은 생각 기록, 역기능적 생각 기록, 증거 기록 등을 사용하여 생각 수준에서 먼저 개입하는 것을 강조했다. 최근 몇 년 동안 행동 변화가 정보 처리 과정의 수정을 일으킬 수 있는 것으로 알려졌다. 그런 의미에서 우리가 사용하는 모든 행동 개입은 실제 인지 개입이기도 하다(뒷문으로 들어가는 방식). 임상가는 더 이상 촉발요인이나 생각으로 시작해야 한다고 강요해서는 안 된다. 초기 대화는 감정, 행동, 결과 단계에서 시작할 수 있다. 그리고 "결과"는 무엇보다도 관계적, 감정적, 환경적일 수 있으며 때로는 생리적 증상을 포함할 수도 있다. 따라서 임상가는 순서가 모두 상호 연관되어 있으므로 어느 곳에서나 먼저 개입할 수 있다.

초점(Focus)의 역할 증가

또 다른 새로운 발전은 내담자가 주의를 기울이는 것과 관련이 있다. 즉, 생각 내용의 변화에 신경을 쓰는 것 외에도 내담자의 관심사에 더 많은 관심을 기울여야 한다는 것이다. 나는 최근 몇 년 동안 Dr. Beck이 이전에는 그렇게 강조하지 않았던 방식으로 개념화를 가르치는 것을 들었다. 그는 빠른 초기 가설과 개념화가 다음과 같이 구성되어야 한다고 강조했다:

1. 문제 행동은 무엇인가?

2. 그들을 이끄는 믿음은 무엇인가?

3. 초점은 무엇인가? 다시 말해, 내담자가 가장 주목하는 것은 무엇인가?

이제 우리는 무언가에 집중할수록, 특히 신체증상이 그러한데, 그 증상이 더욱 커진다는 것을 알게 되었다. 이것이 집중이 만성 통증을 치료하는 프로토콜에서 중요한 역할을 하는 이유이다.

치료 관계의 역할에 대한 강조 증가

최근 몇 년 동안 치료 동맹의 역할이 훨씬 더 강조되었다. 치료 동맹이 중요하지 않은 것으로 여겨진 적이 있었는지 모르겠다. 나는 최근에 처음 4시간을 치료 동맹에 할애하는 훈련에 참석했다. 우리는 치료적 관계의 중요성에 대해 논의했고, 강력한 동맹을 구축하는 방법에 대해 다루었으며, 치료 동맹을 단절시킬 수 있는 행동을 하지 않는 방법에 대해 역할극을 했다. 우리는 일반적으로 강력한 동맹이 긍정적인 치료 결과와 관련이 있고 치료 중단을 감소시킨다는 것을 알고 있다. Marsha Linehan은 "치료를 중단한 사람들에게는 치료가 매우 비효과적인 것으로 나타났다"고 말한 것으로 유명하다.

마지막으로 신뢰가 있다. 신뢰는 안정적인 애착의 기반일 뿐만 아니라 내담자가 임상가를 더 많이 신뢰할수록 인지 재구성 과정에서 임상가가 제공하는 대안적인 설명에 더 믿음을 갖는다. David Burns 등은 시간이 지남에 따라 변화하는 동맹의 힘을 모니터링하는 수단으로 정기적인 평가 척도를 제공하였다. 어떤 임상가는 치료 과정의 일부로 정기적으로 치료적 관계를 평가하며, 다른 사람들은 내담자와의 관계에 문제가 있다고 인식될 때 간단하게 이러한 성격의 도구를 사용하기도 한다. 일부 내담자와 임상가는 이러한 작업이 번거롭고 지루하다고 생각하기도 한다. 그러나 보통은 그것들을 귀중하게 여긴다. 다음 도구는 세션 후 관계를 평가할 수 있는 간단한 기회를 임상가에게 제공한다. 당신이 내담자라면 이러한 질문에 대해서도 생각해 보는 것이 도움될 수 있다.

오늘 치료 시간에서 우리의 관계는 어땠는지, 우리가 얼마나 잘 협력했는지 1-10의 척도로 평가해 주시겠습니까?

_____

_____

_____

치료자로서 당신이 나와 함께 작업하거나 나를 신뢰하는 데 불편함을 느끼게 한 일이 있었습니까?

_____

_____

_____

이 치료 시간에서 당신이 나를 치료자로서 더 편안하게 느끼거나 나를 더 신뢰하는 데 도움이 된 일이 있었습니까?

_____

_____

_____

다음 치료 시간에서 점수를 _____(내담자가 관계를 평가한 점수보다 하나 높은 숫자)로 올리기 위해서는 당신이나 나 또는 우리 모두가 무엇을 다르게 행동해야 한다고 생각합니까?

_____

_____

_____

더 많은 경험적 작업

반복과 경험은 믿음의 변화가 오래 지속되기 위한 중요한 구성 요소이다. 이를 토대로 기존의 생각 기록은 보다 경험적인 작업 (또는 적어도 생각 기록을 수반하는 경험 작업)으로 이동했다. 행동 실험은 항상 CBT치료자가 사용하는 핵심 전략이었다. 이것은 내담자와 임상가가 협력하여 구성하고 가정을 테스트하는 것을 목표로 한다. 이러한 실험은 본질적으로 창의적일 수 있지만 결과가 유효성이 있도록 실험을 설계해야 한다.

내가 치료한 사회불안 환자는 "내가 공공장소에 가면 서투른 일이나 어색한 일을 해서 사람들이 비웃을 것"이라는 믿음을 가지고 있었다. 나는 그녀에게 그녀가 이것을 얼마나 믿었는지 0-10의 척도로 물었다. 그녀의 처음 대답은 "10"이었다. 그런 다음 그녀가 여동생과 함께 특정 레스토랑에 가는 실험을 공동으로 설계했다. 그녀의 여동생은 의도적으로 음료수를 엎지르라는 지시를 받았다. 내담자의 유일한 할 일은 음료수를 엎질렀을 때 주변 사람들의 반응을 관찰하고 기록하는 것이었다. 특히 얼마나 많은 사람들이 그들을 비웃는지 주의를 기울이도록 하였다

결과적으로, 여동생이 계획대로 음료수를 엎지른 뒤에 내담자는 어떤 식으로든 반응한 8명의 사람들을 관찰했다. 그들 중 6명은 자신의 방향을 힐끗 쳐다보더니 아무 일도 없었다는 듯이 하던 일을 계속했다. 한 여성은 걱정스러운 목소리로 "괜찮으세요?"라고 말했다. 그리고 어떤 한 사람은 청소를 돕기 위해 웨이터와 함께 수건을 들고 "사고 현장"으로 와 주었다! 결과를 종합해보면 6명은 완전히 무관심했고, 한 명은 걱정해 주었고, 한 명은 심지어 도움이 되었다는 것을 확인했다! 그런 다음 내담자에게 그녀가 자신의 가정을 얼마나 믿는지 0-10의 척도로 다시 물었다. 행동 실험 후 그녀의 반응은 "5"였다. 즉, 그녀의 믿음에 반대되는 증거를 만들어낸 실험은 그녀의 믿음에 대한 신뢰도를 절반으로 줄였다.

믿음은 변동을 거듭하기 때문에 다음 날 그녀에게 전화를 걸어 그녀의 가정을 얼마나 믿느냐고 물으면 인지 변화가 24시간만에 감소되어 훨씬 높은 수치를 말할 수도 있다. 따라서 우리는 (1) 그녀의 가정에 반하는 더 많은 증거, (2) 그와 관련된 추가 감정적 경험을 만드는 추가 실험을 계속했다.

이 경험적 요소는 또한 많은 내담자가 치료의 특정 단계에서 "머리와 가슴이 따로 노는 듯한" 느낌을 받을 때 강력한 역할을 할 수 있다. 다음 **행동 실험 도구**를 사용하여 내담자의 가정을 식별하고 이를 테스트할 실험을 고안한 뒤, 그 가정에 대한 믿음의 정도의 변화를 기록해보자.

도구 4.3 : 행동 실험(BEHAVIORAL EXPERIMENT)

가정	초기 믿음(0-10)	실험	결과	최종 믿음(0-10)

행동 실험 외에도, 경험적 작업은 보다 단순하고 일상적인 방식으로 통합되고 있다. 예를 들어, 내담자는 "나는 너무 우울해요. 나는 몇 분 이상 할 수 있는 것이 없어요."라고 말할 수 있다. 이 경우 치료자는 "몇 분"을 정의한 다음, 적당한 방법이 있다면 바로 치료 시간 중에 믿음을 시험할 수 있다.

우울증을 앓고 있는 한 남성 내담자가 정확히 그 말을 했다. 내가 조사했을 때 그는 "몇 분"을 "5분에서 10분"으로 정의했다. 그는 우울증을 0-10 척도에서 8로 평가했다. 그는 자신의 에너지를 0-10 척도에서 1로 평가했다. 그런 다음 우리는 타이머를 설정하고 그가 병원 운동장에서 치료 시간 중에 나와 함께 15분 동안 탁구를 칠 수 있는지 확인했다. 그는 15분 내내 탁구를 쳤을 뿐만 아니라 에너지 수준을 4, 우울 수준을 6으로 평가했다. 그의 에너지는 약간 더 높아졌고 우울은 다소 낮아졌으며 탁구를 그만 치고 싶지 않았다! 그날 그 순간 그는 분명히 좋았을 뿐만 아니라, 그는 자신의 믿음이 거짓임이 판명되는 것을 경험할 수 있었다. 그런 다음 우리는 그에게 그 느낌에 대해 글을 쓰게 했고 그는 자신이 기분이 좋을 때의 느낌을 스마트폰에 짧은 비디오로 녹화했다.

CBT에는 인지 재구성에서 심상 사용에 대한 David Edwards의 획기적인 연구를 포함한 다른 많은 실험 기술들이 있다.

강점 기반 CBT

강점 기반 CBT는 Padesky에 의해 수년에 걸쳐 개발되었고, 그녀의 저서인 *강점 기반 인지 행동 치료: 회복력을 구축하는 4단계 모델(Strengths-Based Cognitive-Behavioral Therapy: A Four-Step Model to Build Resiliaence)*이 2012년에 출판되었다. 그녀의 전제는 CBT가 증상을 개선하는 데 효과적으로 나타났기 때문에, 강점을 구축하는 데에도 사용될 수 있을 것이라는 것이다. 회복력을 개발하기 위한 그녀의 4단계 모델은 다음과 같다:

1단계: 강점을 찾는다.

2단계: 회복력의 개인 모델(PMR: Personal Model of Resilience)을 구축한다.

3단계: 문제 영역에 PMR(회복력의 개인 모델)을 적용한다.

4단계: 회복력을 연습한다.

강점 기반 CBT를 당신의 치료에 통합하고 싶다면 그녀의 연구를 적극 권장한다. 다음 장의 나의 **강점 도구(도구 4.4)**를 통해 시작할 수 있다.

도구 4.4 : 나의 강점 도구

전통적인 치료법이 증상을 줄이는 것("잘못된 것"을 줄이는 것)을 목표로 하지만, 목표를 달성하기 위해서는 "올바른 것"을 늘리는 것에서도 이점을 얻을 수 있다. 모든 사람에게는 강점과 재능이 있다. 강점 기반 작업은 우리가 이미 가지고 있는 강점에 대한 인식을 높이고, 새로운 강점을 개발하고, 우리의 특정 문제를 극복하는 데 도움이 되도록 특정 강점을 어떻게 사용할 수 있는지 등을 포함할 수 있다. 나의 강점 도구를 사용하여 당신의 회복력을 강화하기 위해 강점을 어떻게 활용할 수 있는지에 대해 도움을 받아보자. 나는 ~이다, 나는 ~을 할 수 있다, 나는 ~을 가지고 있다(I AM, I CAN, I HAVE) 모델을 사용하면 도움이 된다.

나는 ~이다 (또는 최소한 나는 ~일 수 있다) - 여기에 당신 자신에게서 볼 수 있는 모든 긍정적인 성격 특성을 나열해보자. 이러한 특성을 찾는 데 문제가 있으면 당신을 잘 아는 사람에게 물어보자. 마지막으로 다음 괄호 안의 내용을 유념해야 한다. (언제나 일관적인 사람은 없다. 누군가가 당신은 인내심이 있다고 말해주면 당신의 내면의 소리가 당신이 인내심이 있지 않다고 말하더라도 어쨌든 기록해보자. 다른 누군가가 그렇게 말해줬다면, 아마도 당신이 인내심이 있는 때도 있다는 것이다.) 우리 안에 존재 하는 능력이라면 우리는 활용하고 사용할 수 있다.

_____

_____

나는 ~을 할 수 있다 — 여기에 당신이 가진 모든 기술을 나열해보자. 당신이 할 수 있는 일에는 어떤 것이 있는가?

_____

_____

나는 ~을 가지고 있다 — 당신이 사용할 수 있는 자원 목록을 나열해보자. 여기에는 지역 사회 자원, 가족 또는 기타 사람들이 포함될 수 있다.

_____

_____

내가 아직 가지고 있지 않다는 생각하는 강점 중에 특정 문제를 처리하는 데 도움이 되거나 일반적으로 삶에 도움이 될 것이라고 생각하는 강점은 다음과 같다:

_____

_____

이제 세 가지 강점을 선택하고 현재 다루고 있는 특정 상황을 돕기 위해 이를 어떻게 사용할지 고려하자:

나는 내 강점인 _____ 를 살려

나의 _____ 문제를 해결할 수 있다.

나는 내 강점인 _____ 를 살려

나의 _____ 문제를 해결할 수 있다.

나는 내 강점인 _____ 를 살려

나의 _____ 문제를 해결할 수 있다.

긍정 심리학

긍정 심리학은 1998년에 개발되었다. 다른 공헌자들도 있었지만 Martin Seligman은 대부분 사람들에게 이 운동의 아버지로 인정받고 있다. 이 긍정 심리학을 극단적이고 다소 왜곡되게 받아들이는 쪽에서는 현실과 동떨어진 접근방식이라고 비판을 했다. 이성적인 사고는 긍정적인 사고와 같은 것은 아니다. 많은 정의에 따르면 합리적이면서도 부정적인 생각이 있다. 예를 들어, 내 내담자는 의사로부터 자신을 키워주신 할머니가 살아 계실 날이 일주일도 채 남지 않았다고 들었다. 그것은 그의 입장에서 "부정적"인 일이었다. 그에게는 큰 상실이 될 것이다. 애도하고, 울고, 슬퍼하는 것은 건강한 반응일 것이며 상황을 감안할 때 확실히 이해할 수 있다. 할머니가 이 땅에서 그와 더 이상 함께하지 못할 가능성을 받아들이는 것은 부정적이지만 건강한 생각이었다. 이를 통해 그는 휴가를 내고 할머니가 세상을 떠나기 전까지 가능한 한 많은 시간을 함께 보낼 수 있었다.

"합리적이지만 부정적"이라고 볼 수 있는 이 관점은 자신의 어머니에 대해 비슷한 말을 들었을 때 받아들이길 거부했던 다른 한 내담자와 대조될 수 있다. 그 내담자는 다음과 같은 생각을 했다:

- "의사들은 종종 이런 일에 대해 틀린다."
- "엄마는 강인하다. 엄마는 이전에 이 질병에서 회복된 적이 있고, 다시 회복할 것이다."
- "나는 엄마가 해낼 거라는 걸 알아!"

"긍정적인 태도를 유지하라"는 그녀의 고집으로 인해 그녀는 어머니의 임종을 지키지 못하였고, 그녀는 지금 10년 넘게 그 선택을 후회하고 있다.

'긍정'이라는 단어 때문에 긍정 심리학이 잘못 인식되는 경향이 있는 것 같다. Peterson(2008)에 따르면 긍정 심리학은 "무엇이 삶을 가장 가치 있게 만드는가에 대한 과학적 연구"로 정의된다. 간단히 말해서, 긍정 심리학은 다음과 같은 CBT 측면에 중점을 둔다:

- 행복과 사랑과 같은 긍정적인 경험과 감정 만들기
- 연민과 감사와 같은 긍정적인 특성을 강조
- 삶의 만족, 희망, 그리고 전반적인 웰빙의 느낌

따라서 이것은 단순히 "긍정적으로 생각하는 것" 이상이다. 그것은 확실히 강점 기반 인지 치료, 연민 중심 치료(Gilbert, 2010)의 측면과 Linehan의 삶의 이유에 대한 일부 연구(1983)와 겹치는 부분이 있는 것 같다.

'초점'의 관점에서 보자면 부정적인 것을 인정하면서도 긍정적인 것에 초점을 맞추는 것이 가능하다. 우리를 "힘들게" 하는 상황이나 사건에서 작더라도 긍정적인 측면을 인식하는 것은 심리적, 정서적 이점이 있다. 이것은 내가 쌍둥이 자녀들에게 어렸을 때부터 심어주기 위해 노력해 온 사고방식이다. 애들이 다섯 살이었을 때 우리는 "밝은 면 게임"을 하기 시작했다. "나쁜" 일이 일어날 때마다 우리는 현재 현실을 인정하고 누군가(항상은 아니지만 보통은 나였다)가 "밝은 면 게임"을 외쳤다. 그러면 각 사람은 방금 일어난 일에 대한 현재 또는 잠재적인 긍정적인 측면을 생각해 내야 했다.

이 프로세스를 용이하게 하려면 다음 도구를 사용해보자. 안 좋은 일이 생기면 그것을 인정하자. 애도하자. 현실, 상처 받은 감정, 상실감, 슬픔을 부정하지 말자. 필요한 경우 지원을 요청하자. 그런 다음 그 상황에서 볼 수 있는 잠재적인 밝은 면을 적어도 하나 나열해보자.

도구 4.5 : "밝은 면" (BRIGHT SIDE)

셰익스피어의 햄릿에서 "세상에는 선도 악도 없다. 우리의 생각이 그렇게 만드는 것뿐이다."라는 말이 나온다. 이 말에 이의를 제기하는 사람도 있겠지만, 이것이 바로 긍정 심리학이 우리에게 제공하는 것, 즉 우리의 첫 인식 상 "나쁜" 상황에서 다양한 유형의 "좋은 것"을 찾아보도록 하는 그 부분이다. 다음의 도구를 사용하여 당신이 처음에 나쁘다고 인식한, 어쩌면 지금도 나쁘다고 생각하는 사건(또는 여러 사건들)을 확인한 다음, 어느 작은 부분이라도 밝은 면을 보려고 시도해보자. 즉, 현재 상황에서 한 줄기 빛이나 미래에 나타날 수 있는 잠재적인 이익을 찾아보자.

사건	어두운 면: 나는 왜 "나쁘다"고 받아들였을까?	밝은 면: 어떤 좋은 면이 있을 수 있을까?

— ◈ —

Irismar Reis de Olivera의 시험기반 인지행동치료(Trial-Based CBT), David Burns의 TEAM-CBT, Albert Ellis가 창시한 내용을 보강한 합리정서행동치료(REBT: Rational Emotive Behavior Therapy)는 모두 기존 CBT의 새로운 접근 방식을 보여준다.

"제3의 물결" 접근

마음 챙김, 수용 기반 치료 및 기타 "제3의 물결" 접근 방식이 심리 치료의 주류로 등장한 것은 최근 몇 년 동안의 가장 중요한 변화일 것이다.

"제3의 물결"이라는 용어는 2004년 Steven Hayes가 기존의 인지 재구성 및 도식 치료의 방식으로 내담자의 생각을 바꾸려 하기보다 "알고, 관찰하고, 심지어 그 생각쪽으로 향하는" 것을 강조하는 새로운 CBT 접근 방식을 설명하기 위해 만들어졌다. Hayes의 수용전념치료(Acceptance and Commitment Therapy: ACT), 마음챙김 인지치료(Mindfulness-Based Cognitive Therapy: MBCT), 자비중심치료(Compassion-Focused Therapy: CFT), 변증법적 행동 치료(Dialectical Behavior Therapy: DBT)가 이러한 접근 방식에 포함된다.

이 제3의 물결 운동은 이 용어가 (전통적 또는 "제2의 물결" 접근 방식과 비교할 때) 일종의 역사적 진보가 이루어졌다는 것을 암시하는 것처럼 보인다는 점에서 다소 논란의 여지가 있다. 많은 사람들은 이 접근방식이 새로운 것이 아니며 해당 분야에 독창적인 기여를 한 것이 아니라고 주장한다. 자비와 수용과 관련된 아이디어는 수백 년 동안 존재해왔다. "인생을 있는 그대로 받아들이는 것"을 목표로 하는 모리타 요법은 1920년대 초 일본 의사 쇼마 모리타에 의해 개발되었다. 최근 몇 년 동안 이러한 아이디어는 수십 년 동안 메타인지 연구를 개척해 온 Adrian Wells를 비롯한 많은 다른 사람들에 의해 구축되었다. 그의 첫 번째 책 *Attention and Emotion*은 1994년에 출판되었으며, 그의 *불안과 우울에 대한 메타인지 치료*는 수년 동안 많은 CBT 치료사들의 필수 도서였다.

이러한 제3의 물결 접근 방식의 버전이 수십 년, 관점에 따라서는 수세기 동안 존재해 왔지만, Linehan, Hayes 및 같은 분야의 혁신적인 사람들이 이러한 접근 방식을 정신 치료 학계의 주류로 끌어들였고, 그 영향이 매우 컸다는 것은 부인할 수 없다. 이러한 접근 방식 중 일부는 이제 특정 증상에 대해서는 증거기반치료로 받아들여진다.

제3의 물결에 해당하는 자료는 말 그대로 수백 가지가 있지만, 오하이오 주 신시내티의 '마음챙김 및 명상 센터'의 센터장인 Richard Sears가 다음의 도구를 책에 실을 수 있도록 허락해 주었다.

도구 4.6 : 마음챙김

마음챙김 인지치료 프로토콜(Williams, Teasdale, Segal, &. Kabat-Zinn, 2007)에서 나온 '3분 호흡 공간'은 내담자들이 유용하다고 느끼는, 간단하지만 도움이 되는 마음챙김 연습 방법이다. 내담자가 총 시간이 3분으로 짧다는 것을 들으면 그다지 부담되지 않기 때문에 이것을 시도하기가 더 쉽다. 다른 공식적인 마음챙김 수행보다 짧기 때문에 하루 중에 시도하기가 더 쉽다. 또한 짧지만 내담자가 마음챙김 능력을 발휘할 수 있는 다양한 부분이 포함되어 있다.

3분 호흡 공간

우리 자신을 확인하는 것은 우리의 삶과 감정을 보다 의식적이고 능동적으로 다루기 위한 첫 번째 단계이다. 3분 호흡 공간은 이름에서 알 수 있듯이 하루에 여러 번 반복하여 자기에 대한 인식을 높일 수 있는 짧은 운동이다. 우리가 상황을 있는 그대로 알아차린다면, 일어나고 있는 일에 자동으로 반응하는 대신에, 의식을 거쳐서 반응해 볼 수 있다.

짧은 운동이기 때문에 집에서는 소파에 누워서, 직장에서는 책상에 앉아서, 혹은 누군가 당신을 보는 것을 싫다면 욕실에서도 해볼 수 있다. 그래도 당신 주위에 사람들이 있고 3분 동안 가만히 앉아 있는 것을 이상하게 생각할까봐 걱정된다면 3분 동안 휴대폰을 앞에 두어라. 아무도 이상하게 생각하지 않을 것이다!

시작하기 위해서는, 지금 당장은 말 그대로 당신이 여기 존재해야 한다는 것을 스스로에게 상기시키는 것이 도움이 될 것이다. 당신은 앞으로 몇 분 동안은 더 중요한 다른 일을 하지 않아도 된다. 있는 그대로 이 순간에 빠져들 수 있도록 해보자.

첫 1분

이 연습의 첫 1분은 자신을 점검하는 것이다. 우리는 다른 시간, 장소, 사람에 대해 생각하거나 주의를 기울이는 데 너무 많은 시간을 보낸다. 지금 있는 그대로의 상황을 알아채기 위하여 자기자신을 확인해보자.

우선 당신의 신체부터 시작해보자. 지금 어떤 감각을 느끼고 있는가? 머리부터 발끝까지 빠르게 스캔해보자. 지금 이 순간은, 당신은 어떤 것이건 분석하거나 고칠 필요가 없고, 그냥 알아차리기만 하면 된다. 당신이 서 있는 표면을 인식하고, 피부에 닿는 옷을 느끼며, 몸에 약간의 긴장이나 불편함이 있는지 알아차려보자. 필요하다면 몸을 움직여도 되지만, 현재 있는 것을 있는 그대로 알아차릴 수 있는지 확인해보자.

그런 다음 감정을 확인해보자. 지금 이 순간, 기분이 어떤가? 조금 피곤하거나, 짜증이 나거나, 행복하거나, 혹은 여러 감정이 복합적으로 느껴지는가? 기분이 어떤지는 어떻게 아는가? 감정 상태에 대한 단서가 될 만한 신체 증상이 있는가? 다시 말하지만, 지금 당장은 아무것도 수정하거나, 분석하거나, 없앨 필요가 없다. 당신이 이미 느끼고 있는 것을 느낄 수 있도록 허락하자.

더 미묘한 수준에서, 당신이 생각하고 있는 것을 알아차릴 수 있는지 확인해보자. 어떤 생각이나 이미지가 마음 속에 들어오고 나가고 있는가? 생각에 잠겨버리거나 생각에 휩쓸리지 않고 그냥 생각으로서 알아차릴 수 있는가? 자신의 생각이 영화 스크린에 투영되는 것을 보고 있다고 상상해 볼 수도 있다. 영화에 빠져드는 게 아닌 뒤로 물러나 영화를 보는 것처럼 나의 감정과 드라마들을 볼 수 있는가?

2분

다음 1분은 당신의 숨을 느껴보는 시간이다. 주의를 집중하고, 마음을 가다듬기 위하여 한 가지에 집중해 볼 수 있는데, 이 수행 동안에는 당신의 숨에 집중해보도록 하자. 호흡에 대해 생각하거나 상상하는 대신에 실제 물리적으로 느껴지는 감각을 느껴볼 수 있는가? 배가 오르락 내리락 하는 것을 느껴보자. 또는 코로 들어오고 나가는 공기의 움직임을 알아차릴 수도 있다. 숨을 들이마실 때보다 내쉴 때의 공기가 조금 더 따뜻하다는 것도 느낄 수 있다.

당신의 마음이 방황하거나 무언가에 주의가 산만해질 가능성이 있다. 괜찮다. 그것이 바로 마음이 하는 일이다. 주의가 산만해지면 그것을 알아차려 보고, 주의가 산만해진 것에 대해서 자책하지 말고, 계속 부드럽게 주의를 호흡으로 되돌려 보자.

3분

다음 1분 동안은 호흡 너머 몸 전체까지 포함하여 의식을 확장해보자. 당신이 마치 뇌 밑에 무언가 달려 있는 존재인 것 같은 느낌이 아니라, 넓게 자각하여서 몸 전체 안에 있는 자신을 느낄 수 있는가? 당신의 실체적 존재감을 느껴보자. 그리고 도움이 된다면, 그것이 무엇이든, 무슨 일이 일어나고 있든 간에, 어쨌든 이미 여기에 있다는 것을 스스로 상기할 수 있다. 지금 이 순간만큼은 그대로 두어보자.

이제 심호흡과 함께 이 수행을 끝내고 주의를 다른 곳으로 되돌려라.

이 수행을 마치면 기분이 "나아진다"고 느낄 수 있다. 잠시 멈추어 봄으로써 몸, 감정 또는 생각이 안정되거나 지금 상황이 꽤 좋다는 것을 알아차리고 감사하는 마음이 생겼을 수도 있다. 좋다!

이 수행을 하고 나면 기분이 "나쁘다"고 느낄 수도 있다. 그것 또한 좋다! 기분이 상하고 싶은 사람은 없지만, 그것이 지금 당신의 현실이라면 그것을 알아차리는 것이 가장 좋다. 스트레스에 대한 많은 생각이나 감정을 알게 된 경우, 잠시 멈추기 전까지는 자신이 이미 얼마나 많은 스트레스를 받았는지 깨닫지 못했을 수도 있다. 그렇다면 이제 휴식을 취할 수 있다. 근육 긴장이나 통증이 느껴지면, 그것을 무시하거나 악화시키기 전에 스트레칭을 할 수 있다. 먼저 업무 회의를 해야 할 수도 있지만, 나중에 더 많은 휴식을 취하자는 메모를 스스로에게 남길 수 있다. 알아차린다는 것은 자기 관리를 할 수 있게 하고, 적어도 자신의 경험을 다르게 이해할 수 있도록 해준다.

하루 중 몇 번이나 이러한 수행을 할 수 있을지 확인하여라. 이상적으로는 이 수행을 하루에 여러 번 연습하여 정기적으로 자신을 점검하는 습관을 기를 수 있다.

Dr. Richard Sears의 허가를 받아 배포

3분 호흡 공간

글로 적어보거나, 소리 내어 말하여 경험을 표현해보자.

당신에게 이것은 어떤 경험이었는가?

_____

_____

_____

도움이 되었는가? 만약 그렇다면, 어떻게 도움이 되었는가?

_____

_____

_____

마음챙김을 당신의 회복 계획에 어떻게 포함시킬 수 있는가? (어떤 사람들은 매일 마음챙김 연습을 한다. 다른 사람들은 감정적으로 압도될 때의 대처 기술 중 하나로 마음챙김 연습을 한다.)

_____

_____

_____

이것을 도구 상자에 추가하고 싶다면, 이번 주에 연습해보고 당신의 생각을 다이어리나 노트에 계속 기록해보아라.

다른 접근 방식들과의 통합

"인지행동치료를 하려면 엄격하게 인지행동치료만 해야 합니까, 아니면 다른 방식과 절충해 볼 수 있습니까?"라는 질문을 자주 받는다. "무엇이 인지치료자를 만드는가?"라는 질문에 대해서는 다양한 견해가 있지만, 나는 이에 대해 강한 감정을 갖고 있다. 대부분의 컨퍼런스에서 내가 이미 말했던 것처럼, 이에 대해서 내 의견을 말하는 주된 이유는, 내담자와 다음과 같이 대화를 나누었던 경우가 있기 때문이다.:

나: "제가 제안하고 싶은 것은 인지행동치료라는…"

그리고 내가 첫 문장을 마치기 전에:

내담자: (말을 끊으며) "아, 인지행동치료요. 저는 인지행동치료를 받아 봤습니다. 그건 저한테 쓸모가 없었어요."

나: "아, 유감이네요. 어떠셨는지 말씀해 주시겠습니까?"

내담자: : "글쎄요, 그 치료자는 매주 제 신세한탄을 들어주고, 심호흡 운동을 가르쳐주고, 요가 수업에 참여하게 했습니다."

이제 내가 무슨 말을 하려는 것인지 알 것이다. 종종 내담자들은 몇 가지 유용한 보조 전략을 소개받았다. 그러나 내담자들이 인지행동치료의 핵심을 이해했던 경우는 거의 없다. 따라서 그들의 생각과 대처 능력은 크게 변하지 않았다. 치료자가 스스로를 "인지행동치료 치료사"라고 칭하거나 "나는 인지행동치료를 한다"고 말하지만, 그 특정 전문가는 내담자들을 도울 수 없었고, 결국 내담자로 하여금 "인지행동치료는 나에게 효과가 없다"는 믿음을 갖게 하였다.

이런 믿음으로 인해 사람들이 고통에서 벗어날 수 있는 치료를 받지 못하게 된다는 것은 매우 안타까운 일이다. 말했듯이 인지치료 모델과 신뢰를 쌓는 것은 수많은 단계가 있다. 사실 엄격한 치료방법을 따르는 사람들은 내가 "단순한" 인지행동치료를 한다고 비난하기도 했다.

앞서 말했듯이, 통합을 위한 통합과(특정 모델에 전념하는 것보다 "통합적"으로 하는 것이 더 유행이 되었다) 특정한 사례 개념화를 바탕으로 특정한 목표를 달성하기 위해 의도적으로 다른 치료 방법으로부터 전략을 끌어내는 것 사이에는 큰 차이가 있다.

예를 들어, 변화의 초이론적 모델(TransTheoretical Model of change: TTM), 동기 강화 치료, EMDR 및 기타 많은 비전통적 인지행동치료 접근 방식은 모두 유용한 보조 치료 도구이다. 나는 문제 행동을 유발하는 특정 스키마를 수정하고자 게슈탈트 빈 의자 요법을 사용하기도 했다. David Edwards 교수는 이미지를 이용하여 스키마를 교정하는 매우 효과적인 치료법을 보여주기도 했다(Edwards, 2014).

"변화의 단계" 모델로 알려진 초이론적 변화 모델은 1984년 Prochaska와 DiClemente에 의해 개발되었다. 이 모델은 사람들이 삶(물질, 식이, 운동, 관계)에서 변화를 만들 때 일련의 단계를 밟는다는 것을 보여준다. 5단계는 요약하자면 다음과 같다:

1. 숙고 전 단계 - 이 단계에서는 아직 변화를 고려하지 않는다.

2. 숙고 단계 - 무언가를 계기로 변화해야 할 행동이 있을 수 있다는 것을 인식한다.

3. 준비 단계 - 국면 전환 단계. 변화하기로 결정하고, 초기 준비 단계를 시작한다.

4. 실행 단계 - 준비 단계가 행동으로 옮겨진다.

5. 유지 단계 – 만일의 사태에는 어떻게 할지 계획하고, 초기 실행 단계가 긍정적이고 지속적인 습관이 될 수 있는 방법을 찾는다.

이후 이 모델에서도 재발 방지에 관하여 다루었다. 초이론적 모델은 변화에 대한 내담자의 준비 정도를 평가하는 데 유용한 모델이 된다. 내담자가 어떤 단계에 있는지 알게 되면 내담자를 어떻게 치료에 참여시킬 수 있을지를 알 수 있다. 이러한 결정을 내리는 데 도움이 되도록 도구 4.7 **변화에 대한 준비**를 사용하라.

이 도구는 변화에 관심이 거의 없는 내담자를 이끌어내기 위해 고안된 Prochaska 및 DiClimente의 방법 중 새로운 버전이다. 이것은 특히 물질 사용과 중독 행동에 대한 내용인 8장에서도 적용될 것이다.

도구 4.7 : 변화에 대한 준비

숙고 전 단계 ➡ 숙고 단계 ➡ 준비 단계 ➡ 실행 단계 ➡ 유지 단계

삶의 영역: _____

나는 내가 _____ 단계에 있다는 것을 알고 있다. 왜냐하면 _____때문이다.

다음 단계로 넘어가려면:

_____

_____가 필요하다고 생각한다.

지금 다음 단계로 이동할 준비가 되었는지 점수로 매기자면 1-10 중 어느 정도인가?

_____

_____

내 점수가 더 높지 않은 이유는 무엇인가?

_____

_____

내 점수가 더 낮지 않은 이유는 무엇인가?

_____

_____

올바른 방향으로 나아가기 위해 내가 기꺼이 하고자 하는 한 가지 작은 단계는 다음과 같다:

_____

_____

도구 4.8 : 우려의 표현

다음 도구를 사용하여 내담자가 다음 단계로 나아갈 수 있도록 해보자. 특정 내담자에 대해 생각할 때, 다음과 같이 자문해보자:

이 도구는 2단계로 구성되어 있다:

1. 당신의 행동에 대해 우려를 표한 모든 사람들을 확인해보자. 도구의 적절한 열에 특정 문제와 그 이유를 나열해보자.

2. 위의 각 항목을 다시 살펴보고 "내가 그들의 우려에 동의하지 않더라도, 그 사람이 왜 우려를 하는지 생각해 볼 수 있을까?"라는 질문을 던져보자. 만약 그렇다면, 그들이 무엇을 우려하는 것 같은지, 그리고 왜 그들이 그것을 걱정거리로 보는 것 같은지 적어보자.

그런 다음 치료자와 함께 치료를 진행하라.

사람	우려	이유

내담자들은 대부분 동기가 결여되어 있는데, 그러한 동기를 강화하도록 돕기 위해 개발된 기술 중 하나는 동기 강화 면담 (Motivational Interviewing: MI)이다. 동기 강화 면담은 1991년에 Miller와 Rollnick에 의해 개발되었다. 그들이 출간한 *동기 강화 면담: 중독성 행동을 바꾸기 위한 준비*에서, 동기 강화 면담은 내담자가 변화의 단계를 통과할 수 있도록 돕기 위해 강점을 이끌어내고 활용하는 것을 목표로 하는 사람 중심의 접근 방식이라고 설명된다. 인지행동치료와는 약간 철학적으로 차이가 있지만, 동기 강화 면담 또한 몇 가지 유용한 보조적인 전략을 제공한다.

그러한 기술 중 하나는 **RULE** 약어를 사용하는 것인데, 이 기술은 내담자보다 치료자에게 더 적합하다. 그것은 내담자와 갈등을 빚지 않고, 내담자의 딜레마를 이해하고, 진정으로 경청하고, 내담자가 삶에서 앞으로 나아갈 수 있도록 임상가의 초점을 적절하게 옮겨줄 수 있다.

치료자 - 다음 RULE 약어를 사용하여, 변화에 대해 고민 중인 내담자에게 접근할 때, 치료자 스스로의 생각을 점검해보자.

Resist 싸움 반사에 저항하라(내담자와 갈등을 빚지 마라)

나는 이 내담자와 면담할 때, 어떤 면에서 "싸우고 싶은" 마음이 드는가?

_____

Understand 내담자의 딜레마를 이해하라

내담자의 입장에서 생각해보자. 내담자들은 무슨 생각을 하고 있는 것일까? 내담자들은 무슨 걱정거리를 가지고 있을까? 내담자들은 무엇이 위험하다고 여길까?

_____

Listen 경청하라

어떻게 하면 더 잘 경청할 수 있을까?

_____

대화 중 끼어들고 싶은 충동이 있는가? 끼어들고 싶어지는 특정 주제가 있는가?

_____

내담자가 말하는 고통스러운 지점은 무엇인가?

_____

내담자의 주요 목표는 무엇인가?

_____

그들의 주된 동기는 무엇인 것 같은가?

_____

Empower 힘을 실어주어라

오늘 나는 이 내담자에게 어떤 방법으로 힘을 실어줄 수 있는가?

_____

도구 4.10 : 인지재구성을 촉진하기 위한 '조각하기(SCULPTING)' 기법

사이코드라마의 기술을 통합하면 인지행동치료의 작업을 보다 경험적으로 만들어주는 강력한 보조 전략을 제시할 수 있다. 이러한 기술인 가족 조각하기는 인지 재구성 과정에서 경험적 구성 요소를 만들어 줄 수 있다.

이 도구는 임상가를 위한 것이다. 먼저 조각에 대해 설명한다. 당신이 조각하기에 익숙하지 않다면, 다음과 같이 간략하게 설명할 수 있다:

"당신이 조각가라고 생각해보세요. 이 드라마에 등장하는 인물들은 흙으로 되어 있어요. 당신은 원하는 위치에 그들을 두어서 그들과의 관계를 표현할 수 있습니다. 인물들은 손을 위아래로 움직일 수도 있고, 서로를 만지고 있을 수도 있고 방의 반대편에 있을 수 있습니다. 인물들은 서로 마주볼 수도 있지만 서로 시선을 피하고 있을 수도 있고, 의자에 서 있을 수도 있습니다. 그들은 서로 다른 표정을 가질 수도 있습니다. 당신이 이 장면의 감독입니다."

일반적으로 이런 소개면 충분하다. 내담자들이 질문을 한다면 이에 대답해주고, 다음 과정을 시작하자.

1. 효과적인 세션을 위해, 누가 이 장면에 있어야 하는지 확인하고, 모든 사람이 등장할 수 있도록 시간을 마련한다.

2. 내담자가 조각할 상황이나 사건을 파악하는 것으로 시작한다.

3. 내담자에게 그 상황에서 방에 있는 사람들과의 관계를 어떻게 보았는지, 그리고 방에 있는 다른 사람들이 서로에 대한 관계를 어떻게 보았는지 질문한다. 필요에 따라 다음과 같은 질문을 한다:

   • 내담자는 방에서 어디에 있어야 할까요?

   • 다른 사람들은 어느 방향을 향해야 할까요?

   • 그들의 자세는 어떤가요?

   • 여기 있는 사람들은 각각 어디에 있어야 할까요?

4. 내담자가 일단 자신의 인식을 표현하기 위하여 원하는 위치에 모든 사람을 배치하고 나면, 치료자는 내담자에게 질문을 하여 근본적인 인식을 이끌어낸다. 일부 시작 질문은 다음과 같다:

   • 이 일이 일어났을 때 어떤 생각을 하고 있었나요?

   • 이 장면을 재현하면서 어떤 생각과 감정이 들었나요?

   • 당신은 그 방에 있는 다른 사람들에 대해 어떤 생각을 했나요?

- 당신은 당신 자신에 대해 어떤 생각이 들었습니까?

5. 감정을 촉발하는(trigerring) 시나리오에서 내담자의 생각과 감정을 확인했으면 다음과 같은 질문을 하여 내담자가 다시 상황을 조각해보도록 할 수 있다. "이 장면을 어떻게 바꾸시겠습니까? 방에 있는 사람(자신 포함)들을 어디로 옮기겠습니까?" 그런 다음 비슷한 질문을 하여 새로운 생각과 감정을 이끌어낸다.

- 지금 무슨 생각을 하고 있나요?

- 이전 장면에서 생각했던 것과 어떻게 다른가요?

- 다른 장소에 있는 기분은 어떤가요?

- 위치가 달라지면서, 생각과 감정이 어떻게 달라졌나요?

6. 도움이 될 것 같다면, 방 안의 다른 사람들도 그들의 관점에서 그 장면을 구성할 수 있다. (이것은 인지 왜곡 중 독심술과 자기 탓이 있을 때 특히 도움이 된다.)

7. 6단계를 수행했다면 다음 단계로 친밀감에 대한 인식의 차이를 지적하자. 내담자에게 다음과 같은 질문을 할 수 있다:

- 다른 사람이 이 장면을 이렇게 구성할 줄 알았나요?

- 다른 사람이 당신을 그런 위치에 두는 것은 어떤 느낌이 듭니까?

- 당신의 장면과 다른 사람의 장면이 다른 점은 무엇입니까?

- 자신의 인식과 다른 사람의 인식을 보았습니다. 당신은 이제 그 장면이 어떻게 바뀌었으면 합니까?

2

임상 문제에 대한 인지행동치료

CHAPTER 5

우울

최휘영

흔한 믿음
▪ 부정 / 염세주의

흔한 왜곡
▪ 긍정적인 면의 평가절하/선택적 추출/마음의 필터
▪ 합리화

흔한 자동 사고
▪ "나는 항상 우울했고, 앞으로도 계속 우울할 거야."
▪ "탈출구가 없어."
▪ "상황은 절대 나아지지 않을 거야."
▪ "아무것도 하기 싫으니까 침대에 계속 누워있어도 괜찮아."

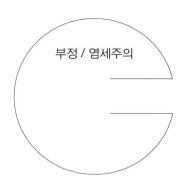

흔한 감정
▪ 슬픈
▪ 우울한
▪ 침울한
▪ 실망한
▪ 무기력한
▪ 피곤한
▪ 의욕이 없는

흔한 행동
▪ 수업 빠지기
▪ 친구를 만나지 않기
▪ 결근하기
▪ 물질 남용하기

우울증에는 생물학적인 요소와 환경적인 요소가 있다. 어떤 사람들은 다른 사람들보다 우울한 감정을 더 많이 느끼는 경향이 있는 것 같다. 어떤 사람들은 삶에 큰 문제가 있어야만 우울해지는 것 같다. 어떤 사람들은 별거 아닌 "우울할 만한 이유"로 인하여 가벼운 우울을 느끼기도 한다.

당신이 우울감을 느낄 때, 촉발요인이 무엇인지 알아차리는 것이 중요하다. 정기적으로 우울한 기분을 느끼는 것처럼 보이더라도, 촉발요인을 알게 되면 살짝 우울한 상태에서 급격히 심하게 우울해지는 것을 방지할 수 있다. 우울감의 촉발요인은 사람, 장소 또는 사물이 될 수 있으며, 종종 어떤 방식으로든 상실과 연관되어 있다. 몇몇 촉발요인들은 다른 것들보다 명확할 때도 있다. 우울감의 촉발요인에 대해서 생각해 볼 수 있는 다음 질문에 잠시 시간을 내어 답해보자.

나에게 우울이란:

_____

내가 가장 우울하다고 느꼈던 때는:

_____

내가 마지막으로 우울하다고 느꼈던 때는:

_____

내가 우울하다고 느끼는 주제는:

_____

내가 이렇게 우울감을 느끼기 바로 직전에 일어났던 것은:

_____

나의 우울증 촉발요인

1. _____

2. _____

3. _____

4. _____

5. _____

도구 5.2 : 감정 확인하기

감정은 인간이 경험하는 다양한 유형의 감정 상태를 기반으로 하는 별개의 "감정 그룹"으로 설명되어 왔다. 우울한 기분 상태는 각성이 떨어지는 것과 관련이 있으며, 그 연속선상에 있는 감정을 설명하기 위해 다양한 감정 단어가 사용된다. 일반적으로 우울 그룹에 있다고 생각되는 다음 감정 표현들 중에서 선택하거나 자신만의 단어를 생각해보자. 다음으로는 그 단어들을 가장 덜 우울한 "1"부터 가장 심하게 우울한 "5"까지 연속하여 나열해보자.

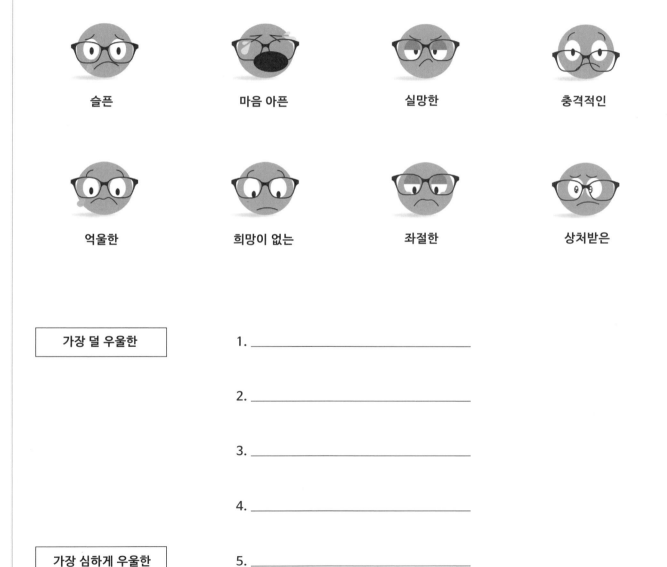

슬픈　　　　　마음 아픈　　　　　실망한　　　　　충격적인

억울한　　　　　희망이 없는　　　　　좌절한　　　　　상처받은

| 가장 덜 우울한 | 1. _____ |

2. _____

3. _____

4. _____

| 가장 심하게 우울한 | 5. _____ |

다음 질문은 특히 우울증과 관련된 왜곡된 생각을 인식하는 데 도움이 되도록 고안되었다. 이러한 생각은 종종 비관, 상실, 그리고 자신이나 타인 또는 세상의 긍정적인 측면을 부정하는 것과 관련이 있음을 기억해야 한다.

_____ 이 발생했을 때, 나는 _____.
         (촉발요인)   (감정)

나는 주로 나에게 어떤 말을 하는가?

_____

_____

내가 만약 만화 속에 있다면, 내 머리 위 말풍선에는 어떤 말들이 있을까?

_____

_____

내 머릿속에 나의 모든 생각을 녹음하는 녹음기가 있다면, 누군가 재생 버튼을 눌렀을 때 무슨 말이 나올까?

_____

_____

다음 페이지에 있는 표를 사용하여, 우울감과 관련된 감정이 들 때 떠오르는 생각을 기록해보자.

예시

나는... 라고 느꼈다.	왜냐하면, 나는... 라고 생각했기 때문이다
슬픈	나는 그녀 없이 살아갈 수 없다.
좌절한	너무 적은 인원만 선발되므로, 나는 의대에 들어갈 수 없다.
희망이 없는	내가 살아갈 만한 이유가 없다.

생각 / 감정 인식 기록

나는…. 라고 느꼈다.	왜냐하면, 나는…. 라고 생각했기 때문이다

도구 5.4 : 건강하지 않은 나의 단골 대처 기술

우울증에 대처하는 데 자주 사용되는 "자동 조종 장치"는 사람마다 다를 수 있다. 어떤 사람들은 단순히 이러한 감정에 굴복하고 마음을 닫는다. 고립, 사랑하는 사람의 전화를 받지 않는 것, 침대 위에 누워있기, 아프다고 직장에 말하고 일을 나가지 않기, 기본적인 일상생활을 돌보지 않는 것이 이러한 대처 방식일 수 있다. 어떤 사람들의 필수 "자동 조종 장치"에는 담배를 피우거나 술을 마시는 것, 난잡한 섹스, 도박 또는 기타 즉각적인 만족을 줄 수 있는 활동이 있을 수 있고 이는 어두운 감정을 피하려고 시도하는 방법이다. 당신의 자동 조종 장치를 식별하기 위해 다음에 답해보아라.

내가 우울해질 때 사용하는 "자동 조종 장치" 행동은 다음과 같다:

1. _____

2. _____

3. _____

4. _____

5. _____

6. _____

7. _____

8. _____

9. _____

10. _____

도구 5.5 : 결과의 인식

과거에 효과가 있었던 대처 기술이 현재에도 항상 효과가 있는 것은 아니며, 단기간에 효과가 있는 대처 기술이 항상 장기적으로도 효과가 있는 것은 아니다. 당신의 인식을 높이기 위하여, 다음 도구를 사용해 당신이 과거에 우울증을 해결하기 위해 시도했으나 실패했던 시도들의 결과를 생각해보자.

예시

자동 조종 대처 기술 (도구 5.4에 나온 대처 기술)	현재 혹은 과거의 부정적 결과
침대에 종일 누워있었다	대학에서 제적되었다
전화를 받지 않았다	좋은 친구들을 잃었다

자동 조종 대처 기술	현재 혹은 과거의 부정적 결과

도구 5.6 : 인지행동치료 사슬 분석

이제 핵심으로 들어가보자. 이 도구로 모든 것을 통합해볼 수 있다. 이전 도구에서 다룬 기술들을 익혔으므로, 이제 우울을 유발하는 삶의 특정 상황이나 촉발요인을 찾아보자. 당신이 가졌던 구체적인 생각, 경험한 감정, 당신이 한 선택, 그리고 그러한 선택의 결과를 인식할 수 있는지 확인해보자.

다음 도구를 사용하여 특정 상황에서 당신의 반응을 순서대로 분석해보자. 또한, 자신의 감정을 식별했다면 그것을 0-10의 척도로 평가해보자. 0은 "없음"이고 10은 "최고 강도"이다. 예를 들어, "슬픔"을 식별했고, 그것이 인생에서 가장 슬펐다면, "슬픔—10"으로 표시할 수 있다.

이러한 작업을 충분히 수행하면 우울해지는 패턴을 알아낼 수 있고, 회복에 도움이 되는 강력한 통찰력을 기를 수 있다.

우울 사슬 분석

사건 (촉발요인)	부정적/ 평가 절하 사고	우울한 감정과 강도	대처 행동	결과

도구 5.7 : 원하는 결과

이번 것은 꽤 간단하다. 당신의 선택으로 생겼던 원치 않는 결과들을 되돌아보자. 당신이 얻고 싶었던 다른 대안적 결과는 어떤 것이 있었을까? 앞으로 올 미래에서 나타나기를 바라는 결과는 무엇인가?

미래에 비슷한 상황에서 만들고 싶은 결과:

1. _____

2. _____

3. _____

4. _____

5. _____

도구 5.8 : 새로운 우울 대처 기술

이제 주어진 촉발요인에 대한 반응으로 일어난 결과를 어떻게 바꾸고 싶은지 알았다. 그러면, 원하는 결과를 얻기 위해서는 행동을 어떻게 바꾸어야 할까? 이 도구를 통해 우울과의 싸움에서 사용할수 있는 대안적인 대처 기술을 브레인스토밍(이리저리 생각해보기) 할 수 있다.

우울한 감정을 경험할 때 내게 효과가 있었거나 효과가 있을 수 있는 기술은 다음과 같다:

1. _____

2. _____

3. _____

4. _____

5. _____

6. _____

7. _____

8. _____

9. _____

10. _____

도구 5.9 : 우울과 관련된 생각에 도전하기

우울과 관련된 생각에 도전한다고 해서 항상 그것이 사라지는 것은 아니지만, 그 감정이 강렬해지거나 눈덩이처럼 불어나는 것은 어느 정도 막아줄 수 있다. 또한 우울과 관련된 생각에 도전하는 것은 우울과 관련된 대처 기술을 더 잘 쓸 수 있도록 도와준다. 이 도구를 사용하여 당신의 우울 관련 생각에 도전하거나 좀 더 합리적인 반응을 고안해보자.

예시

왜곡된 사고	합리적 반응
나는 그녀 없이 살아갈 수 없다.	나는 그녀가 평생 그리울 것 같다. 그러니 지금 슬플 만도 하다. 그렇지만 그녀는 지금 잘 살고 있고, 나도 다른 의미 있는 관계를 만들 수 있다.
너무 적은 인원만 선발되므로, 나는 의대에 들어갈 수 없다.	내 성적은 의대 커트라인 정도 되고 합격에 필요한 기준도 잘 채웠기 때문에 의대에 합격할 가능성이 꽤 있다. 이번에 내가 의대에 못 가더라도, 나중에 의대에 들어갈 수도 있다. 내가 의대에 들어가지 못한다고 해서 세상이 끝난 게 아니다. 의사가 아니더라도 의학적으로 사람들을 도울 수 있는 다른 영역들이 있다.
내가 살아갈 만한 이유가 없다.	지금 내 인생에서 많은 일이 잘못되고 있지만, 나에게는 여전히 나를 돌봐 주시는 어머니와 하나님에 대한 믿음, 그리고 반려견이 있다.

우울 생각 기록

부정적 / 평가절하 사고	합리적 반응

도구 5.10 : 우울한 감정에 대해 재검토하기

이제 자신의 생각에 도전을 시도했으므로, 몇 분 동안 당신의 감정을 곰곰이 되돌아보자. 감정이 변했는지 스스로에게 물어보자. 새로운 생각 전과 후의 강도가 얼마나 달라졌는가? 완전히 새로운 감정을 느끼고 있는가? 어떤 새로운 생각이 감정에 가장 큰 영향을 미치는 것 같은가? 가장 영향이 적은 생각은? 이 도구를 사용하여 차이점을 조사한 다음 관찰 내용을 기록해보자.

자동 사고	초기 감정	강도

합리적 반응	현재 감정	강도

나의 관찰:

_____

_____

_____

_____

_____

도구 5.11 합리적 반응을 포함한 사슬 분석

아래의 사슬 분석 도구를 합리적인 반응과 함께 사용하여 새로운 생각이 감정에 미친 영향을 확인해보고 새로운 감정의 강도를 평가해보자. 예를 들어, 여전히 슬픔을 겪고 있을 수 있지만, 초기 자동 사고 후 슬픔이 "10"이고 합리적 반응 후에 슬픔이 "6"이었다면 새로운 생각이 영향을 미쳤다는 것을 의미한다. 감정의 강도를 측정하면, "그때는 슬펐고 지금도 슬퍼요. 아무런 소용이 없었어요"라고 말하는 흑백 사고의 실수를 막아줄 수 있다. 당신은 변화된 사고, 감정 및 행동이 현재 결과에 어떻게 영향을 미치고 미래 결과에 어떻게 영향을 미칠 수 있는지 잘 알게 될 것이다.

사건	자동 사고	감정	행동	결과
	합리적 반응	새로운 감정	새로운 행동	새로운 결과

도구 5.12 : 핵심 믿음을 식별하기 위한 하향 화살표 기법

*핵심 믿음*은 우리가 정보를 처리할 때 필터 역할을 하는 깊이 뿌리 내린 믿음이다. 우리의 모든 왜곡된 생각은 하나 이상의 해로운 믿음의 산물이다. 하향 화살표 기법은 왜곡된 생각의 밑바닥에 있는 핵심 믿음에 이를 때까지 우리를 생각하도록 하고 *"그것이 사실이라면 나에게 어떤 의미가 있을까?"*라고 계속 질문하도록 요구한다. 필요한 경우, 이 장을 검토하여 우울을 유발하는 믿음을 알아내보자. 많은 사람이 일정 기간은 이 작업에 치료자의 도움이 필요할 수 있다. 예를 참고하고, 당신의 자동 사고 중 하나를 사용하여 직접 시도해보자.

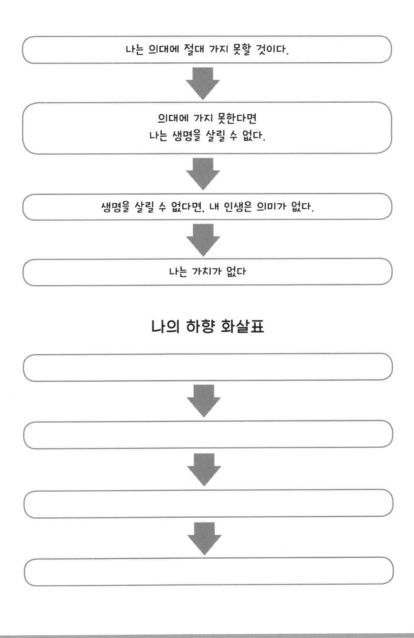

나는 의대에 절대 가지 못할 것이다.

의대에 가지 못한다면
나는 생명을 살릴 수 없다.

생명을 살릴 수 없다면, 내 인생은 의미가 없다.

나는 가치가 없다

나의 하향 화살표

도구 5.13 : 대안적인 건강한 믿음 식별하기

믿음은 쌍으로 온다는 것을 기억해야 한다. 나는 워크숍과 학회에서 이를 종이와 같다고 가르친다. 종이에는 본래 앞면과 뒷면이 있다. 당신이 식별한 각각의 건강하지 못한 믿음에 대해 반대되는 대안적 믿음도 있다. 이 도구에서는, 자신만의 언어로 당신이 원하는 반대되는 믿음을 형성하는 것을 연습해 볼 수 있다. 그런 다음 백분율을 사용하여 당신이 핵심 믿음을 믿는 정도와 대안적 믿음을 믿는 정도를 평가해보자. 이 도구는 회복 과정에서 앞으로 나아갈 때 당신의 믿음의 변화를 측정하기 위해 이후 다시 사용될 것이다.

믿음 강도 측정
예시

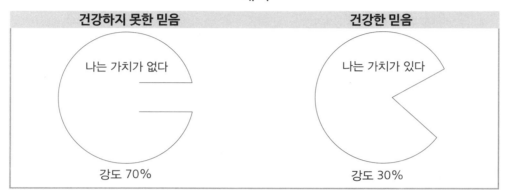

믿음에 대한 강도 측정하기

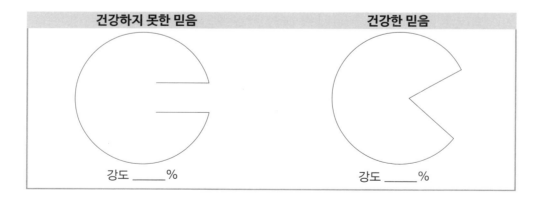

믿음의 구성 요소 식별하기

이제 우리는 적어도 하나의 건강하지 않은 믿음과 대안적인 건강한 믿음을 알게 되었으므로, 다음 단계는 *믿음의 구성 요소*라고 불리는 것을 식별하는 것이다. 건강하지 않은 믿음의 구성 요소를 알기 위해서는 시간을 거슬러 올라가 이러한 믿음이 처음에 어디에서 왔는지 보면 도움이 될 수 있다. 앞으로 나아갈 수 있도록 믿음을 바꾸는 작업을 하려면 오늘날 대안적인 믿음을 정의하는 방법을 알아야 한다.

믿음은 우리가 인생의 사건이나 경험에 부여한 의미에 의해 형성된다. 그런 다음 이 경험은 우리의 믿음을 뒷받침하는 "증거"가 된다. 사람마다 어떤 "정보"를 "증거"로 채택하느냐는 다르므로 "증거"는 따옴표로 표시하였다. 일반적으로 다른 삶의 경험을 겪은 사람들은 다른 믿음을 개발할 가능성이 클 것이다. 모든 사람의 삶의 경험은 어떤 면에서는 독특하지만, 치료자들이 마주하는 또 다른 현상은 일부 내담자들이 매우 유사한 경험을 겪었지만 다른 유형의 믿음을 발전시킨다는 것이다. 경험 자체가 비슷했을지라도 그 경험에 부여된 의미가 상당히 다를 수 있다는 것이다.

인지 치료 아카데미의 Leslie Sokol은 믿음을 테이블에 비유하여 시각화 하였다. 테이블 상판을 지지하기 위해 다리가 필요한 것처럼 믿음에도 유사한 지지 구조가 필요하다. 삶의 경험은 그에 부여된 의미를 기반으로 하여 이러한 믿음을 뒷받침하는 "증거" 역할을 한다. 따라서 이 도구에서 "테이블의 다리"는 믿음을 뒷받침해주는 각자의 내면적 증거를 나타낸다.

이 테이블은 다양한 방법으로 사용할 수 있다. 건강하지 않은 핵심 믿음(예를 들어, 하향 화살표 기법에서 확인한 것과 같은)이 어떻게 생겨났을까를 분석할 때, 이 도구는 과거의 경험들을 돌아보게 함으로서 현재의 믿음을 만들어낸 생각들을 알아내게 한다. 그 후 다른 테이블을 통해 당신이 만들고자 하는 대안적인 믿음을 찾는 것을 도우며, 이를 기반으로 인생에서 앞으로 나아갈 수 있는 근거를 찾고 싶을 때 어떤 생각을 할 수 있는지 알게 된다.

사람들은 놀라울 정도로 유사한 사건에 서로 다른 의미를 부여할 수 있기 때문에, 두 내담자가 "나는 취약하다"라는 핵심 믿음이 만들어지기까지의 과거 증거를 되돌아볼 때 매우 다른 유형의 경험이나 해석이 있었는데도 같은 결론이 만들어지는 것을 자주 보게 된다.

유사하게, 만약 위의 두 내담자가 "나는 가치가 있다"라는 대안적인 믿음을 구축하기 위해 노력하고 있다 해도, 그들은 매우 다른 과거의 경험들을 증거로 계산에 넣을 수 있다.

그러므로, 이 도구를 사용할 때 자신의 진정한 "테이블의 다리"는 무엇인지 정직해지는 것이 중요하다. 부모님이 의미있다고 생각한 것이 아니다. 친구들이나 교회사람들이 중요했던 것 같다고 말하는 것이 아니다. 자신이 의미 있었다고 진실로 여기는 것이어야 한다. 무엇이 *자신에게* "중요한" 것인지 알아내지 못한다면, 자신의 건강하지 않은 믿음, 그리고 궁극적으로 바꾸고자 하는 기분 상태에 변화를 만들어낼 수 없는 증거만을 기록하게 된다.

시간을 거슬러 올라가는 것으로 시작해보자. 당신의 믿음의 구성 요소를 알아보기 위해 시각적인 모형을 사용해보자. 그것이 바로 당신이 하향 화살표 기법을 해보고 알게 된 당신의 건강하지 않은 믿음을 형성하는 데 기여한 중요한 경험들이다. 이것을 통해 앞으로 믿음을 수정할 때 어떤 유형의 경험을 만들거나 겪어야 하는지 구체적으로 아는 데 도움을 받을 수 있다.

자신의 믿음을 뒷받침하는 증거가 된 경험들을 발견하기 위해서는 인생의 여러 시기를 되돌아보는 다음 질문들이 도움이 될 수 있다. 이 도구를 최대한 활용하려면 치료자의 도움이 필요할 수 있다.

내가 처음으로 기억하는 _____[믿음]을 느꼈던 시기는
_____이다.

내가 그렇게 느끼도록 내 삶에서 나에게 영향을 준 사람들은 다음과 같다:

가족 구성원 _____

친구/동료 _____

그 외 중요한 사람들 _____

초등학교 시절 경험한 사람들 _____
_____

중학교 시절 경험한 사람들 _____
_____

고등학교 시절 경험한 사람들 _____
_____

대학/청년 시절 경험한 사람들 _____
_____

그 이후로 중요한 경험에 관련된 사람들 _____
_____

테이블의 다리

테이블의 윗면에 당신이 분석하고자 하는 건강하지 않은 믿음을 채워 넣어라. 위에서 쓴 내용들을 활용하여 테이블의 각 다리에 건강하지 않은 믿음을 뒷받침하기 위해 "채택"한 과거의 "증거"를 삽입해보자. "나는 실패자이다"는 우울에서 흔한 믿음이므로 아래의 예시에서 사용하였다. 예시를 잘 읽어본 다음 다음 페이지에 제공된 빈 테이블을 사용하여 자신의 건강하지 않은 믿음의 구성 요소를 알아보자.

예시

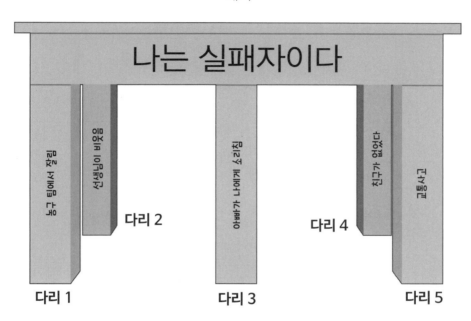

'나는 실패자이다'라는 믿음을 뒷받침하는 증거:

다리 1: 중2 때 농구 팀에서 잘렸다

다리 2: 선생님이 내가 한 과학 과제를 비웃었다

다리 3: 이삿짐을 정리하다 내가 실수를 하자 아버지가 나에게 소리쳤다

다리 4: 반에 친구가 없었다

다리 5: 운전 중 문자메시지를 하다가 교통사고를 당했다

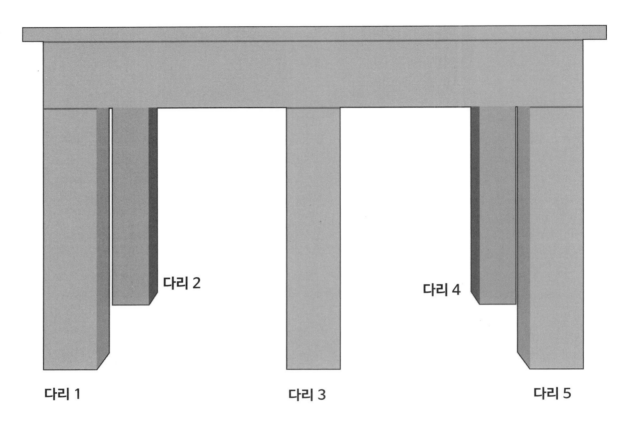

다리 2

다리 4

다리 1

다리 3

다리 5

나의 건강하지 못한 믿음을 뒷받침하는 증거:

다리 1:

다리 2:

다리 3:

다리 4:

다리 5:

도구 5.14(B) : 건강한 믿음의 구성 요소 분석

이제 건강하지 않은 믿음을 형성하는 데 기여하도록 의미를 부여했던 경험들을 확인했으므로, 이번에는 대안적인 건강한 믿음을 뒷받침하는 증거에는 어떤 것이 있을지 생각해보자. 예를 들어, 당신이 "가치가 있다"거나 "성공했다"면 당신은 무엇을 하고 있거나, 말하고 있거나, 또는 어떻게 되었을까? 다른 사람들은 어떻게 하고, 무엇을 말하고, 어떻게 되었을까? 다음 예시를 잘 읽은 다음 제시된 빈 테이블을 사용하여 건강한 믿음의 구성 요소를 생각해보자.

예시

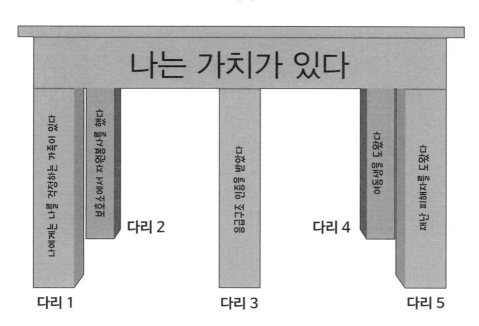

내가 가치가 있다는 증거:

다리 1: 나를 걱정해주는 가족이 있다.

다리 2: 나는 동물 보호소에서 자원 봉사를 했다.

다리 3: 나는 응급구조 인증을 받았다.

다리 4: 나는 내 여동생이 나쁜 상황에서 벗어날 수 있도록 도왔다.

다리 5: 나는 교회에서 재난 피해자를 돕는 활동에 참여했다.

믿음의 구성 요소와 나의 테이블

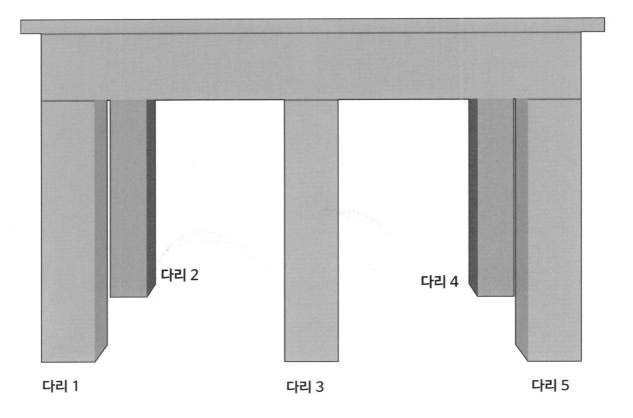

다리 2

다리 4

다리 1

다리 3

다리 5

나의 건강한 믿음을 구성하는 요소들:

다리 1:

다리 2:

다리 3:

다리 4:

다리 5:

도구 5.15 : 증거 기록

증거 기록은 우리의 인식을 높이고 대안적인 믿음을 강화하는 등 여러 가지 방법으로 도움이 될 수 있다. 다시 말하지만, 우리가 무엇을 기록하는지는 우리가 의미를 어떻게 부여하는지를 알려주는 데 도움이 된다.

이제 건강한 믿음에 대한 당신의 "테이블의 다리"를 확인했으므로, 당신은 구체적으로 무엇을 찾아야 하는지 알게 되었다. 당신이 구축하고 있는 건강한 믿음을 뒷받침하는 경험에 특히 주의를 기울여보자. 여기에서는 원래부터 존재했지만, 당신의 생각을 걸러내는 오래된 믿음으로 인해 눈치채지 못했던 증거를 알아차려 볼 수 있다. 또한, 이전에는 없었던 새로운 증거를 찾아내는 연습을 당신의 치료자와 함께해 볼 수도 있다. 의도적으로 주의를 기울여 보라는 것이 증거를 억지로 만들어내라는 뜻은 아니다. 증거가 아예 존재조차 하지 않으면 그것을 계산에 넣을 수는 없다. 단지, 당신의 필터 때문에 실제로 대안적 믿음을 뒷받침하는 것들을 무시하게 될 수 있다는 것이며, 따라서 열린 마음을 갖는 것이 중요하다는 것을 기억해야 한다.

아래 예를 잘 읽어보고 자신의 증거 기록을 시작해보자.

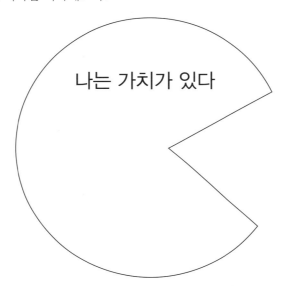

나는 가치가 있다

날짜	증거
11/10	심폐소생술 상급 과정을 통과함
11/15	엄마를 도움
11/19	자선 단체에 기부함
11/24	추석 준비를 위해 자발적으로 음식 만들기를 도움

내가 _____ (건강한 믿음)을 할 수 있다는 증거

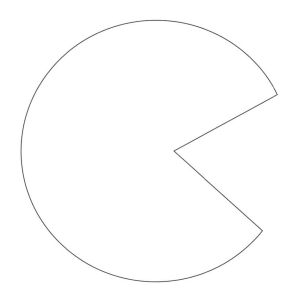

날짜	증거

추가 도구들

우울증을 퇴치하는 데 있어 가장 힘든 것 중 하나는 우리가 더 나아지기 위해 해야 할 일들이 바로 우리가 가장 하기 싫은 일이라는 것이다. 많은 사람들은 "기분이 나아지면 더 할게요"와 같은 말을 하면서 오랫동안 우울한 상태에 머무른다. 하지만, 우울은 '기분이 나아지면'이 될 수 없게 만든다. 따라서 우리의 감정이 우리의 행동(또는 행동이 없는 것)을 지배하게 하는 한, 우리는 틀에 갇힌 채로 있게 된다.

그러므로 우울한 감정을 해소하는 데 필요한 힘든 단계 중 하나는 *기분이 좋지 않더라도 무언가를 하는 것*이다. 다소 진부하게 들리지만, 나이키의 오래된 슬로건인 "*Just do it*"이 여기에 해당한다. 연구에 따르면, 우리가 자리에서 일어나 움직이면 뇌에서 화학적인 변화가 발생한다. 인지 행동 치료에서는 이것을 행동 활성화라고 한다. 이 용어 자체는 1970년대 벡의 초기 저술에서 나타났지만 최근에서야 대부분의 "새로운" 접근법과 함께 대두되었고, 일부에서는 이제 *행동 활성화*를 하나의 독립적 치료로 간주한다. 행동 활성화는 비록 미묘한 방법일지라도 생리적으로 사람을 자극하고 환경을 변화시킨다. 행동 활성화는 우리의 인식 밖에 있는 여러 가지 방법을 통하여 우울감을 유지하게 하는 요인을 수정해준다.

행동 활성화를 촉진하는 방법에는 여러 가지가 있다. 활동 모니터링과 활동 스케줄링이라는 두 가지 유용한 도구가 있다. *활동 모니터링*은 우리가 시간을 어떻게 보내고 있는지 매우 구체적으로 주의를 기울이도록 한다. 활동 스케줄링은 시간을 좀더 도움이 되는 방향으로 재구성할 방법을 생각해 보게 한다.

마지막으로 명심해야 할 사항: 우울증이 강할수록, 우울증과 싸우기 위한 행동 활성화가 중요하다. 행동 활성화를 통해 우울증이 해소되기 시작하면 더 많은 인지적 개입을 해볼 수 있다. 따라서 이 장의 추가 도구들은 행동 활성화 및 기타 행동 지향적 기술로 시작한다. 다음 도구를 사용하여 단순히 시간을 어떻게 보내고 있는지에 주의를 기울이고 적어보자. 아무것도 바꾸지 말고 그대로 적어보자. 하루 중 각 시간마다 여러분이 무엇을 하고 있는지 집중하고 기록해보자.

도구 5.16 : 활동 모니터링 기록

예시

시간	활동 (가능한 자세히)
10 am	침대 밖으로 나옴
11 am	냉동 피자 두 쪽을 먹음
12 pm	TV와 SNS를 봄
3 pm	가게에 다녀옴
4 pm	낮잠을 잠
5 pm	게임을 함
8 pm	과자를 먹음
9 pm	1시간 동안 러닝 머신에서 달림
11 pm	침대에 한 시간 동안 누워있었지만 잠들지 못함
12 am	침대에서 TV를 봄
1 am	결국에는 잠듦

나의 관찰:

1. 게임/SNS/TV 시청에 이렇게 많은 시간을 보냈는지 몰랐다

2. 너무 늦은 시간에 러닝 머신을 하는 것이 내 수면에 어떤 영향을 미칠지 생각하지 않았다

3. 잠을 잘 수 없을 때 침대에 너무 오래 누워있었다

4. 건강한 아침 식사를 하지 않았다

5. 하루 전체를 다른 사람과 대화 없이 보냈다

나의 활동 모니터링 기록

시간	활동 (가능한 자세히)
6 am	
7 am	
8 am	
9 am	
10 am	
11 am	
12 pm	
1 pm	
2 pm	
3 pm	
4 pm	
5 pm	
6 pm	
7 pm	
8 pm	
9 pm	
10 pm	
11 pm	
12 am	
1 am	
2 am	
3 am	
4 am	
5 am	

나의 관찰:

1. _____

2. _____

3. _____

도구 5.17 : 활동 스케줄링

다음 단계는 몇 가지 변화를 만들기 위해 당신의 시간을 어떻게 쓸 것인지 생각해 본 것들을 활용하는 것이다. 당신이 비생산적인 행동에 참여하고 있던 시간을 찾아보자. 당신이 하루 동안 어떤 일을 하고 싶은지에 대해 목적지향적으로 생각해보자. 달성하고자 하는 몇 가지 일을 계획하고 그것을 실행하고 싶은 시간을 적어보자. 예정된 각 일정을 하기 위해서 마치 약속이 있는 것처럼 행동해보자. 활동 스케줄링은 여러 방법이 있다. 아래의 도구는, 먼저 하루를 미리 계획하고 그것들을 기록하도록 한다. 이어서 당신이 지키고자 했던 계획들을 얼마나 잘 해냈는지 보기 위해 하루를 검토하는 옆 칸도 있다. 이 칸을 당신이 하지 못한 일을 자책하는 도구로 사용하지 말자. 그것보다는, 필요하다면 다음 날을 위해 계획을 수정하거나 계획에 적응하는 데 도움이 되도록 조치하는 도구로 활용하자.

시간	계획한 활동	실제

나의 관찰:

_____

_____

도구 5.18 : 숙달(MASTERY)

연구에 따르면 우울증을 앓고 있는 사람들에게 특히 도움이 되는 세 가지 대처 영역이 있다: 숙달, 즐거움, 의미이다. 숙달은 성과나 성취를 중시하는 사람들에게 특히 중요하다. 당신이 그런 사람 중 하나라면, 어떤 일을 완수했을 때 기분이 좋을 것이며 사는 동안 "해야 할 일" 목록을 한두 번은 만들어 보았을 것이다! 숙달은 성과를 중시하는 개인에게 강력한 도구가 될 수 있다. 당신이 이에 해당한다면, 오늘의 할 일 목록을 만들어보자. 목록을 완성했을 때 당신이 뿌듯함을 느낄 수 있도록 충분히 의미 있는 내용으로 만들되, 또한 달성 가능성이 있는 충분히 현실적인 내용으로 해야 한다. 숙달 목록에는 큰 삶의 목표를 추구하기 위한 내용뿐 아니라 기본적인 집안일, 심부름 또는 일상적인 일들이 포함될 수 있다.

다음 목록에서 선택해보거나, 당신이 성취한 뒤 기분이 좋을 만한 자신만의 것을 생각해보자. 그리고 당신이 성취한 각각의 일에 대해 뿌듯함을 가져보자.

숙달 관련 과제

1. 하루치 일을 다 하는 것
2. 집 청소하기
3. 새로운 경력을 쌓기 위한 계획 세우기
4. 현재 가진 경력을 발전시키는 방법에 대해 생각하기
5. 심부름하기
6. 하루의 활동 계획하기
7. 빨래하기
8. 화장하기
9. 학교를 졸업하면 어떨지 생각하기
10. 설거지 하기
11. 차 수리하기
12. 잡초 뽑기
13. 집안 물건 정리하기
14. 식물 돌보기
15. 주식 매매하기
16. 체중 감량하기
17. 수 놓기
18. 스트레칭 하기
19. 동호회 가입하기
20. 매니큐어 칠하기(손, 발톱 다 칠하면 자랑하기!)
21. 시 쓰기
22. 재봉하기
23. 출근하기
24. 정원 가꾸기
25. 가구 배치하기
26. 과제 목록 만들기
27. 자전거 타기(km당 자신에게 상을 주기!)
28. 과제를 완수하기
29. 과거에 이룬 성취에 대해 생각하기
30. 향후 성취하고 싶은 것을 계획해보기
31. 쇼핑 리스트 만들기
32. 친구에게 안부 묻기
33. 사진 찍기
34. 내가 지지하는 후보에게 투표하기
35. 수수께끼 풀기
36. 뜨개질하기
37. 코바늘 뜨기
38. 퀼트하기
39. 십자말 퀴즈 풀기
40. 퍼즐 맞추기
41. 학교 과제 하기
42. 치료 시간에 받은 숙제하기
43. 관리비 내기
44. 집 주변 정돈하기
45. 자원봉사하기
46. 게임 레벨 올리기
47. 집에 페인트 칠하기
48. 저축하기
49. 지역사회 봉사 프로젝트 참가하기
50. 수영 배우기

나의 숙달 목록

1. _____

2. _____

3. _____

4. _____

5. _____

6. _____

7. _____

8. _____

9. _____

10. _____

도구 5.19 : 즐거움

우울증 증상 중 하나로 '무쾌감증'이라는 것이 있다. 이는 욕망의 부족이나 쾌락의 부족을 나타낸다. 따라서 즐거운 과제를 정기 활동 스케줄링에 포함할 필요가 있다. 다음은 몇 가지 예시이다. 이 목록에서 즐거운 이벤트를 선택하거나 직접 생각해 볼 수 있다.

즐거운 과제

1. 욕조에 몸을 담그기
2. 향을 피우기
3. 키스하기
4. 페디큐어 받기
5. 지난 휴가에 대해 생각하기
6. 데이트하기
7. 애완동물 키우기
8. 산책이나 조깅하기
9. 음악 듣기
10. 모임에 가기
11. 썸 타기
12. 지난 여행에서 찍은 사진 보기
13. 독서하기
14. 헝클어진 머리 빗기
15. 안아주거나 포옹 받기
16. 아름다운 풍경을 기억하기
17. 테니스, 골프 또는 기타 운동하기
18. 그림 그리거나 그림 감상하기
19. 오랜 친구와 카톡하기
20. 새로운 지원 그룹을 꾸리기
21. 교회/성당에 가보기
22. 템플스테이 하기
23. 영화보기
24. 스포츠 경기에 가기
25. 헬스장에 가기
26. 춤추기
27. 태권도 하기
28. 자연을 즐기기
29. 요가하기
30. 잠자기
31. 마사지 받기
32. 드라이브하기
33. 나를 지지해주는 사람에게 전화하기
34. 연날리기
35. 기도하기
36. 꽃 사기
37. 네일 받으러 가기
38. 수영하러 가기
39. 일출/일몰 감상하기
40. 자전거 타기
41. 입욕제 넣고 목욕하기
42. 집에서 조용한 저녁 보내기
43. 커피 한 잔 마시기
44. 공원에 가기
45. 오랜 친구들과 만나기
46. 에어로빅 영상에 맞춰 운동하기
47. 연극이나 뮤지컬 보러 가기
48. 인터넷에서 좋아하는 것을 검색하기
49. 남에게 작은 선물 주기

나의 즐거운 일

1. _____

2. _____

3. _____

4. _____

5. _____

6. _____

7. _____

8. _____

9. _____

10. _____

도구 5.20 : 의미 만들기

우울증과 관련된 세 번째 영역은 의미이다. 이것은 사람마다 다르다. 최악의 환경을 경험했다고 할 수 있는 사람, 나치 강제 수용소에서 살아남은 빅터 프랭클('죽음의 수용소에서'의 저자)의 이야기를 알고 있을 것이다. 그는 자신에게 삶의 의미가 무엇인지를 생각했고 이것에 집중했기 때문에 긍정적인 태도를 유지할 수 있었다. 많은 사람에게 의미는 종교나 신념과 관련이 있을 수 있다. 다른 사람들에게는 친밀한 관계, 대의명분, 기타 삶의 다른 측면들이 포함될 수 있다. 우리가 우리의 가치, 또는 우리가 의미 있다고 생각하는 것에 따라 삶을 일관되게 살수록, 우리는 잘 살고 있다는 느낌을 받는다. 다음 의미 만들기 도구를 사용하여 (1) 당신의 삶에 의미를 부여하는 것, 당신에게 중요한 가치가 무엇인지 확인해보고, (2) 그것과 관련된 구체적인 활동을 활동 스케줄링에 포함해보자.

예시

나에게 가장 의미 있는 삶의 영역은 다음과 같다:

1. 신앙
2. 가족
3. 학업

나의 가치와 일치하는, 내가 해볼 수 있는 구체적인 활동은 다음과 같다:

1. 예배에 참석하기
2. 연로하신 할머니를 돕기
3. 나가서 놀기보다는 공부하기

나의 의미 만들기 활동

나에게 가장 의미 있는 삶의 영역은 다음과 같다:

1. _____
2. _____
3. _____

오늘 내가 해 볼 의미 있는 행동은 다음과 같다:

1. _____
2. _____
3. _____

숙달, 즐거움, 의미

이제 숙달, 즐거움, 의미와 관련된 기술을 확인했으므로 각 영역에서 좋아하는 몇 가지 항목을 선택하여 여기에 기록해보자. 작은 카드에 하루 중 자주 사용할 수 있는 기술들을 쓰는 것이 도움이 된다.

숙달:

_____

_____

_____

즐거움:

_____

_____

_____

의미:

_____

_____

_____

당신이 당신의 삶에서 맺고 있는 관계를 평가해보자.

우리는 이것을 "친밀감 원"이라고 부르며, 친밀감은 "나를 보여줄 수 있는 정도"로 정의한다.

예를 들어, 도구를 완성할 때 당신을 완전히 "보여줄 수 있는" 사람(당신이 비밀을 숨기지 않는 사람)은 1번 원에 들어갈 것이다. 당신이 개인적인 것을 전혀 공유하지 않는 사람은 5번 원에 들어갈 것이다. 그 사람을 더 많이 신뢰할수록 그들은 '나' 원에 더 가까워진다. 당신이 그 사람을 덜 신뢰할수록 그들은 멀어진다. 당신의 원에 들어갈 만한 사람들을 나열한 후 다음 질문에 답해보자.

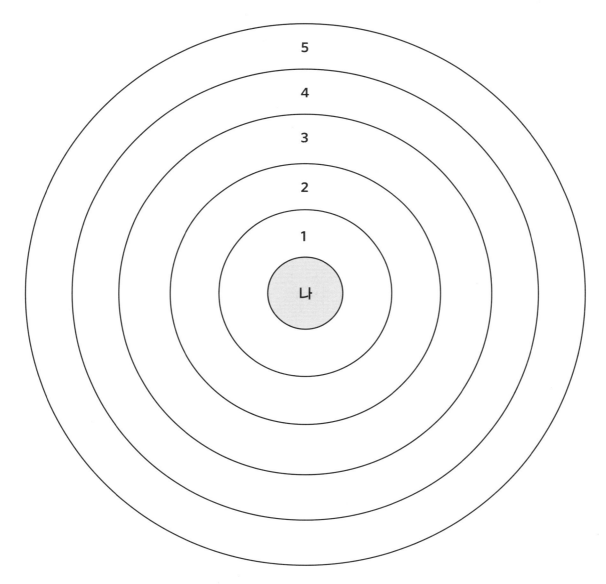

Group Treatment for Substance Abuse (Velasquez, Maurer, Crouch, DiClemente 저, 2001년)에서 인용

친밀감 원 질문

내 원에 어떤 변화를 주고 싶은가?

_____

더 친해지고 싶은 사람들이 있는가? 누구인가? 어떤 이유 때문인가?

_____

관계를 나쁘게 만든 내가 한 해로운 일:

_____

관계를 유지하는 데 도움이 되도록 내가 한 일:

_____

사람들과 관계를 맺는 방식에서 내가 할 수 있는 변화:

_____

현재 내 원에 없는 사람들을 내 원에 추가하고 싶은가? 그 이유는 무엇인가?

_____

내가 추가하고 싶은 사람들의 특징은 무엇인가?

_____

그런 사람들을 만나려면 어디로 가야 할까?

_____

내가 끌릴 수 있지만, 그 사람은 위험한 사람이라는 "경고 신호"는 어떤 것이 있는가?

_____

내 원에서 작업을 시작하기 위해 오늘 해볼 첫 단계는 다음과 같다:

_____

_____

도구 5.22 : 감사

누군가 당신에게 "당신이 가진 축복을 헤아려 보십시오. 당신은 감사할 것이 너무 많습니다."라고 말한 적이 있는가? 그 충고는 많은 우울한 사람들을 미치게 만든다. 왜냐하면, 그러한 말을 하는 사람들은 일반적으로 당신이 겪고 있는 일을 전혀 알지 못하기 때문이다. 모든 인간은 이해 받을 필요가 있다. 따라서 상실, 상처, 어려움을 인정해 주는 것이 중요하다. 그러나 우울증을 앓고 있는 일부 사람들이 저지르는 실수는 자신을 이해해 줄 사람만 찾는다는 것이다. "동병상련"이라는 말을 들어본 적이 있는가? 어떤 우울한 사람들은 그래봤자 아무런 의미가 없는데도 자신을 앞으로 나아가도록 하는 사람보다는 자신의 고통을 받아들여 줄 사람을 찾는다.

우리가 경험하는 감정이 "타당하다"는 것을 알게 되는 것은 좋다. 그러나 그것이 타당한 감정이고 우리가 어떻게 거기에 도달했는지 완전히 이해할 수 있다고 해서 우리가 거기에 머무르는 것이 도움이 된다는 의미는 아니다. 단지 타당성을 추구함으로써, 많은 우울한 사람들은 자신도 모르는 사이에 자신의 비참한 감정을 부추기는 "피해자 심리"를 발전시킨다.

그러므로 초점을 둘 몇 가지 긍정적인 점을 식별하는 것도 중요하다. '한 가닥 희망'이라는 말은 나쁜 상황에서 약간의 좋은 점을 찾는 것을 뜻한다. 그러나 한 가닥 희망을 찾을 수 없는 상황이 있을 수 있다. 만약 그렇다면, 당신을 우울하게 만드는 부정적인 상황에서 벗어나 삶의 다른 영역에서 긍정적인 점을 찾으려고 노력해야 할 수도 있다. 어제 도둑맞은 것에 대해 긍정적인 면을 볼 수 없을 수 있지만, 도움을 줄 수 있는 가족이 있고, 여전히 살 곳이 있고, 많은 기쁨을 주는 반려견이 있다는 것은 여전히 당신에게 좋게 작용한다. "그때 도둑맞은 것은 좋은 경험이었다. 이런 일이 일어나서 다행이다"라고까지 말하는 것은 거짓말이겠지만, "왜 항상 나에게 이런 일이 일어나는가?"와 같은 생각에 계속 집중한다면 기분에도 도움이 되지 않을 것이다.

어려운 상황에 대해 건강하게 생각한다는 것은, 고통스러운 상황을 인정하면서도 그것에 연연하지 않는 것을 말한다. 당신이 겪고 있는 일 중 일부가 끔찍하더라도 부정적인 필터가 스며들거나 삶의 다른 측면을 즐기지 못하게 하지 말아라. 다음 도구는 당신이 그렇게 하는 데 도움이 될 것이다. 당신의 삶에서 고통스러운 것이 당연한 상황을 인정하는 동시에 몇 가지 긍정적인 점이나 축복도 생각해내보자.

날짜: _____

오늘 내가 감사하고 집중할 사항은 다음과 같다:

1. _____

2. _____

3. _____

도구 5.23: 무드 트래커(기분 일기)

DSM-5®(정신과 진단 편람) 위원회에서는 생물학적으로 보자면 양극성 장애가 주요 우울증보다 조현병과 더 공통점이 많다고 하였다. 그러나 임상에서 많은 사람은 여전히 양극성장애를 "기분 장애"로 본다. 이 도구는 양극성 장애에 주로 사용한다. 매일 자신의 기분을 -5(극도로 우울함)에서 +5(극도로 조증)로 평가해보자. 정기적으로 기분을 표시하면 기분에 대한 인식을 높이고, 패턴을 알아차리고, 기분에 도움이 될 수 있는 대처 기술을 자유롭게 생각(브레인스토밍) 하는 데 도움이 된다.

	월	화	수	목	금	토	일	대처 기술
+5								
+4								
+3								
+2								
+1								
0								
-1								
-2								
-3								
-4								
-5								

나의 관찰:

_____

_____

도구 5.24 행동 대처 카드

마지막 두 도구(도구 5.24와 5.25)는 서로 다른 유형의 카드이다. 첫 번째는 행동 대처 카드라고 하는 것이다. 이 도구를 사용하려면, 내가 자주 행하는 건강하지 못한 대처 기술(도구 5.4)을 알아내고, 현재 상황을 검토하고, 건강한 새로운 대처 기술을 잘 읽어보고(도구 5.8), 대신해볼 수 있는 행동 세 가지를 선택하는 것이 가장 좋다. 이 카드들은 당신이 감정적으로 좋지 않을 때 자주 사용하게 될 것이라서 간결하게 쓰는 것이 가장 좋다. 다음 예를 참조하여 직접 작성하라. 도구는 3X5 크기의 인덱스 카드에 적어서 가장 도움이 될 만한 장소에 전략적으로 배치하는 것이 가장 좋다 (예: 만일 당신이 감정이 안 좋을 때 음식을 먹게 되는 편이라면, 카드를 냉장고에 붙여 두어라.).

예시

> **다음 번에 내가 다시 우울함을 느껴서 침대에 누워있기만 하고 싶을 때, 대신에 나는:**
>
> 1. 주변을 산책할 것이다. _____
>
> 2. 친구에게 전화할 것이다. _____
>
> 3. 10분 정도 집을 청소할 것이다. _____

당신의 대처 카드

> **다음 번에 내가 다시 우울함을 느껴서 _____ 하고 싶을 때, 대신에 나는:**
>
> 1. _____
>
> 2. _____
>
> 3. _____

도구 5.25 : 인지 신호 카드

마지막 도구는 약간 다른 목적을 가진 카드이다. 행동 대처 카드와 달리 인지 신호 카드는 행동을 기록할 필요는 없다. 이것은 당신의 마음가짐에 관한 것이다. 이를 위해 도구 5.9(우울과 관련된 생각에 도전하기)에서 합리적인 반응을 선택하라. 더 나은 방법은, 더 깊은 수준에서 의미를 다시 부여해서 "테이블의 다리"(도구 5.14A) 중 하나를 없애보는 것이다. 예시를 보고 당신의 인지 신호 카드를 완성해보아라. 여기서 연습한 후 실제 3x5 크기의 카드를 사용한 뒤 전략적으로 배치해보자.

예시

내가 오늘 아무것도 하지 않았다고 해서 내가 실패자인 것은 아니다. 나는 여전히 프로젝트를 끝낼 수 있는 충분한 시간이 있다. 그리고 만일 내가 늦었다고 할지라도, 나는 이 회사의 성공에 여러 방식으로 기여를 해왔으며, 미래에도 이바지를 할 것이다. 오늘은 그저 하루일 뿐이고, 이것 또한 그저 하나의 프로젝트일 뿐이다.

당신의 인지 신호 카드

CHAPTER 6

불안

전종욱

흔한 믿음

- 무력함
- 취약함
- 비호감/인정추구
- 실패자

흔한 왜곡

- 점쟁이 오류
- 독심술
- 확대

흔한 자동 사고

- "나는 이것을 감당할 수 없다."
- "호감을 얻지 못하는 것을 참을 수 없다."
- "세상은 위험하다."
- "사람은 믿을 수 없다."
- "상처 받을 수 있다."
- "못하면 어떻게 하지?"

흔한 감정

- 불안한
- 걱정되는
- 공포스러운
- 무서운
- 두려운
- 당황한

흔한 행동

- 회피하기
- 고립시키기
- 차단하기

도구 6.1 : 촉발요인 확인하기

불안에는 생물학적 요소와 환경적 요소가 모두 있다. 어떤 사람들은 다른 사람들보다 각성 수준이 더 높게 "타고 나는" 것 같다. 우리는 생물학적 요인과 함께, 여러 환경적 위험 요인이 다양한 정도의 불안을 유발한다는 것을 알고 있다.

당신이 어떤 상태에 있든지 간에, 촉발요인을 식별하는 것이 중요한 첫 번째 단계이다. 당신이 타고난 각성 수준이 높지 않더라도, 촉발요인을 식별하는 것은 불안이 닥쳤을 때 대처할 준비를 하는 데 도움이 될 수 있으며, 불안이 오는 빈도와 강도를 줄일 수도 있다. 촉발요인은 환경적인 요인일 수도 있고, 생물학적인 요인일 수도 있다. 불안의 촉발요인을 밝히기 위해 다음 질문에 답해보자.

나에게 불안은 다음과 같이 느껴진다:

_____

_____

나는 다음과 같은 경우에 가장 불안하다고 느낀다:

_____

_____

내가 마지막으로 불안하다고 느꼈던 때는 다음과 같다:

_____

_____

내 불안과 관련된 주제는 다음과 같은 것들이 있다:

_____

_____

내가 불안하다고 느끼기 직전에 관찰했던 몇 가지는 다음과 같다:

_____

_____

나의 불안 촉발요인

1._____

2._____

3._____

4._____

5._____

도구 6.2 : 감정 확인하기

감정은 인간이 경험하는 다양한 유형의 감정 상태를 기반으로 하는 별개의 "감정 그룹"으로 설명되어왔다. 불안한 기분 상태는 각성 수준의 증가와 관련이 있으며, 그 연속선상의 감정을 설명하기 위해 다양한 감정 단어가 사용되었다. 일반적으로 불안 그룹에 있다고 생각되는 다음 감정 표현 중에서 선택하거나 자신만의 단어를 생각해보자. 다음으로는 그 단어들을 가장 덜 불안한 "1"부터 가장 심하게 불안한 "5"까지 연속하여 5개 나열해보자.

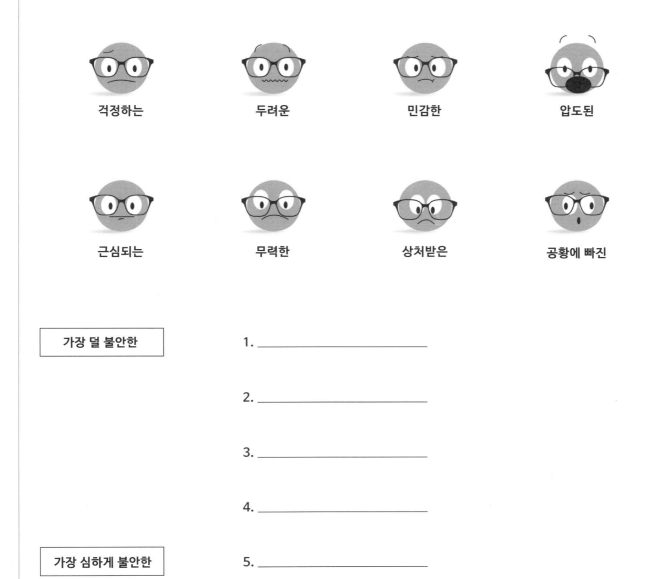

| 걱정하는 | 두려운 | 민감한 | 압도된 |

| 근심되는 | 무력한 | 상처받은 | 공황에 빠진 |

가장 덜 불안한

1. _____

2. _____

3. _____

4. _____

가장 심하게 불안한

5. _____

■

도구 6.3 : 불안감을 증가시키는 생각 확인하기

다음 질문은 불안과 관련된 당신의 왜곡된 사고를 식별하는 데 도움이 되도록 고안되었다. 이러한 생각은 종종 부정적인 예측이나 가정과 관련이 있음을 기억해야 한다.

_____이 발생했을 때, 그리고 _____을 느낄 때,
　　　　　(촉발요인)　　　　　　　　　　　　　　　　　　　　　　　(감정)

나는 주로 나에게 어떤 말을 하는가?

_____

_____

내가 만약 만화 속에 있다면, 내 머리 위 말풍선에는 어떤 말들이 있을까?

_____

_____

내 머릿속에 나의 모든 생각을 녹음하는 녹음기가 있다면, 누군가 재생 버튼을 눌렀을 때 무슨 말이 나올까?

_____

_____

예시

나는 ...라고 느꼈다	왜냐하면, 나는... 라고 생각했기 때문이다
불안한	그녀가 거절할 것이다.
걱정되는	그녀가 차를 박살낼 것 같아 두렵다. 그녀는 초보 운전이다.
공황에 빠진	마지막으로 내가 남자와 단 둘이 있을 때, 그는 나를 학대했다. 나는 다시 심각한 위험에 처해있다.

생각 / 감정 인식 기록

나는 ...라고 느꼈다	왜냐하면, 나는... 라고 생각했기 때문이다

도구 6.4 : 건강하지 않은 나의 단골 대처 기술

"투쟁 – 도피 반응(fight or flight)"라는 말을 들어 보았을 것이다. 불안에 대한 자동 조종 대처 기술에는 종종 "도피" 또는 다른 회피 행동들이 있을 수 있다. 하지만 그래야 할 필요가 없었을 수 있다. 아래 도구를 이용하여 당신이 불안을 느낄 때 대처하는 방법 중 효과가 없는 것을 구별해보자.

내가 불안할 때 사용하는 "자동 조종 장치" 행동은 다음과 같다:

1. _____

2. _____

3. _____

4. _____

5. _____

6. _____

7. _____

8. _____

9. _____

10. _____

도구 6.5 : 결과의 인식

도구 6.4에서 언급했듯이, 과거에 효과가 있었던 것이 현재에도 항상 효과가 있는 것은 아니며, 단기간에 효과가 있는 대처 기술이 항상 장기적으로도 효과가 있는 것은 아니다. 당신의 인식을 높이기 위하여, 불안에 대한 해결로 했던 시도가 실패했었던 결과를 떠올려보자.

예시

자동 조종 대처 기술 (도구 6.4에 나온 대처 기술)	현재 혹은 과거의 부정적 결과
겁을 먹어 면접에 가지 않았다.	나는 좋은 직장을 얻을 가능성을 잃었고, 지금 관리비를 내지 못하고 있다.
준수와 데이트를 하지 않았다.	좋은 사람을 놓쳤다. 이제 민지가 그와 데이트하는 것을 지켜봐야 한다.
2개월간 메일을 확인하지 않았다.	내 월급이 압류당하고 있다.

나의 결과 인식 기록

자동 조종 대처 기술	현재 혹은 과거의 부정적 결과

도구 6.6 : 인지행동치료 사슬 분석

이제 핵심으로 들어가보자. 여기에서 모든 것을 통합해볼 수 있다. 이전 도구에서 다룬 기술들을 익혔으므로 이제 불안을 유발하는 삶의 특정 상황이나 촉발요인을 찾아보자. 당신이 가졌던 구체적인 생각, 경험한 감정, 당신이 한 선택, 그리고 그러한 선택의 결과를 인식할 수 있는지 확인해보자.

다음 도구를 사용하여 특정 상황에서 당신의 반응을 순서대로 분석해보자. 또한, 자신의 감정을 식별했다면 그것을 0–10의 척도로 평가해보자. 0은 "없음"이고 10은 "최고 강도"이다. 예를 들어, "두려움"을 식별했고, 그것이 인생에서 가장 무서웠다면, 항목에 "두려움 —10"과 같이 표시할 수 있다.

이러한 작업을 충분히 수행하면 패턴을 식별할 수 있게 되고, 회복에 도움이 되는 강력한 통찰력을 기를 수 있다.

불안 사슬 분석

사건 (촉발요인)	불안을 일으키는 생각	불안한 감정과 강도	대처 행동	결과

도구 6.7 : 원하는 결과

이번 것은 매우 간단하다. 당신이 불안에 대한 반응으로 한 행동으로 인한 원치 않는 결과들을 되돌아보자. 당신이 얻고 싶었던 다른 대안적 결과는 어떤 것이 있었을까? 앞으로 올 미래에 원하는 결과는 무엇인가?

미래에 비슷한 상황에서 만들고 싶은 결과:

1. _____

2. _____

3. _____

4. _____

5. _____

도구 6.8 : 새로운 불안 대처 기술

이제 주어진 촉발요인에 대한 반응으로 일어난 결과를 어떻게 바꾸고 싶은지 알았다. 그러면, 원하는 결과를 얻기 위해서는 행동을 어떻게 바꾸어야 할까? 이 도구는 불안과의 싸움에서 사용할 수 있는 대안적 대처 기술을 브레인스토밍(이리저리 생각해보기) 할 수 있는 기회를 제공한다.

불안한 감정을 경험할 때 내게 효과가 있었거나 효과가 있을 수 있는 기술은 다음과 같다:

1. _____

2. _____

3. _____

4. _____

5. _____

6. _____

7. _____

8. _____

9. _____

10. _____

도구 6.9 : 불안과 관련된 생각에 도전하기

불안을 일으키는 생각에 도전한다고 해서 항상 그것이 사라지는 것은 아니지만, 어느 정도는 "싸울" 수 있게 해주어서 감정이 그다지 강렬해지지 않고, 공포를 회피하고자 하는 욕구에 맞설 수 있게 해주며, 다른 대처 기술을 쓸 수 있게 도와준다. 이 도구를 사용하여 당신의 "점쟁이 오류" 또는 "확대"하는 방식의 생각에 도전하거나 좀 더 *합리적 반응*을 만들어보자.

불안 생각 기록 : 예시

부정적인 예측	합리적 반응
그녀가 거절할 것이다.	물어보기 전에는 알 수 없다. 마지막으로 데이트 신청해 본 지가 2년이 넘었지만, 그 때는 거절당하지 않았다. 그녀가 거절한다고 해도, 나에게 특별히 달라지는 것은 없다. 나는 잃을 것이 없다.
그녀가 차를 박살낼 것 같아 두렵다. 그녀는 초보 운전이다.	그녀가 운전을 배우려면 시도해 볼 수 있도록 해야 한다. 자동차는 보험에 가입되어 있다. 그녀는 집 근처 도로만 운전할 것이고, 천천히 운전할 것이므로 그녀가 초보라 해도 괜찮을 가능성이 높다.
마지막으로 내가 남자와 단 둘이 있을 때, 그는 나를 학대했다. 나는 다시 심각한 위험에 처해있다.	대부분의 남자는 학대하지 않는다. 나는 지금 이 사람과 자주 단체활동을 했는데, 그는 부드러워 보인다. 그와 단둘이 있어도 극장에 있으니 정말 혼자인 것은 아니다. 그는 나에게 친절하기만 했다. 내가 다시 데이트를 하려면 누군가와는 시작해야 하고, 그는 그동안 있었던 기회 중 가장 안전한 선택지일 것 같다.

나의 불안 생각 기록

부정적인 예측 생각	합리적 반응

도구 6.10 : 불안한 감정에 대해 재검토하기

이제 자신의 생각에 도전을 시도했으므로, 몇 분 동안 당신의 감정을 곰곰이 되돌아보자. 감정이 변했는지 스스로에게 물어보자. 새로운 생각 전과 후의 강도가 얼마나 달라졌는가? 완전히 새로운 감정을 느끼고 있는가? 어떤 새로운 생각이 감정에 가장 큰 영향을 미치는 것 같은가? 가장 영향이 적은 생각은? 이 도구를 사용하여 차이점을 조사한 다음 관찰 내용을 기록해보자.

자동 사고	초기 감정	강도

합리적 반응	현재 감정	강도

나의 관찰:

_____

_____

_____

_____

_____

도구 6.11 : 합리적 반응을 포함한 사슬 분석

아래의 사슬 분석 도구를 합리적인 반응과 함께 사용하여 새로운 생각이 감정에 미친 영향을 확인해보자. 새로운 감정의 강도를 평가해보자. 예를 들어, 여전히 불안을 겪고 있을 수 있지만, 초기 자동 사고 후 불안이 "10"이고 합리적 반응 후에 불안이 "6"이었다면 새로운 사고가 영향을 미쳤다는 것을 의미한다. 감정의 강도를 측정하면, " 그때는 무서웠고 지금도 무서워요. 아무런 소용이 없었어요"라고 말하는 흑백 사고의 실수를 막아줄 수 있다. 변화된 사고, 감정 및 행동이 현재 결과에 어떻게 영향을 미치고 미래 결과에 영향을 미칠 수 있는지 확인해보자.

사건	자동 사고	감정	행동	결과
	합리적 반응	**새로운 감정**	**새로운 행동**	**새로운 결과**

도구 6.12 : 핵심 믿음을 식별하기 위한 하향 화살표 기법

다시 말하자면, *핵심 믿음*은 우리가 정보를 처리할 때 필터 역할을 하는 깊이 뿌리 내린 믿음이다. 우리의 모든 왜곡된 생각은 하나 이상의 해로운 믿음의 산물이다. 이 기술은 왜곡된 생각의 밑바닥에 있는 핵심 믿음에 이를 때까지 우리에게 생각하도록 하고 "그것이 사실이라면 나에게 어떤 의미가 있을까?"라고 계속 질문하도록 요구한다. 필요한 경우 이 장을 검토하여 스트레스를 유발하는 믿음에 주목해보자. 많은 사람이 일정 기간은 이 작업에 치료자의 도움이 필요할 수 있다. 아래 예를 참고한 뒤, 당신의 자동 사고 중 하나를 사용하여 직접 시도해보자.

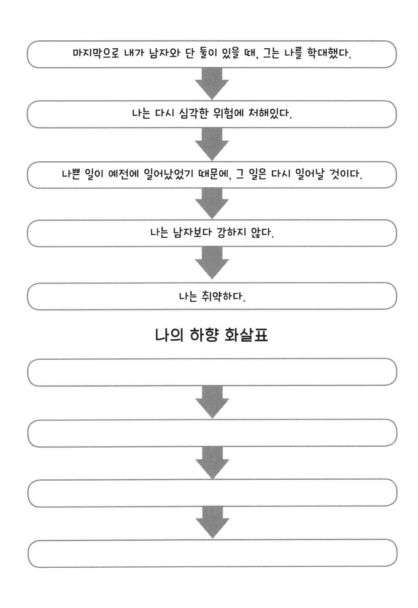

마지막으로 내가 남자와 단 둘이 있을 때, 그는 나를 학대했다.

⬇

나는 다시 심각한 위험에 처해있다.

⬇

나쁜 일이 예전에 일어났었기 때문에, 그 일은 다시 일어날 것이다.

⬇

나는 남자보다 강하지 않다.

⬇

나는 취약하다.

나의 하향 화살표

도구 6.13 : 대안적인 건강한 믿음 식별하기

믿음은 쌍으로 온다는 것을 기억해야 한다. 나는 워크숍과 학회에서 이를 종이와 같다고 가르친다. 종이는 본래 앞면과 뒷면이 있다. 당신이 식별한 각각의 건강하지 못한 믿음에 대해 반대되는 대안적 믿음도 있다. 이 도구에서는, 자신만의 언어로 당신이 원하는 반대되는 믿음을 형성하는 것을 연습해 볼 수 있다. 그런 다음 백분율을 사용하여 당신이 핵심믿음을 믿는 정도와 대안적 믿음을 믿는 정도를 평가해보자. 이것들은 회복 과정에서 앞으로 나아갈 때 믿음의 변화를 측정하기 위해 이후에 나올 도구에서 사용된다.

예시

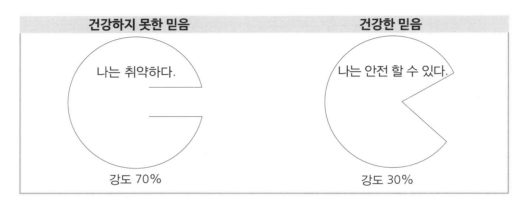

믿음에 대한 강도 측정하기

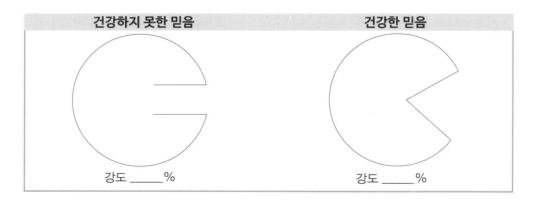

믿음의 구성 요소 식별하기

이제 우리는 적어도 하나의 건강하지 않은 믿음과 대안적인 건강한 믿음을 알게 되었으므로, 다음 단계는 믿음의 구성 요소라고 불리는 것을 식별하는 것이다. 건강하지 않은 믿음의 구성 요소를 알기 위해서는 시간을 거슬러 올라가 이러한 믿음이 처음에 어디에서 왔는지 보면 도움이 될 수 있다. 앞으로 나아갈 수 있도록 믿음을 바꾸는 작업을 하려면 오늘날 대안적인 믿음을 정의하는 방법을 알아야 한다.

믿음은 우리가 인생의 사건이나 경험에 부여한 의미에 의해 공식화된다. 그런 다음 이러한 경험은 우리의 믿음을 뒷받침하는 "증거"가 된다. 사람마다 어떤 "정보"를 "증거"로 채택하느냐는 다르므로 "증거"는 따옴표로 표시하였다. 일반적으로 다른 삶의 경험을 겪은 사람들은 다른 믿음을 개발할 가능성이 클 것이다. 모든 사람의 삶의 경험은 어떤 면에서는 독특하지만, 치료자들이 마주하는 또 다른 현상은 일부 내담자들이 매우 유사한 경험을 가지고 있지만 다른 유형의 믿음을 발전시킨다는 것이다. 경험 자체가 비슷했을지라도 그 경험에 부여된 의미가 상당히 다를 수 있다는 것이다.

인지 치료 아카데미의 Leslie Sokol은 믿음을 테이블에 비유하여 시각화 하였다. 테이블 상판을 지지하기 위해 다리가 필요한 것처럼 믿음에도 유사한 지지 구조가 필요하다. 삶의 경험은 그에 부여된 의미를 기반으로 하여 이러한 믿음을 뒷받침하는 "증거" 역할을 한다. 따라서 이 도구에서 "테이블의 다리"는 믿음을 뒷받침해주는 각자의 내면적 증거를 나타낸다.

이 테이블은 다양한 방법으로 사용할 수 있다. 건강하지 않은 핵심 믿음(예를 들어, 하향 화살표 기법에서 확인한 것과 같은)이 어떻게 생겨났을까를 분석할 때, 이 도구는 과거의 경험들을 돌아보게 함으로서 현재의 믿음을 만들어낸 생각들을 알아내게 한다. 그 후 다른 테이블을 통해 당신이 만들고자 하는 대안적인 믿음을 찾는 것을 도우며, 이를 기반으로 인생에서 앞으로 나아갈 수 있는 근거를 찾고 싶을 때 어떤 생각을 할 수 있는지 알게 된다.

사람들은 놀라울 정도로 유사한 사건에 서로 다른 의미를 부여할 수 있기 때문에, 두 내담자가 "나는 취약하다"라는 핵심 믿음이 만들어지기까지의 과거 증거를 되돌아볼 때 매우 다른 유형의 경험이나 해석이 있었는데도 같은 결론이 만들어지는 것을 자주 보게 된다.

유사하게, 만약 같은 두 내담자가 "나는 안전할 수 있다"는 대안적인 믿음을 구축하기 위해 노력하고 있다 해도, 그들은 매우 다른 과거의 경험들을 증거로 계산에 넣을 수 있다

그러므로, 이 도구를 사용할 때 자신의 진정한 "테이블의 다리"는 무엇인지 정직해지는 것이 중요하다. 부모님이 의미있다고 생각한 것이 아니다. 친구들이나 교회사람들이 중요했던 것 같다고 말하는 것이 아니다. 자신이 의미 있었다고 진실로 여기는 것이어야 한다. 무엇이 *자신에게* "중요한" 것인지 알아내지 못한다면, 자신의 건강하지 않은 믿음, 그리고 궁극적으로 바꾸고자 하는 기분 상태에 변화를 만들어낼 수 없는 증거만을 기록하게 된다.

도구 6.14(A) : 건강하지 않은 믿음의 구성요소 분석

시간을 거슬러 올라가는 것으로 시작해보자. 당신의 믿음의 구성 요소를 알아보기 위해 시각적인 모형을 사용해보자. 그것이 바로 당신이 하향 화살표 기법을 해보고 알게 된 당신의 건강하지 않은 믿음에 기여하는 데 중요한 경험들이다. 이것을 통해 앞으로 믿음을 수정할 때 어떤 유형의 경험을 만들거나 겪어야 하는지 구체적으로 아는 데 도움을 받을 수 있다.

자신의 믿음을 뒷받침하는 증거가 된 경험들을 발견하기 위해서는 인생의 여러 시기를 되돌아보는 다음 질문들이 도움이 될 수 있다. 이 도구를 최대한 활용하려면 치료자의 도움이 필요할 수 있다.

내가 처음으로 기억하는 _____ **[믿음]을 느꼈던 시기는**

_____**이다.**

내가 그렇게 느끼도록 내 삶에서 나에게 영향을 준 사람들은 다음과 같다:

가족 구성원 _____

_____

친구/동료 _____

_____

그 외 중요한 사람들 _____

_____

초등학교 시절 경험한 사람들 _____

_____

중학교 시절 경험한 사람들 _____

_____

고등학교 시절 경험한 사람들 _____

_____

대학/청년 시절 경험한 사람들 _____

_____

그 이후로 중요한 경험에 관련된 사람들 _____

_____

테이블의 다리

테이블의 윗면에 당신이 분석하고자 하는 건강하지 않은 믿음을 채워 넣어라. 위에서 쓴 내용들을 활용하여 테이블의 각 다리에 건강하지 않은 믿음을 뒷받침하기 위해 "채택"한 과거의 "증거"를 삽입해보자. "나는 취약하다"는 불안에서 흔한 믿음이므로 아래의 예시에서 사용하였다. 예시를 잘 읽어보고, 다음 페이지에 제공된 빈 테이블을 사용하여 자신의 건강하지 않은 믿음의 구성 요소를 알아보자

예시

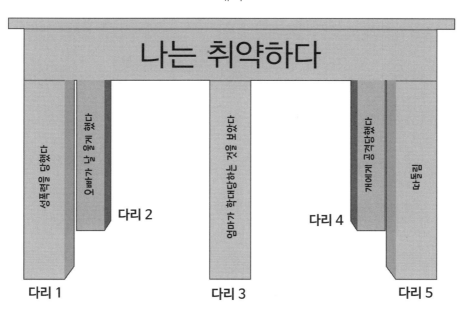

내가 취약하다는 증거

다리 1: 내가 8살 때 사촌에게 성폭력을 당했다.

다리 2: 내가 어렸을 때, 오빠가 나를 꽉 잡고 내가 울 때까지 개구리를 내 얼굴에 놓아 두었다.

다리 3: 엄마가 남자친구에게 신체적으로 학대당하는 것을 보았다.

다리 4: 10대 시절에 개에게 공격당했고, 나는 심하게 다쳐서 입원해야 했다.

다리 5: 중학교 때 따돌림을 당했다.

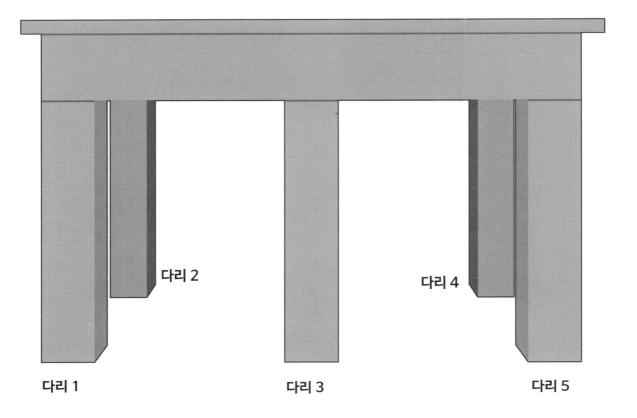

다리 1

다리 2

다리 3

다리 4

다리 5

나의 건강하지 못한 믿음을 뒷받침하는 증거:

다리 1:

다리 2:

다리 3:

다리 4:

다리 5:

도구 6.14(B) : 건강한 믿음의 구성 요소 분석

이제 건강하지 않은 믿음을 형성하는 데 기여하도록 의미를 부여했던 경험들을 확인했으므로, 이번에는 대안적인 건강한 믿음을 뒷받침하는 증거에는 어떤 것이 있을지 생각해보자. 예를 들어, 당신이 "안전하다고 느꼈다"면 당신은 무엇을 하고 있거나, 말하고 있거나, 또는 어떻게 되었을까? 다른 사람들은 어떻게 하고, 무엇을 말하고, 어떻게 되었을까? 다음 예시를 잘 읽은 다음 제시된 빈 테이블을 사용하여 건강한 믿음의 구성 요소를 생각해보자.

예시
건강한 믿음을 뒷받침하는 증거

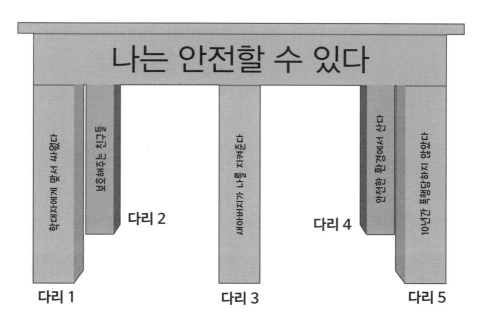

내가 안전할 수 있다는 증거:

다리 1: 내가 14세 때, 나는 잠재적 학대자에게 맞서 싸웠다

다리 2: 나를 보호해주는 친구가 많다

다리 3: 현재의 새아버지는 나를 지켜준다

다리 4: 이제 우리는 안전한 환경에서 산다

다리 5: 10년 동안 나는 어떤 방식으로든 폭력의 피해자가 되지 않았다

믿음의 구성 요소와 나의 테이블

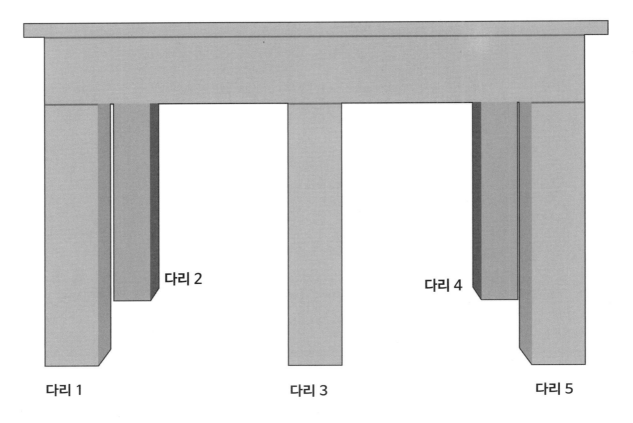

다리 2

다리 4

다리 1

다리 3

다리 5

나의 건강한 믿음의 구성요소:

다리 1:

다리 2:

다리 3:

다리 4:

다리 5:

도구 6.15 : 지속적인 증거 기록

증거 기록은 우리의 인식을 높이고 대안적인 믿음을 강화하는 등 여러 가지 방법으로 도움이 될 수 있다. 다시 말하지만, 우리가 무엇을 기록하는지는 우리가 의미를 어떻게 부여하는지를 알려준다.

이제 건강한 믿음에 대한 당신의 "테이블의 다리"를 확인했으므로, 당신은 구체적으로 무엇을 찾아야 하는지 알게 되었다. 당신이 구축하고 있는 건강한 믿음을 뒷받침하는 경험에 의도적으로 주의를 기울여보자. 여기에서는 원래부터 존재했지만, 당신의 생각을 걸러내는 오래된 믿음으로 인해 눈치채지 못했던 증거를 알아차려 볼 수 있다. 또한, 이전에는 없었던 새로운 증거를 찾아내는 연습을 당신의 치료자와 함께해 볼 수도 있다. 의도적으로 주의를 기울여 보라는 것이 증거를 억지로 만들어내라는 뜻은 아니다. 증거가 아예 존재조차 하지 않으면 그것을 계산에 넣을 수는 없다. 단지, 당신의 필터 때문에 실제로 믿음을 뒷받침하는 것들을 무시하게 될 수 있다는 것이며, 따라서 열린 마음을 갖는 것이 중요하다는 것을 기억해야 한다.

아래 예를 잘 읽어보고 자신의 증거 기록을 시작해보자.

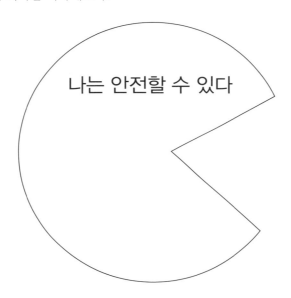

날짜	증거
9/10	붐비는 쇼핑몰에서 2시간을 보냄 - 폐쇄 공포증을 느꼈지만 아무 일도 일어나지 않음
9/16	자정이 넘도록 외출 - 안전한 사람들과 함께 있었고 괜찮았음
9/20	다소 위험한 골목을 지나갔음. 사람들과 함께 있었고 잘 보면서 갔기 때문에 지난 번처럼 골목이 무서워서 놀이공원 가기를 포기 할 필요가 없었음
9/23	데이트를 갔고 현우는 나를 잘 대해주었음.

내가 _____ (건강한 믿음)을 할 수 있다는 증거 기록

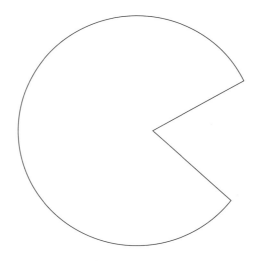

날짜	증거

추가 도구

건강하지 않은 불안은 어떤 것이 실제보다 더 위협적이라고 믿거나, 실제적인 위협에 대처하는 자신의 능력을 최소화함으로써 형성되고 지속된다. 불안과 씨름하는 많은 사람들은 삶에서 실제적인 위험을 경험했다. 많은 사람들이 육체적으로나 감정적으로 상처를 받았다. 그러나 상처를 입은 모든 사람들이 불안과 싸우는 것은 아니다. 위협이 실제로는 전혀 존재하지 않거나 존재하더라도 인지하는 것보다 훨씬 작음에도 불구하고 현재 위협이 계속 존재한다고 여길 때 불안이 지속된다. 여기서 "건강하지 않은 불안"이라는 용어를 사용한 것에 주목해보자. 우리가 실제로 위험에 처해있고, 머릿속에서 '위험해'라고 경고가 울리면서 불안을 경험한다면, 이는 건강한 것이라 할 수 있다. 그러나 그 불안이 정당하고 완전히 이해할 만한 것이라 할지라도 그것이 항상 *유익한* 것은 아니다.

불안을 공식화 해보면 다음과 같다:

불안 = 위험 / 자원

인지행동치료는 당신이 괜찮을 것이라고 설득하는 것이 아니다. 인지행동치료는 (1) 위험이 실제로 존재하는 경우 어느 정도인지, (2) 무엇이 위험을 처리하는 데 도움이 될 수 있는 자원인지를 평가하는 데 도움이 된다. 불안은 종종 위험에 대한 왜곡된 평가에서 비롯된다. 그것은 보통 앞에서 논의한 인지 왜곡 중 두 가지인 점쟁이 오류, 그리고 확대의 형태일 때가 많다. (1장 p13 참조)

자원은 *내부 자원*과 *외부 자원* 두 가지 형태로 존재한다. *내부 자원*은 특정 두려움에 대처할 수 있도록 적어도 부분적으로 준비하는 스스로의 특성이다. 예를 들면, 내부 자원에는 개인의 강점, 재능의 영역, 성격 특성, 종교적 신념, 대처 기술 등이 있다. *외부 자원*은 현재의 현실 또는 인지된 위험에 대처하는 능력을 강화할 수 있는, 접근 가능한 외부의 것들이다. 가족 참여, 지역 사회 지원, 교육 정보 등이 그 예시이다.

도구 6.16은 위의 공식 중 자원 부분에 대한 것이다.

도구 6.16 : 불안에 대한 자원

다음 도구를 사용하여 당신이 특정 두려움을 해결하는 데 활용할 수 있는 내부 및 외부 자원을 알 수 있다. 다양한 유형의 자원이 상대적 또는 잠재적으로 다양한 형태의 두려움에 도움이 될 수 있으므로, 직면하기로 선택한 각 두려움에 대해 이 도구를 사용하는 것이 좋다.

두려움	내부 자원	외부 자원

도구 6.17 : 두려움의 서열

공포증, 그리고 일반적인 두려움들을 다룰 때는 서열을 활용해 보는 것이 중요하다. 대개 치료자는 가장 덜 위협적인 두려움에서 시작하여 마지막에 가장 크게 위협적인 두려움을 다루도록 할 것이다. 당신의 두려움을 찾아내고, 아래에 가장 덜 두려운 것부터 가장 크게 두려운 것까지 등급을 매겨보자.

1. _____

2. _____

3. _____

4. _____

5. _____

도구 6.18 : 당신의 안전망을 제거하라!

회피 행동은 불안과 씨름하는 사람들이 사용하는 가장 흔한 행동 유형이다. 사람들은 *안전* 행동이라고 불리는 것을 사용하여 대처하곤 한다.

안전 행동은 단기적으로는 불안을 감소시키지만(그래서 그 사람은 "안전"하다고 느끼게 된다) 실제로는 장기적으로 불안을 악화시킨다. 도구 6.4에서 알아본 "자동 조종" 대처 기술 중 일부가 이 범주에 포함될 가능성이 높다.

불안을 극복하기 위한 가장 중요한 단계 중 하나는 안전 행동을 구별하고 제거하는 것이다. 많은 사람들이 "안전망을 포기하면 더 불안해진다"고 말한다. 불안 완화를 돕는 데 전념하는 장에서 왜 당신을 덜 불안하게 만드는 일을 중단하라고 요구할까? 장기적으로 불안을 진정시키는 데 도움이 되는 유일한 방법은 한때 위험하다고 생각했던 것들이 그렇지 않고 이전에 믿었던 것보다 더 안전하다는 것을 인식하도록 뇌를 재훈련하는 것이다. 우리가 걱정하는 일의 90%는 결코 일어나지 않는 것이 현실이다. 안전 행동은 뇌가 이 중요한 교훈을 배우지 못하게 한다.

대부분의 사람들은 안전 행동이 해롭다는 것을 인식하지 못하고, 많은 사람들이 안전 행동을 하고 있다는 사실조차 인식하지 못한다. 따라서 안전 행동을 구별하는 것이 중요한 첫 번째 단계이다. 잠시 시간을 내어 초기에는 불안을 줄이는 데 도움이 되지만 두려움에 기반한 믿음에 도전할 수 없도록 하는 행동을 생각해보자.

- 모임에 가기 전에 술을 마시며 긴장을 풀기
- 아프지 않다는 것을 확실히 하기 위해 여러 번 진료받기
- 엘리베이터 대신 계단 이용하기
- 집을 떠나기 전에 여러 번 문을 확인하기
- 비행기를 타기보다는 가까이로 여행가기
- 불안을 낮추기 위해 "애착인형"과 함께 비행기 타기
- 동네의 특정 장소를 피하기 위해 집으로 갈 때 먼 길로 돌아가기
- 내부에 혼자만 있을 수 있도록 새벽 3시에 편의점 가기
- 불편한 주제가 나올 때 화제를 돌리기
- 아이들이 괜찮은지 확인하기 위해 규칙적으로 여러 번 전화하기
- 건강한지 확인하기 위해 맥박을 여러 번 체크하거나 다른 신체 검사를 하기
- 만약을 위해 여분의 약을 들고 다니기
- 기분 나쁜 무언가를 상기시키는 노래가 나올 때 라디오 채널을 바꾸기

나의 동료인 Martin Antony 박사는 특정 불안 장애에 존재하는 일반적인 안전 행동을 알아낸 *The Anti-Anxiety Handbook* (2008)이라는 훌륭한 책을 저술하였다. 당신이 불안 장애를 다룬다면 이 책은 확실히 참고할 가치가 있다.

안전 행동

다음 차트를 사용하여, 당신이 가진 특정한 두려움과 관련된 안전 행동을 알아보자.

두려움	안전 행동
	1. 2. 3.
	1. 2. 3.
	1. 2. 3.
	1. 2. 3.

■

도구 6.19 : 당신의 두려움에 직면하라

해결해야 할 몇 가지 두려움들을 나열하고 당신이 행하는 안전 행동들을 알아냈으므로, 이제 두려움에 직면할 때이다! 이 도구를 사용하여 당신이 극복하려고 노력하고 있는 두려움에 마주하여 취할 수 있는 구체적인 행동들을 고민해보자. 이 기록은 이러한 작업을 수행하기 위한 지도가 될 수 있고, 여러 영역에서 불안에 직면하는 행동을 찾아낼 수 있게 해준다. 도구 6.18을 참조하여 두려움과 안전 행동 칸을 채우고, 이러한 두려움에 직면할 수 있는 구체적인 방법을 생각해보자. 다음 도구는 한 번에 하나의 두려움에 직면하는 작업을 도와준다.

두려움	안전 행동	불안 직면 행동

도구 6.20 : 과학자가 되어 보자 - 실험해보기!

*인지 재구성*은 생각의 내용을 바꾸는 것을 의미한다. 논리적으로 생각에 도전하고, 대안적 설명을 고민하고, 관점을 갖고, 증거를 검토하는 것은 인지 재구성에서 사용되는 기술들이다. 행동 실험은 증거를 검토하는 데 용이하고, 특히 불안을 다루는 인지행동치료의 핵심 구성 요소이다. 다시 말하지만 진정한 인지행동치료자가 "긍정적으로 지내려고 노력하십시오!"라고 말하는 경우는 거의 없다. 인지행동치료는 긍정적으로 되는 것이 아니라 현실적으로 되는 것이다.

그렇다면 우리의 두려움이 현실적인지 아닌지 어떻게 알 수 있을까? 시험해보면 된다. 그리고 우리가 진정으로 열린 마음이라면, 우리는 결과를 객관적으로 검토하기 위해 모든 노력을 기울일 것이다. 실험으로 얻어진 데이터는, 증거에 따라 우리의 믿음을 바꾸는 데 도움이 될 수 있다.

당신이 실험하려는 믿음이 무엇인지, 실험 전에는 얼마나 믿었는지(0-100), 어떤 유형의 실험을 했는지, 어떤 증거를 모았는지, 실험 직후 당시의 믿음은 어땠는지를 기록해보자. 믿음은 시간이 지나면서 요동친다. 당신의 "믿음 정도"는 실험 후 1시간이 지나면 동일하지 않을 수 있다. 괜찮다. 그 순간의 믿음 정도를 기록하는 것이 중요하다. 추가적인 시간과 작업을 통해서, 인지 강화는 결국 당신의 믿음을 더욱 확고히 하는 데 도움이 되며 평가는 그다지 요동치지 않게 될 것이다. 다음 예를 보고 직접 실험해보자.

행동 실험 노출 도구-예시

날짜	믿음	시험 전 (%)	시험	결과	시험 후 (%)
6/13	내가 건너면 다리는 붕괴될 것이다	95	다리 위를 운전하는 것을 상상해보기	안전했고, 다리는 붕괴되지 않았다	90
6/15		90	다른 차들이 다리 위를 지나가는 것을 지켜 보기	55대의 차가 1시간 동안 지나갔고, 떨어진 차는 없었다	80
6/17		80	처음으로 직접 다리 위를 운전해서 지나가 보기	안전했고, 다리는 붕괴되지 않았다.	60

나의 행동 실험 노출 도구

날짜	믿음	시험 전 (%)	시험	결과	시험 후 (%)

도구 6.21 : 불확실성을 견디기

불안을 유지하는 확실한 방법 중 하나는 어떤 것을 확신하며 계속해서 주장하는 것이다. 현실은, 인생에서 우리가 확실히 알 수 있는 것은 거의 없으며, 미래에 관해서는 아무 것도 보장할 수 없다는 것이다! 그럼에도 불구하고 수백만 명의 사람들이 다음과 같은 생각으로 스스로를 미치게 만든다.:

- "알아야 한다."
- "어떻게 그럴 수 있지?"
- "이유를 알기 전에는 계속 할 수 없다."
- "나는 답이 있어야 한다."
- "나는 단지 확신이 필요한 것이다."

걱정을 많이 하는 사람들은 같은 생각을 반복하고 반복한다. 일부 전문가는 "반추"라는 멋진 용어를 사용할 수 있다. "나는 소처럼 되새김질을 하고 있었다"고 말한 환자가 있었다. 농장에 살았던 또 다른 환자는 "나는 진흙 속에서 '계속 뒹구는' 돼지와 같다"고 말했다. 동물 비교는 제쳐두고, 불확실성을 잘 견딜 수 있을수록 덜 불안해진다.

내 친구이자 동료인 Reid Wilson은 내담자들에게 자신이 두려워하는 것이 마치 자신이 원하는 것인양 "그것을 원해라"고 말하는 것을 좋아한다. 이것이 좀 의아하게 들릴 수 있다. "내가 치료하러 올 만큼 두려워하는 바로 그것을 *원하라*고 나에게 말하는 것이 얼마나 어처구니없는 소리인지 아십니까?"라고 말하는 내담자들을 겪은 적이 있다. 그러나 그런 식으로 생각을 바꿀 때 흥미로운 인지적 변화가 발생한다. 우리가 싸움을 멈추면, 그것은 가라앉는다. 그러므로 불안을 *원하고*, 시련을 환영하며, 불확실성의 시간을 성장의 기회로 간절히 기대해보자. 두려움에 직면했을 때 실험을 수행하고 안전 행동을 제거해보자. 불확실성을 참아내기 위해(그리고 결국에는 완전히 만족하는 법을 배우기 위해) 최선을 다해보자.

불확실성을 견디기 위해 다음 기술을 연습해보자. 그런 다음 직접 시도해볼 것들을 나열해보자.

- 수용 연습하기
- 걱정의 장단점 살펴보기
- 당신의 살아오며 견뎌낸, 지금 일어날까 걱정하는 것보다 더 나쁜 일들을 나열하기
- 기도/명상하기
- 순간을 개선하기
- 관점 연습하기
- "고통"에 대해서 인터넷 검색을 한 후, 나의 불편한 정도를 비교해서 점수 매겨 보기
- 불확실성 속에서 의미 찾기

불확실성을 견디는 데 도움이 되는 합리적 반응에는 다음과 같은 것들이 있다:

- 스스로에게 "내가 할 수 있는 것이 있는가?"라고 물어보자 - 만약 있다면 그것을 하고! 그렇지 않다면 내버려두자.
- "걱정은 상처만 준다."
- "신의 섭리에 맡겨라."
- "언젠가는 알겠지만, 지금 당장은 몰라도 괜찮다."
- "알 필요 없다."
- "불편함을 느낄수록, 나는 더 빨리 성장한다."
- "불확실성은 불편하지만 참을 수 없지는 않다."
- "이것은 이겨낼 가치가 있다."

불확실함을 견디는 나의 기술

1. _____

2. _____

3. _____

4. _____

5. _____

도구 6.22 : 공황 극복하기

공황 발작과 본격적인 공황 장애는 단순한 스트레스를 넘어서는 문제일 수 있다. 공황에 대한 완전한 치료는 확실히 이 책의 범위를 벗어나지만, 여기서 간단히 그것을 다루기 위한 하나의 도구를 제공하는 것이 좋겠다.

공황 증상의 주요한 근본적 차이점은 촉발요인에 있다. 대부분의 불안과 달리 공황 상태의 촉발요인은 환경적일 수도 있고 아닐 수도 있다. 불안은 그와 관련된 많은 생리적 증상을 가지고 있다. 공황 상태에 빠진 사람들은, 이러한 신체 증상을 잘못 해석하여 본격적인 공황 발작을 일으키게 된다. 따라서 공황을 치료하려면 증상에 대한 왜곡된 생각을 확인하고 도전해야 한다.

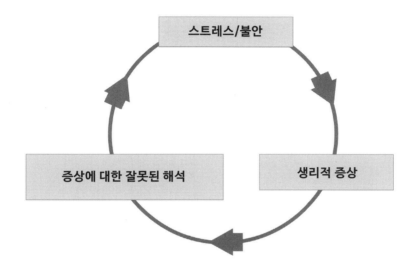

아래 도구를 사용하여 불안할 때 경험하는 생리적 증상을 알아내고, 그 의미를 어떻게 해석하는지 탐색한 뒤 몇 가지 대안적인 설명을 구성해보자. 예시를 읽어본 뒤 직접 시도해보자.

생리적 증상	그것의 의미에 대한 나의 생각	해석 가능한 다른 의미
심장이 두근거림	"심장마비다 - 난 죽을 것이다."	"난 단지 약간 긴장했을 뿐이다." "난 에너지 드링크를 3잔이나 마셨다. 그러므로 내 몸에는 카페인이 엄청 많은 상태이다." "많은 사람들에게 두근거리는 증상이 있다. 그들은 거의 대부분 심장에 문제가 없거나 위험에 처하지 않았다."

당신의 공황 도구

생리적 증상	그것의 의미에 대한 나의 생각	해석 가능한 다른 의미

도구 6.23 : 악몽 기록

악몽은 본질적으로 과거의 삶의 사건에 대해 잠자는 동안 스스로에게 하는 이야기이며, 많은 사람들에게 심각한 고통을 안길 수 있다. 때때로 악몽의 내용이나 악몽과 관련된 의미를 변경하면 악몽이 반복되는 것을 억제할 수 있다. 이 도구는 반복되는 악몽으로 고통받는 많은 사람들에게 도움이 될 수 있다.

반복되는 악몽을 기록해보자. 너무 길면 악몽의 가장 골치 아픈 부분만 써보자.

_____

_____

감정적으로 어떻게 느꼈는가?

_____

_____

어떤 신체 감각을 느꼈는가?

_____

_____

이러한 느낌 대신 어떻게 느끼고 싶은가?

_____

_____

그 감정을 느끼려면 꿈/악몽을 어떻게 바꿔야 할까? 이 대안적인 결말로 당신의 악몽을 다시 써보자.

_____

_____

_____

도구 6.24 : 행동 대처 카드

대처 카드는 (불안 또는 다른 감정으로) *감정적으로 압도될 때* "그 순간의 열기 속에서" 사용할 수 있는 귀중한 자원이 될 수 있다. 대처 카드의 핵심 아이디어는, 화가 났을 때는 합리적인 생각을 하기 어렵기 때문에 미리 합리적 생각을 해 둔다는 점이다. 그렇게 함으로써, 감정적으로 괴로울 때 그 순간에 무엇을 해야 하는지 알려주는, 미리 만들어 둔 단서 카드를 가질 수 있다. 다음 예를 참조하여 당신의 것을 하나 작성해보자.

내가 불안하고 _____(안전 행동 또는 도구 6.4의 다른 행동들)을 하고 싶은 유혹을 받을 때, 나는 _____을 할 수 있다.

다음 번에 내가 회의에서 불안을 느끼고 내 사무실로 숨어야 할 핑계를 대고 싶을 때, 그 대신 다음과 같이 할 수 있다:

1. 숨을 깊게 쉬고 다섯까지 센다.
   _____

2. 내가 그 방의 다른 사람들처럼 우리 회사의 일원이라는 것을 상기한다.
   _____

3. 내가 불편하다는 것을 받아들이되, 목표 달성을 위해 나의 감정을 견뎌내는 것이 필요함을 인정한다.

나의 대처 카드

_____

_____

_____

_____

_____

도구 6.25 : 인지 신호 카드

대처 카드와 달리 신호 카드는 행동을 기록할 필요는 없다. 이것은 당신의 마음가짐에 관한 것이다. 이를 위해 도구 6.9에서 당신에게 와 닿았던 합리적인 반응을 선택해보자. 더 나은 방법은, 더 깊은 수준에서 의미를 재구성함으로써, "테이블의 다리"(도구 6.14A) 중 하나의 '다리를' 없애 보는 것이다. 제공된 예시의 형식을 사용해보자. 그런 다음 자신의 것을 완성해보자. 여기에서 연습한 후 실제 3x5 카드를 만들어서 전략적으로 어디에 두는 것이 좋을지 고려해보자.

내가 취약하다고 느꼈다고 해서 내가 위험에 빠진 것은 아니다. 나는 영철과 함께 있을 때 위험에 처했지만 현우는 그와 전혀 다르다. 나는 이제 더 건강한 사람을 선택하는 방법을 알고 있으며, 작지만 나를 노출시킬 수 있는 준비가 되어 있다. 진정한 관계를 위해서는 약간의 취약성이 필요하며, 이번에는 정말로 의미 있는 관계를 맺고 싶다.

나의 신호 카드

CHAPTER 7

분노

한서윤, 김숙진

흔한 믿음
- 폄하된(위신이 상한)
- 다른 사람들은 무능하다
- 권리주장
- 처벌적인

흔한 왜곡
- 당위 진술(~해야만 한다) (타인에 대해)
- 개인화
- 합리화

흔한 자동 사고
- "그는 내가 하라는 대로 해야 해!"
- "그녀는 그러면 안 돼!"
- "이건 옳지 않아!"
- "감히 나를 무시하다니!"
- "그는 당해도 싸니까, 그에게 고함치고/소리를 지르고/때리는 것은 괜찮아."

흔한 감정
- 화난
- 짜증난
- 좌절스러운
- 약이 오른
- 격분한

흔한 행동
- 고함치기
- 소리지르기
- 욕하기
- 기물 파괴하기
- 언어적, 신체적으로 학대하기

도구 7.1 : 촉발요인 확인하기

분노는 생물학적 요소와 환경적 요소를 모두 가지고 있다. 어떤 사람들은 다른 사람들보다 각성 수준이 더 높게 "타고 나는" 것 같다. 또한 우리는 수많은 환경적 위험 인자가 사람들을 화난 감정에 취약하게 만들 수 있다는 것을 알고 있다.

아마도 분노를 다룰 때 촉발요인을 식별하는 것은 다른 어떤 상태보다도 중요한 첫 번째 단계일 것이다. 비록 당신이 더 높은 각성 수준을 타고난 것 같더라도, 촉발요인을 식별하는 것은 분노가 닥쳤을 때 대처하는 데 도움이 될 수 있다. 다음 질문에 대답하여 분노를 촉발하는 요인에 대해 알아보자.

내게 분노는 다음과 같이 느껴진다(감정과 생리학적/신체적 증상을 포함해서):

_____

_____

나는 다음과 같은 경우에 가장 강하게 분노를 느낀다:

_____

_____

내가 마지막으로 이런 감정을 느꼈던 때는 다음과 같다:

_____

_____

나의 분노와 관련된 주제는 다음을 포함한다:

_____

_____

화가 나기 직전에 내가 관찰했던 몇 가지 일들은 다음과 같다:

_____

_____

나의 분노 촉발요인

1. _____

2. _____

3. _____

4. _____

5. _____

도구 7.2 : 분노 감정 확인하기

감정은 인간이 경험하는 다양한 유형의 감정 상태를 기반으로 하는 별개의 "감정 그룹"으로 설명되어왔다. 분노는 일부 사람들에게는 표현하기 어려운 감정이다. 어떤 사람들은 분노가 두려움과 연관된 가정에서 자랐다. 많은 사람은 "분노는 항상 나쁘다" 또는 "분노는 항상 폭력으로 이어진다"와 같은 생각을 가지고 있다. 다른 사람들에게 분노는 그들이 아는 유일한 감정이거나 ‒ 적어도 표현할 수 있는 유일한 감정이다. 감정을 공유하는 것이 나약함의 표시인 가정에서 자란 사람들은 "터프가이" 또는 "터프걸"의 겉모습을 개발하는 것이 일반적이다. 이러한 사람들에게 다른 감정을 표현하는 것은 드러내고 싶지 않은 취약함의 표시이다. 분노는 다양한 형태를 취하고 다양한 정도로 느끼거나 경험될 수 있다. 분노는 정상적인 인간의 감정이다. 모든 사람은 어떤 형태로든, 그리고 어느 정도로는 분노를 느낀다. 일반적으로 분노 그룹에 있다고 생각되는 다음 감정 표현들 중에서 선택하거나 자신만의 단어를 생각해보자. 다음으로는 그 단어들을 가장 덜 화난 "1"부터 가장 심하게 화난 "5"까지 연속하여 5개 나열해보자.

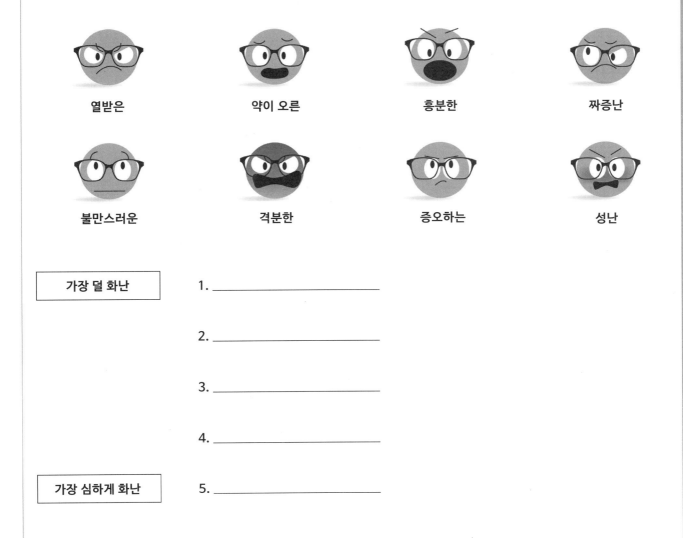

열받은   약이 오른   흥분한   짜증난

불만스러운   격분한   증오하는   성난

| 가장 덜 화난 | 1. _____ |

2. _____

3. _____

4. _____

| 가장 심하게 화난 | 5. _____ |

도구 7.3 : 분노와 관련된 사고 확인하기

다음 질문은 분노와 관련된 당신의 왜곡된 생각을 식별하는 데 도움이 되도록 고안되었다. 이러한 생각들은 종종 어떤 종류의 "당위 진술(-해야 한다)"을 포함한다는 것을 기억해야 한다.

_____이 발생했을 때, 그리고 _____을 느낄 때,
　　　　　(촉발요인)　　　　　　　　　　　　　　　　　　　　　(감정)

나는 주로 나에게 어떤 말을 하는가?

_____

_____

내가 만약 만화 속에 있다면, 내 머리 위 말풍선에는 어떤 말들이 있을까?

_____

_____

내 머릿속에 나의 모든 생각을 녹음하는 녹음기가 있다면, 누군가 재생 버튼을 눌렀을 때 무슨 말이 나올까?

_____

_____

다음 페이지의 예시를 참고한 뒤, 분노와 관련된 감정이 들 때 떠오르는 생각을 기록해보자.

_____

_____

생각/감정 인식 기록 – 예시

나는 ...라고 느꼈다	왜냐하면, 나는... 라고 생각했기 때문이다
약이 오른	그는 다른 사람들과 마찬가지로 비행 중에는 핸드폰을 꺼야 한다.
짜증이 난	그녀는 내게 거짓말을 하지 말았어야 했다. 그들은 영화를 보러 가면서 나를 빼 놓고 갔다.
격분한	그녀는 자기 아이에게 소리를 쳐선 안 된다.

생각/감정 인식 기록

나는 ...라고 느꼈다	왜냐하면, 나는... 라고 생각했기 때문이다

사람들은 전형적으로 분노에 *내면화*와 *외부화*라는 두 가지 방법 중 하나로 대처한다. *내면화*란 사람들이 분노를 "쑤셔 넣거나", 표현하지 않고 안으로 돌리는 것을 말한다. *외부화*는 사람들이 마구 퍼붓거나, 소리를 치거나, 기물을 파괴하거나, 누군가를 해치는 등, 분노를 바깥으로 표출하는 것이다.

잠시 시간을 내어 자신의 분노에 대한 "자동반응" 대처기술을 확인함으로써 당신의 대응 방식을 되돌아보자.

화가 날 때 내가 했던 "자동 조종 장치" 행동은 다음과 같다:

1. _____

2. _____

3. _____

4. _____

5. _____

6. _____

7. _____

8. _____

9. _____

10. _____

도구 7.5 : 결과의 인식

도구 7.4에서 언급했듯이, 과거에 효과가 있었던 것이 현재에도 항상 효과가 있는 것은 아니며, 단기간에 효과가 있는 대처 기술이 항상 장기적으로도 효과가 있는 것은 아니다. 당신의 인식을 높이기 위하여, 분노에 대한 해결 시도가 실패했었던 결과를 떠올려 보자. 분노는 아마도, 부적절하게 행동할 때 가장 커다란 장기적 결과를 만들어 낼 수 있는 감정일 것이다. 당신의 인식을 높이기 위하여, 과거에 분노하여 한 행동이 당신에게 해가 되었던 몇 가지 경우를 생각해보자. 예시를 참고한 다음, 내 상황에 적용해보자. 주변 사람의 도움을 받는 것이 이 표를 완성하는 데 종종 도움이 된다.

자동 조종 대처 기술	현재 혹은 과거의 부정적 결과
여자친구에게 소리를 쳤다	다시 차였다
상사에게 말대꾸를 했다	상부에 보고되었다
벽을 발로 차서 구멍을 냈다	수리비를 내야 하는 바람에 금요일에 놀러 갈 돈이 없게 되었다

나의 결과 인식 기록

자동 조종 대처 기술	현재 혹은 과거의 부정적 결과

도구 7.6 : 인지행동치료 사슬 분석

이제 핵심으로 들어가보자. 여기에서 모든 것을 통합해볼 수 있다. 이전 도구에서 다룬 기술들을 익혔으므로, 이제 분노를 유발하는 삶의 특정 상황이나 촉발요인을 찾아보자. 당신이 가졌던 구체적인 생각, 경험한 감정, 당신이 한 선택, 그리고 그러한 선택의 결과를 인식할 수 있는지 확인해보자.

다음 도구를 사용하여 특정 상황에서 당신의 반응을 순서대로 분석해보자. 자신의 감정을 식별했다면 그것을 0은 "없음"이고 10은 "최고 강도"로 해서, 0-10의 척도로 평가해보자. 예를 들어, 만약 당신이 "짜증난 기분"을 식별하고 그것이 인생에서 가장 짜증났다면, 항목에 "짜증난 - 10"과 같이 표시할 수 있다.

이러한 작업을 충분히 수행하면 패턴을 식별할 수 있게 되고, 회복에 도움이 되는 강력한 통찰력을 기를 수 있다.

분노 사슬 분석

사건 (촉발요인)	분노와 관련된 생각	분노 감정	대처 행동	결과

이번 것은 꽤 간단하다. 당신이 삶에서 분노에 대한 반응으로 한 행동으로 발생한 원치 않는 결과들을 돌아보자. 당신이 얻고 싶었던 다른 대안적 결과는 어떤 것이 있었을까?

비슷한 상황에서 만들고 싶은 결과:

1._____

2._____

3._____

4._____

5._____

이제 주어진 촉발요인에 대한 반응으로 일어난 결과를 어떻게 바꾸고 싶은지 알았다. 그러면, 원하는 결과를 얻기 위해서는 행동을 어떻게 바꾸어야 할까? 이 도구는 분노와의 싸움에서 사용할 수 있는 대안적 대처 기술을 브레인스토밍 (이리저리 생각해보기) 할 수 있는 기회를 제공한다.

분노의 감정을 경험할 때 내게 효과가 있었거나 효과가 있을 수 있는 기술은 다음과 같다:

1. _____

2. _____

3. _____

4. _____

5. _____

6. _____

7. _____

8. _____

9. _____

10. _____

도구 7.9 : 분노와 관련된 생각에 도전하기

분노와 관련된 생각에 도전한다고 해서 항상 그것이 사라지는 것은 아니지만, 어느 정도는 "싸울" 수 있게 해주어서 감정이 그다지 강렬해지지 않고, 끓어 넘치지 않게 할 수 있다. 이것은 당신이 기술을 더 쉽게 사용하여 당신을 곤경에 빠뜨리는 행동을 하지 않도록 만들 수 있다. 이 도구를 사용하여 당신의 "당위적 사고"와 다른 분노와 관련된 생각에 도전하거나 좀 더 합리적 반응을 만들어보자.

분노 생각 기록 예시

당위적 사고	합리적 반응
그는 다른 사람들과 마찬가지로 비행 중에는 핸드폰을 꺼야 한다.	나는 그가 그랬으면 좋겠지만, 내가 그렇게 만들 순 없다. 이것 때문에 비행기가 추락하지는 않을 것이다. 내가 복도 쪽 좌석을 받은 것에 감사하면서 가자.
그녀는 내게 거짓말을 하지 말았어야 했다. 그들은 정말로 나만 빼고 영화를 보러 갔다.	그녀가 그러긴 했다. 그녀는 저번 달에도 나에게 거짓말을 했다. 나는 어제 그녀가 그녀의 엄마한테도 거짓말하는 것을 들었다. 그녀가 정직하기를 기대하는 것은 합리적이지 않다. 나는 그녀를 믿을 수 없으므로 그녀와 너무 친해지면 안 된다는 것을 알고 있다. 그 영화는 나중에 내가 신뢰하는 사람들과 함께 볼 수 있다.
그녀는 자기 아이에게 소리를 쳐선 안 된다.	그녀는 소리를 치고 있다. 많은 부모가 아이들에게 소리를 친다. 그녀가 화를 냈다고 해서 학대를 하는 건 아니다. 만약 그녀가 학대를 하는 것 같다면 나는 그녀를 신고할 수 있고, 아이들을 보호하기 위한 시스템이 있다. 나는 저 아이가 양육되는 방식에 대해서는 의견을 내세울 수 없지만, 내 딸을 어떻게 키울 지에는 많은 영향을 미친다. 집에 가면 그 애를 안아줘야겠다.

나의 분노 생각 기록	
당위적 사고	합리적 반응

도구 7.10 : 화난 감정에 대해 재검토하기

이제 자신의 생각에 도전을 시도했으므로, 몇 분 동안 당신의 감정을 곰곰이 되돌아보자. 감정이 변했는지 스스로에게 물어보자. 새로운 생각 전과 후의 강도가 얼마나 달라졌는가? 완전히 새로운 감정을 느끼고 있는가? 어떤 새로운 생각이 감정에 가장 큰 영향을 미치는 것 같은가? 가장 영향이 적은 생각은? 이 도구를 사용하여 차이점을 조사한 다음 관찰 내용을 기록해보자.

자동 사고	초기 감정	강도

합리적 반응	현재 감정	강도

나의 관찰:

_____

_____

_____

_____

도구 7.11 : 합리적 반응을 포함한 사슬 분석

아래의 사슬 분석 도구를 합리적인 반응과 함께 사용하여 새로운 생각이 감정에 미친 영향을 확인해보자. 새로운 감정의 강도를 평가해보자. 예를 들어, 여전히 짜증나는 감정을 경험하고 있을 수 있지만, 초기 자동 사고 후 짜증이 "10"이고 합리적 반응 후에 초조함이 "6"이었다면 새로운 사고가 영향을 미쳤다는 것을 의미한다. 감정의 강도를 측정하면, "나는 그 때 화가 났고, 지금도 화나 있어요. 아무런 소용이 없었어요"라고 말하는 흑백 사고의 실수를 막아줄 수 있다. 변화된 사고, 감정 및 행동이 현재 결과에 어떻게 영향을 미치고 미래 결과에 영향을 미칠 수 있는지 확인해보자.

사건	자동 사고	감정	행동	결과
	합리적 반응	새로운 감정	새로운 행동	새로운 결과

도구 7.12 : 핵심 믿음을 식별하기 위한 하향 화살표 기법

다시 말하자면, *핵심 믿음*은 우리가 정보를 처리할 때 필터 역할을 하는 깊이 뿌리 내린 믿음이다. 우리의 모든 왜곡된 생각은 하나 이상의 해로운 믿음의 산물이다. 이 기술은 왜곡된 생각의 밑바닥에 있는 핵심 믿음에 이를 때까지 우리에게 생각하도록 하고 "그것이 사실이라면 나에게 어떤 의미가 있을까?"라고 계속 질문하도록 요구한다. 필요한 경우 이 장을 검토하여 스트레스를 유발하는 믿음에 주목해보자. 많은 사람이 일정 기간은 이 작업에 치료자의 도움이 필요할 수 있다. 아래 예를 참고한 뒤, 당신의 자동 사고 중 하나를 사용하여 직접 시도해보자.

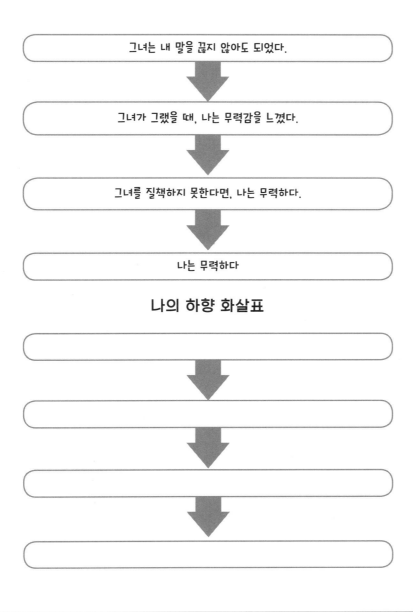

그녀는 내 말을 끊지 않아도 되었다.

그녀가 그랬을 때, 나는 무력감을 느꼈다.

그녀를 질책하지 못한다면, 나는 무력하다.

나는 무력하다

나의 하향 화살표

도구 7.13 : 대안적인 건강한 믿음 식별하기

믿음은 쌍으로 온다는 것을 기억해야 한다. 나는 워크숍과 학회에서 이를 종이와 같다고 가르친다. 종이는 본래 앞면과 뒷면이 있다. 당신이 식별한 각각의 건강하지 못한 믿음에 대해 반대되는 대안적 믿음도 있다. 이 도구에서는, 자신만의 언어로 당신이 원하는 반대되는 믿음을 형성하는 것을 연습해 볼 수 있다. 그런 다음 백분율을 사용하여 당신이 핵심믿음을 믿는 정도와 대안적 믿음을 믿는 정도를 평가해보자. 이것들은 회복 과정에서 앞으로 나아갈 때 믿음의 변화를 측정하기 위해 이후에 나올 도구에서 사용된다.

예시

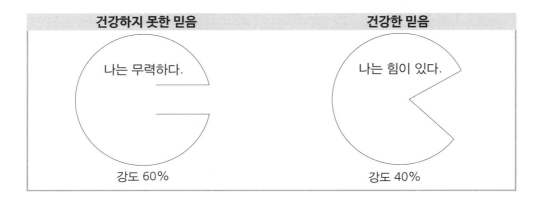

믿음에 대한 강도 측정하기

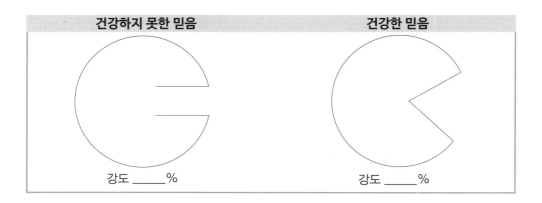

믿음의 구성 요소 식별하기

이제 우리는 적어도 하나의 건강하지 않은 믿음과 대안적인 건강한 믿음을 알게 되었으므로, 다음 단계는 믿음의 구성 요소라고 불리는 것을 식별하는 것이다. 건강하지 않은 믿음의 구성 요소를 알기 위해서는 시간을 거슬러 올라가 이러한 믿음이 처음에 어디에서 왔는지 보면 도움이 될 수 있다. 앞으로 나아갈 수 있도록 믿음을 바꾸는 작업을 하려면 오늘날 대안적인 믿음을 정의하는 방법을 알아야 한다.

믿음은 우리가 인생의 사건이나 경험에 부여한 의미에 의해 공식화된다. 그런 다음 이러한 경험은 우리의 믿음을 뒷받침하는 "증거"가 된다. 사람마다 어떤 "정보"를 "증거"로 채택하느냐는 다르므로 "증거"는 따옴표로 표시하였다. 일반적으로 다른 삶의 경험을 겪은 사람들은 다른 믿음을 개발할 가능성이 클 것이다. 모든 사람의 삶의 경험은 어떤 면에서는 독특하지만, 치료자들이 마주하는 또 다른 현상은 일부 내담자들이 매우 유사한 배경을 가지고 있지만 다른 유형의 믿음을 발전시킨다는 것이다. 경험 자체가 비슷했을지라도 그 경험에 부여된 의미가 상당히 다를 수 있다는 것이다.

인지 치료 아카데미의 Leslie Sokol은 믿음을 테이블에 비유하여 시각화 하였다. 테이블 상판을 지지하기 위해 다리가 필요한 것처럼 믿음에도 유사한 지지 구조가 필요하다. 삶의 경험은 그에 부여된 의미를 기반으로 하여 이러한 믿음을 뒷받침하는 "증거" 역할을 한다. 따라서 이 도구에서 "테이블의 다리"는 믿음을 뒷받침해주는 각자의 내면적 증거를 나타낸다.

이 테이블은 다양한 방법으로 사용할 수 있다. 건강하지 않은 핵심 믿음(예를 들어, 하향 화살표 기법에서 확인한 것과 같은)이 어떻게 생겨났을까를 분석할 때, 이 도구는 과거의 경험들을 돌아보게 함으로서 현재의 믿음을 만들어낸 생각들을 알아내게 한다. 그 후 다른 테이블을 통해 당신이 만들고자 하는 대안적인 믿음을 찾는 것을 도우며, 이를 기반으로 인생에서 앞으로 나아갈 수 있는 근거를 찾고 싶을 때 어떤 생각을 할 수 있는 지 알게 된다.

사람들은 놀라울 정도로 유사한 사건에 서로 다른 의미를 부여할 수 있기 때문에, 두 내담자가 "나는 무력하다"라는 핵심 믿음이 만들어지기까지의 과거 증거를 되돌아볼 때 매우 다른 유형의 경험이나 해석이 있었는데도 같은 결론이 만들어지는 것을 자주 보게 된다.

유사하게, 만약 같은 두 내담자가 그들이 힘을 갖고 있다는 대안적인 믿음을 구축하기 위해 노력하고 있다 해도, 그들은 매우 다른 과거의 경험들을 증거로 계산에 넣을 수 있다.

그러므로, 이 도구를 사용할 때 자신의 진정한 "테이블의 다리"는 무엇인지 정직해지는 것이 중요하다. 부모님이 의미있다고 생각한 것이 아니다. 친구들이나 교회사람들이 중요했던 것 같다고 말하는 것이 아니다. 자신이 의미 있었다고 진실로 여기는 것이어야 한다. 무엇이 *자신에게* "중요한" 것인지 알아내지 못한다면, 자신의 건강하지 않은 믿음, 그리고 궁극적으로 바꾸고자 하는 기분 상태에 변화를 만들어낼 수 없는 증거만을 기록하게 된다.

도구 7.14(A) : 건강하지 않은 믿음의 구성요소 분석

시간을 거슬러 올라가는 것으로 시작해보자. 당신의 믿음의 구성 요소를 알아보기 위해 시각적인 모형을 사용해보자. 그것이 바로 당신이 하향 화살표 기법을 해보고 알게 된 당신의 건강하지 않은 믿음에 기여하는 데 중요한 경험들이다. 이것을 통해 앞으로 믿음을 수정할 때 어떤 유형의 경험을 만들거나 겪어야 하는지 구체적으로 아는 데 도움을 받을 수 있다.

자신의 믿음을 뒷받침하는 증거가 된 경험들을 발견하기 위해서는 인생의 여러 시기를 되돌아보는 다음 질문들이 도움이 될 수 있다. 이 도구를 최대한 활용하려면 치료자의 도움이 필요할 수 있다.

내가 처음으로 기억하는 _____[믿음]을 느꼈던 시기는
_____이다.

내가 그렇게 느끼도록 내 삶에서 나에게 영향을 준 사람들은 다음과 같다:

가족 구성원 _____
_____

친구/동료 _____
_____

그 외 중요한 사람들 _____
_____

초등학교 시절 경험한 사람들 _____
_____

중학교 시절 경험한 사람들 _____
_____

고등학교 시절 경험한 사람들 _____
_____

대학/청년 시절 경험한 사람들 _____
_____

그 이후로 중요한 경험에 관련된 사람들 _____
_____

테이블의 다리

위에서 쓴 내용을 활용하여 테이블의 각 다리에 당신의 믿음을 뒷받침하기 위해 "채택"한 과거의 "증거"를 삽입해보자. 분노는 종종 폄하되거나 무력감을 느끼는 초기 경험과 관련이 있기 때문에, 그것을 설명하는 데 사용될 것이다. 예시를 잘 읽어보고, 다음 페이지에 제공된 빈 테이블을 사용하여 자신의 건강하지 않은 믿음의 구성 요소를 알아보자.

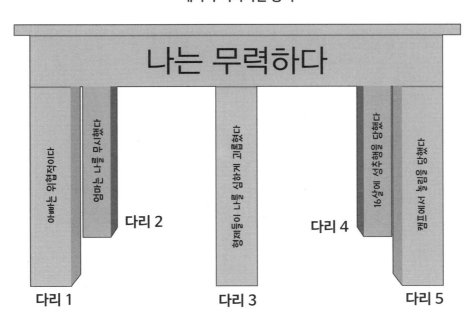

내가 무력하다는 증거:

다리 1: 아빠는 위협적이다

다리 2: 엄마는 나를 무시했다

다리 3: 내가 어렸을 때 내 형제들이 나를 심하게 때렸다

다리 4: 16살 때, 주변 사람으로부터 성추행을 당했다

다리 5: 초등학생 때 캠프에서 친구들로부터 멸시당했다

믿음의 구성요소와 나의 테이블

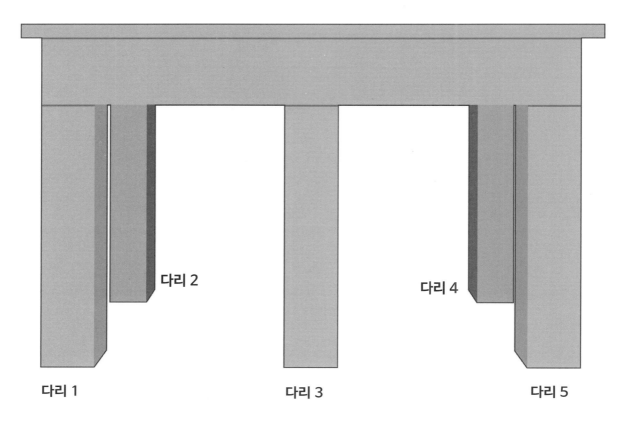

다리 1 다리 2 다리 3 다리 4 다리 5

내가 무력하다는 증거:

다리 1:

다리 2:

다리 3:

다리 4:

다리 5:

도구 7.14(B) : 건강한 믿음의 구성 요소 분석

이제 건강하지 않은 믿음을 형성하는 데 기여하도록 의미를 부여했던 경험들을 확인했으므로, 이번에는 대안적인 건강한 믿음을 뒷받침하는 증거에는 어떤 것이 있을지 생각해보자. 예를 들어, 당신이 힘을 얻었다고 느끼거나 영향력을 가지고 있다면, 당신은 무엇을 하고 있거나, 말하고 있거나, 또는 어떻게 되었을까? 다른 사람들은 어떻게 하고, 무엇을 말하고, 어떻게 되었을까? 다음 예시를 잘 읽은 다음 제시된 빈 테이블을 사용하여 건강한 믿음의 구성 요소를 생각해보자.

예시

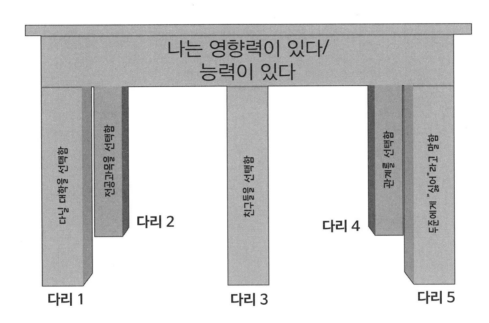

믿음의 구성요소가 담긴 나의 책상:

다리 1: 내가 다닐 대학을 선택했다

다리 2: 전공과목을 선택했다

다리 3: 친구들을 선택했다

다리 4: 연애 상대를 선택했다

다리 5: 두준에게 "싫어"라고 말했고, 그는 더 이상 내 인생에서 중요하지 않다

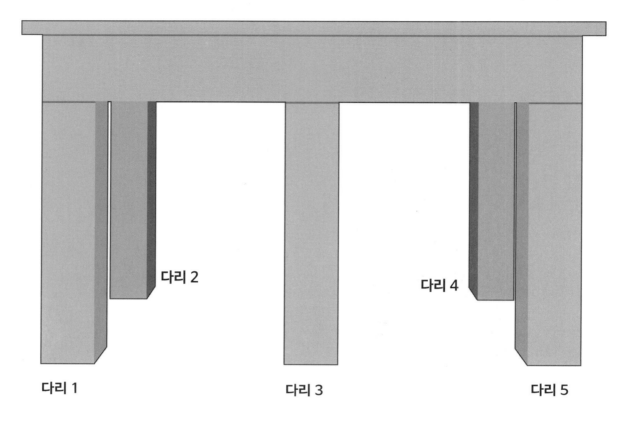

믿음의 구성요소와 나의 테이블

다리 1 다리 2 다리 3 다리 4 다리 5

나의 건강한 믿음을 지지하는 증거:

다리 1:

다리 2:

다리 3:

다리 4:

다리 5:

도구 7.15 : 지속적인 증거 기록

증거 기록은 우리의 인식을 높이고 대안적인 믿음을 강화하는 등 여러 가지 방법으로 도움이 될 수 있다. 다시 말하지만, 우리가 무엇을 기록하는지는 우리가 의미를 어떻게 부여하는지를 알려주는 데 도움이 된다.

이제 건강한 믿음에 대한 당신의 "테이블의 다리"를 확인했으므로, 당신은 구체적으로 무엇을 찾아야 하는지 알게 되었다. 당신이 구축하고 있는 건강한 믿음을 뒷받침하는 경험에 의도적으로 주의를 기울여보자. 여기에서는 원래부터 존재했지만, 당신의 생각을 걸러내는 오래된 믿음으로 인해 눈치채지 못했던 증거를 알아차려 볼 수 있다. 또한, 이전에는 없었던 새로운 증거를 찾아내는 연습을 당신의 치료자와 함께 해 볼 수도 있다. 의도적으로 주의를 기울여 보라는 것이 증거를 억지로 만들어내라는 뜻은 아니다. 증거가 아예 존재조차 하지 않으면 그것을 계산에 넣을 수는 없다. 단지, 당신의 필터 때문에 실제로 믿음을 뒷받침하는 것들을 무시하게 될 수 있다는 것이며, 따라서 열린 마음을 갖는 것이 중요하다는 것을 기억해야 한다.

아래 예를 잘 읽어보고 자신의 증거 기록을 시작해보자.

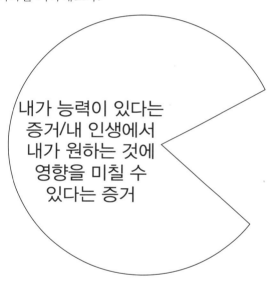

내가 능력이 있다는
증거/내 인생에서
내가 원하는 것에
영향을 미칠 수
있다는 증거

날짜	증거
6/13	운동하기로 선택함
6/14	친구에게 내 영화 취향을 말함
6/16	우리가 점심을 어디서 먹을지 정함
6/18	영수가 나에게 오라고 부추기던 파티에 가지 않고 집에 있기로 결정함
6/21	동물 학대에 항의하는 편지를 씀

내가 _____ (건강한 믿음) 할 수 있다는 증거

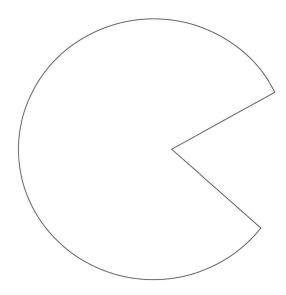

날짜	증거

도구 7.16 : 가치

분노는 우리의 가치와 관련이 있다. 분노가 항상 다른 사람이 "~했어야 한다"는 당위적 진술의 결과물이라는 것을 기억해보자. 우리는 자신의 가치와 맞지 않는 행동을 할때면 "~했어야 했어"라고 자신에게 말하며 죄책감을 느낀다. 남들이 우리 가치와 맞지 않는 행동을 하면 그들이 "~했어야 했다"며 화를 내게 된다. 그렇기 때문에 우리의 가치가 무엇인지 아는 것이 중요하다. 당신은 당신의 가치와 당신의 촉발요인 사이에 몇 가지 연결을 만들 수 있을 것이다. 사람들은 각자 어떤 것을 다르게 평가한다. 따라서 한 사람을 화나게 할 수 있는 일부 촉발요인이 어떤 사람에게는 조금도 영향을 미치지 않을 수도 있다. 다음 도구를 사용하여 당신의 가치를 식별하고 나열해보자. 예시를 참조한 다음 잠시 시간을 내어 자신의 가치를 신중하게 나열해보자.

나의 가치 – 예시

1. 친절
2. 정직
3. 교육
4. 환경보호
5. 권위 존중

나의 가치

1. _____

2. _____

3. _____

4. _____

5. _____

당신의 가치를 확인했다면, 특정한 가치가 위반되어 당신이 크게 분노한 사건과 그로 인한 "당위적 진술"의 연결을 시도해 볼 수 있다.

가치 모니터링 기록 - 예시

날짜	사건	위반된 가치	당위(~해야만 한다)
7/13	내 옆에 앉은 아이가 전자기기의 전원을 끄라는 승무원의 지시에 따르지 않았다	권위 존중	"그는 다른 사람들과 마찬가지로 비행 중에는 핸드폰을 꺼야만 한다."
7/10	영미가 나에게 그 영화는 보기 싫다고 말한 뒤 나를 빼고 다른 친구들과 영화를 보러 갔다	정직	"그녀는 내게 거짓말을 하지 말았어야 했다. 그들은 정말 나만 빼고 영화를 보러 갔다!"
7/13	아이에게 호통을 치는 여성을 봤다	친절	"그녀는 자기 아이에게 소리를 쳐선 안 된다."

나의 가치 모니터링 기록

날짜	사건	위반된 가치	당위

마지막 단계는 우리가 다른 사람들의 행동을 전혀 통제할 수 없지만 우리 자신의 행동은 100% 통제할 수 있다는 사실을 깨닫는 것이다. 그러므로 우리가 할 수 있는 일은 우리의 가치를 지키며 사는 것이다. 그러면 우리는 그러한 가치와 일치하는 결정을 내리는 데 능동적일 수 있다. 다음 기록을 사용하여 당신의 가치를 통해 확인한 당신의 행동을 모니터링해보자.

예시

날짜	가치	행동
4/21	친절	평소와 다르게 어머니께 감사를 표현했다
4/24	정직	친구가 시험을 보는데 부정 행위를 같이 하자고 하는 것을 거절했다

날짜	가치	행동

도구 7.17 : 용서

많은 사람들이 용서라는 말을 듣고 즉시 흥분이 가라앉을 수 있다. 여기에는 여러 가지 이유가 있을 수 있지만, 만약 당신이 그렇게 반응했다면 용서하는 것이 당신에게 도움이 될 수 있다는 신호일 수 있다. 나는 종종 사람들이 "용서, 그것은 영적인 것이다!"라는 말을 하는 것을 듣는다.

용서는 비록 영적인 요소를 포함할 수 있지만, 분노를 효과적으로 다루는 데 필수적인 도구이다. *분개*(감정적 단어)와 *용서할 수 없음*(영적 단어)은 본질적으로 같은 것을 의미한다. 어떤 수준에서든 우리가 유지하기로 선택한 분노는 이 범주에 속하며 건강에 해로운 상태를 유지하는 데 기여한다.

이 주제를 포괄적으로 다루는 것은 이 도구의 범위를 훨씬 벗어난다. 그러나 해소되지 않은 분노에서 용서의 역할을 확인하는 것은 회복의 강력한 도구가 될 수 있다. 대부분의 주요 종교들은 용서를 강조하고 있다. 왜 그럴까? 아마도 우리에게 좋기 때문일 것이다! 용서가 우리에게 좋다면 왜 그렇게 많은 사람들이 저항을 할까? 용서를 실천하지 않으려는 것에는 많은 왜곡된 생각이 관련되어 있다. 이들 중 일부를 식별하고 합리적으로 대응하는 것이 이 도구의 목표이다. 예시를 잘 읽은 뒤 직접 시도해보자.

용서 생각 기록 - 예시

용서를 못하게 하는 왜곡된 사고	합리적 반응
내가 그를 용서하면 그가 만족할 것 같아서 용서하지 않을 것이다.	용서는 그들을 위한 것이 아니라 나를 위한 것이다. 옛 속담에 "용서하지 않는 것은 내가 하루 한 방울씩 독을 삼키면서, 다른 사람이 죽기만을 기다리는 것과 같다."라는 말이 있다. 나에게 선택권이 있는 지금, 나는 그에게 내 삶에 대한 통제권을 계속 주지 않을 것이다.
용서는 그녀가 나에게 한 행동이 괜찮다고 말하는 것과 같다.	용서는 전혀 그런 뜻이 아니다. 용서는, 그녀가 한 행동은 그 일이 일어난 날처럼 여전히 용납할 수 없지만, 나는 나 자신을 위해 더 이상 그녀를 비난하지 않기로 선택했다고 말하는 것이다.
용서하고 잊어라 - 그러나 나는 내가 잊을 수 있다고 생각하지 않기 때문에 절대 용서할 수 없을 것이다	살면서 절대 잊지 못할 일이 있다. 사실 내가 잊는다면 과거로부터 교훈을 얻지 못할 수 있다. 내가 절대 잊지 않겠다는 것과 용서할 수 있는 것은 아무 상관이 없다.

내가 그를 용서한다는 것은 그를 다시 믿는다는 것이다. 절대 그럴 일은 없을 것이다.	용서는 과거에 관한 것이다. 신뢰는 미래에 관한 것이다. 나는 그를 용서할 수 있지만 다시 그를 신뢰하지는 않는다. 용서는 그의 행동에 관계없이 항상 나를 위해 건강한 것이지만, 신뢰는 그가 얻어내야 하는 것이다. 나는 용서할 수 있고, 동시에 그와 선을 그을 수 있다.
나는 용서할 준비가 되지 않았다 – 나는 기분이 내킬 때 용서할 것이다.	분노는 "당위성"에서 온다. 용서는 내가 그 당위성(~했어야 한다)을 포기하고자 하는 것을 의미한다. 따라서 내가 용서를 하기 전까지는 기분이 내킬 때가 오지 않을 것이다. 용서를 먼저 하고 난 다음에 그것을 느낄 수 있다.
그녀가 나에게 사과를 한다면 나는 그녀를 용서할 것이다.	그녀가 사과하면 그녀를 용서하기 더 쉬울 수 있지만, 그녀가 사과하지 않는다면 어떻게 될까? 그녀가 사과할 때까지 내가 내 자신을 더 나아지게 하지 않겠다고 한다면(아마도 그녀는 결코 하지 않을 것이다), 나는 그녀에게 계속해서 나를 비참하게 만들 수 있는 힘을 주게 되는 것이다. 나는 더 이상 그녀가 그렇게 하도록 두지 않을 것이다.
시간은 모든 상처를 치료 해준다. 나는 아무것도 할 필요가 없다. – 시간이 지나면 좋아질 것이다.	시간이 지나면 상황에 대해 좀 더 객관적으로 생각할 수 있게 되지만, 현실은 원한을 계속 품고 있을 수 있다는 것이다. 만약 시간이 모든 것을 해결한다면 아무도 화를 가지고 무덤까지 가지 않을 것이다. 내가 화를 무덤까지 가지고 가는 사람들 중 하나가 되고 싶지 않다면, 용서를 실제로 시작하고 참여해야 한다. 이것은 노력이 필요하지만 그만한 가치가 있다.

용서의 과정을 시작하지 못하도록 방해하는 자신의 왜곡된 생각을 확인하고 합리적으로 대응해보자.

용서 생각 기록

용서를 못하게 하는 왜곡된 사고	합리적 반응

용서의 과정을 시작하는 데 방해가 될 수 있는 생각을 확인했다면 당신은 시작할 준비가 된 것이다. 사람들은 여러 가지 방법으로 용서를 실천한다. 시작하기 위해 고려할 수 있는 몇 가지 방법은 다음과 같다.

용서를 가능하게 하는 방법들 – 예시

1. 일기 쓰기

2. 명상하기

3. 기도하기

4. 치료자 또는 신뢰할 수 있는 친구와 이야기하기

5. 성직자와 대화하기

6. 당신에게 잘못한 사람에게 '해야 한다'고 요구해보기

7. 수용 연습하기

8. 공감 시도하기

9. 종교 행사 참여하기

10. 봉사/지지 그룹에 참여하기

나의 용서 방법들

1. _____

2. _____

3. _____

4. _____

5. _____

6. _____

7. _____

8. _____

9. _____

10. _____

도구 7.18 : 적극적인 편지 쓰기

감정을 표출하는 데 도움이 되는 한 가지 방법은 적극적인 편지를 쓰는 것이다. 이 도구는 여러 가지 다른 형태를 취할 수 있으며 다양한 방법으로 사용할 수 있다. 이에 접근할 수 있는 한 가지 유용한 방법은 다른 목적으로 두 가지 편지를 쓰는 것이다. 첫 번째 편지는 *단순히 화난 감정*을 표출하기 위해 쓰는 것이다. 이것은 당신을 화나게 한 사람이 보기 위한 것이 아니다. 당신은 이 편지를 최대한 솔직하게 써야 한다. 당신에게 필요한 언어를 사용해보자. 이 편지의 내용은 종종 정중하지 않을 수도 있다! 그런 다음 치료자나 친구와 함께 편지를 검토해보자. 이 유형의 편지를 받는 상대방이 가치가 있는지 결정해보자. 가치가 있다고 판단했다면 새로운 의도로 편지를 수정해보자. 즉, 상대방이 받아들일 수 있다고 생각하는 방식으로 써보자. 특정 상황에서 진행하는 가장 좋은 방법에 대해 치료자와 상담해보자. 다음은 많은 사람들이 이러한 유형의 편지에 유용하다고 생각하는 형식이다. 이것은 단지 지침일 뿐이다. 당신에게 해당되지 않는 감정은 생략하고 포함되지 않은 감정이나 설명을 추가할 수 있다. 당신이 쓰기 편안한 방식의 언어를 사용해보자.

_____ 에게,

감정	적극적인 표현
분노	"내가 불만인 게 뭐냐면…" "내가 정말 싫어하는 게 뭐냐면…" "나를 좌절하게 하는 것이 뭐냐면…" "나를 화나게 하는 너의 행동이 뭐냐면…"
우울	"내가 슬플 때는…" "내가 상처받을 때는…" "내가 외로운 이유는…"
불안	"나를 무섭게 하는 너의 행동이 뭐냐면…" "내가 두려워하는 것은…" "내가 제일 걱정하는 것은…"
죄책감	"내가 미안한 부분은…" "내가 했어야 하는 행동은…" "내가 후회하는 부분은…"
사랑	"나는 너를 사랑해. 왜냐하면…" "감사해" "이해해" "나는 너를 존중해. 왜냐하면…" "내 인생에서 너가 필요해"

_____ 드림

추신: 내가 너한테 필요한 것은 _____

도구 7.19 : 자기 관찰

자기 관찰은 분노를 관리하는 데 사용하는 중요한 도구이다. 어떤 사람들은 분노가 0에서 60까지 2초 만에 올라가기도 하고, 다른 사람들은 점차적으로 분노가 쌓이는 것을 느낀다. 많은 사람들은 자신의 분노가 언제 격렬해지는지, 또는 분노 후에 자신이 어떤 행동을 하게 되는지 알지 못한다. 자기 관찰 도구는 자신의 감정과 행동을 보다 정확하게 관찰하는 방법을 배우는 데 도움을 줄 것이다. 감정과 행동을 관찰하고 기록하면 분노가 언제 나타나고 행동에 어떻게 영향을 미치는지 더 잘 알게 되므로 즉시 도움이 될 것이다. 자기 관찰은 쉽게 이뤄지지 않으며, 사실 대부분의 사람들은 자신이 실제 그런 것보다 자기 관찰을 더 잘한다고 믿는다.

자기 관찰에는 연습이 필요하다. 아마 자기 관찰을 시작하는 가장 쉬운 방법은 바꿀 필요가 없는 행동으로 시작하는 것이다. 어떤 사람들은 화장실에 가거나 양치질을 하거나 차에 타는 것으로 시작한다. *빈도*와 *기간*을 관찰하는 것으로 시작해보자. 즉, 그 행동을 얼마나 자주 하고 한번 하면 그 행동이 얼마나 오래 지속되는지를 관찰해보자. 어떤 사람들은 바꿀 필요가 있는 행동을 진지하게 인식하고 있는 반면, 다른 사람들은 그것에 대한 인식이 부족하다. 또한, 분노는 연속선상에서 경험되기 때문에, 일부 사람들은 "그것이 그렇게 나쁘지는 않았으므로" 분노를 "인식"하지 않을 수 있다. 누군가가 다이어트를 할 때 "그 케이크 한 입은 단지 한 입에 불과했으니까 중요하지 않아"라고 말할 수 있는 것처럼, 분노를 다루는 사람들은 종종 분노의 "작은" 표현은 무시한다. 그렇게 함으로써, 그들은 분노를 관찰하는 것에서 객관성을 잃는다. 한 가지 유용한 전략은 당신이 신뢰하고 자주 시간을 보내며 당신을 도와줄 수 있는 사람을 참여시키는 것이다. 당신의 자기 관찰 노력과는 별도로 그 사람에게 당신의 행동을 관찰하도록 요청하고 주말에 그의 기록을 당신의 기록과 비교해보자. 그 사람의 기록과 당신의 기록 사이에 큰 차이가 있다면, 이것은 당신이 당신의 행동을 정확하게 관찰하지 못한다는 신호이다.

마지막 팁은 발생하는 행동을 기록하는 방법을 찾는 것이다. 많은 사람들이 사건을 기록하는 것을 잊지 않기 위해 항상 휴대하는 스마트폰 또는 기타 전자 기기를 사용한다. 만약 당신이 행동을 관찰하는 데 익숙해진다면, 당신의 분노 자체를 관찰하기 시작할 수 있을 것이다. 아래의 예시를 검토하고 다음 페이지에서 직접 시도해보자.

자기 관찰 기록 – 예시

날짜	행동	빈도	지속시간
7/2	화를 잘 낸다	2배	5분, 2분

분노 감정 모니터링 – 예시

날짜	사건/촉발요인	강도	지속 시간
12/3	상사가 혼냄	8	20분

자기 관찰 기록

날짜	행동	빈도	지속 시간

분노 감정 모니터링

날짜	사건/촉발요인	강도	지속 시간

도구 7.20 : 진정을 위한 전략

아기가 울 때, 아기를 진정시키기 위해 가장 자주 사용하는 방법은 무엇인가? 따뜻한 우유, 어머니의 품, 또는 포근한 담요. 모두 진정시키는 방법이다. 우리가 어렸을 때, 우리의 욕구를 충족시키고 우리를 달래 줄 방법을 찾는 것은 부모님의 일이었다. 성인으로서, 자신을 달래는 방법을 찾는 것은 우리의 일이다. 그리고 분노가 최고조에 달할 때가, 이것은 종종 어려운 일이지만, 가장 필요한 때이기도 하다

진정시키는 전략은 우리의 생리적 각성을 감소시킨다; 이 전략은 우리를 진정시킨다. 예를 들면 따뜻한 물에 몸을 담그기, 마사지 받기, 따뜻한 차 한잔 마시기, 잔잔한 음악 듣기, 향초 피우기 등이 있다. 화난 감정과 씨름하는 많은 내담자들은 감정에 굴복하고 자신이 처한 상황에서 자신이나 다른 사람에게 상처를 주는 방식으로 행동한다. 왜냐하면 그들은 "흥분"할 때 스스로를 충분히 진정시키는 방법을 배우지 못했기 때문이다. 진정시키거나 진정 효과가 있을 수 있는 행동을 당신의 대처 기술 목록 중에서 생각해보고 당신이 가장 선호하는 다섯 가지를 나열해보자. 필요한 경우 친구, 가족 또는 전문가의 도움을 받을 수 있다. 이를 미리 브레인스토밍(이리저리 생각해보기)을 한다면 흥분이 고조될 때 사용할 수 있는 대안을 제공하고 미래에 발생할 엄청난 결과를 방지할 수 있다.

나의 진정 전략

1._____

2._____

3._____

4._____

5._____

도구 7.21 : 순간을 나아지게 하기

격렬하고 참을 수 없어 보이는 분노 감정을 경험하는 사람들이 효과적으로 대처하는 데 중요한 부분은 단순히 "폭풍우를 견디는 것"이다. 어느 순간이 되면 목표는 자기 성장이 아니라 단순히 생존이며, 이는 즉, 자신에게 상처를 주는 방식으로 분노에 대처하지 않고 살아남는 것이다. 변증법적 행동치료의 창시자인 Marsha Linehan은 "지나가는" 능력의 중요성에 대해 썼고 "순간을 나아지게 하기(**IMPROVE**)"에 대한 몇 가지 방법을 설명하는 약어를 만들었다. 약어(Linehan, 1993)는 다음과 같다:

Imagery 진정이 되는 상상/이미지화
Meaning 의미찾기
Prayer 기도
Relaxation 이완
One thing in the moment 현재에 몰입
Vacation 휴가
Encourage 격려

분명히 이들 각각에 대해서 많은 응용 방법이 있다. 내가 분노했을 때 쓸 수 있는 구체적인 이완 운동(좀 더 마음챙김에 기반한)은 다음과 같다:

- 신체의 어느 부분에서 분노를 느끼는지 주의를 기울여보자.
- 횡격막으로 세 번 숨을 들이쉬고 내쉬어보자. (복식호흡 3번)
- 숨을 내쉴 때마다 몸에서 분노를 내보내는 숨을 생생하게 마음속에 그려보자.
- 숨을 내쉴 때마다 다음을 암송해라:
  - "내가 분노에서 자유로워 지기를."
  - "내가 고통에서 벗어날 수 있기를"
  - "내가 평안하기를"

이 유형의 연습은 모든 사람에게 적합한 것은 아니다. **IMPROVE** 약어를 지침으로 사용하여 각 영역에서 도움이 될 수 있다고 생각되는 전략을 생각해보자.

Imagery 상상/이미지화 _____

_____

Meaning 의미찾기 _____

_____

Prayer 기도 _____

_____

Relaxation 이완 _____

_____

One thing in the moment 현재에 몰입 _____

_____

Vacation 휴가 _____

_____

Encourage 격려 _____

_____

도구 7.22 : 주의 분산

대처 기술이란 '*문제를 해결하기 위해 사용하는 모든 해결책*' 으로 정의할 수 있다. 대처 기술은 건강한 것부터 건강하지 않은 것까지 연속적으로 존재한다. 일부 대처 기술은 특정 문제에는 도움이 되지만 다른 문제에는 도움이 되지 않는다. 대처 기술의 한 가지 특정 유형에는 *주의 분산 기술*이 있다.

주의 분산 기술은 다른 생각을 하게 하는 대처 기술로 정의될 수 있다. 예를 들면 10까지 세기, 친구에게 전화하기, '가'부터 '하'까지 읊기, 음악 듣기나 TV 시청(가사나 줄거리를 따라가야 한다) 등이 있다. 이러한 기술은 한 번에 한 가지씩 생각할 수 있다는 원리를 기반으로 한다. 당신의 생각은 두 가지 이상의 생각 사이를 오가거나, 또는 회오리바람처럼 머리를 소용돌이칠 수는 있지만, 당신은 한 번에 한 가지만 생각할 수 있다.

때때로 사람들은 자신이 바꿀 수 없다고 느낄 정도로 질주하거나 "잔뜩 엉켜 있는" 생각을 가지고 있다. 이 경우 이를 평가하려고 시도하기보다는 단순히 주의를 분산시키는 것이 도움이 될 수 있다. 이것이 당신을 자극하는 촉발요인에 대한 생각을 바꾸는 데에 도움이 되지는 않지만, 격렬한 순간으로부터 당신의 마음을 쉬게 할 수 있다. 어떤 사람들은 생각을 머릿속에서 반복해서 재생되고 있는 테이프로 본다. 주의를 분산시키는 것은 당신이 느끼고 있는 감정의 강도를 낮추기 위한 마음 속의 "채널 변경"과 유사할 수 있다.

주의 분산을 항상 사용한다면, 사실상 건강하지 않은 형태의 회피에 불과할 것이다. 그러나 선택적이고 전략적으로 사용한다면, 주의 분산 기술은 자신을 진정시키고 문제에 더 효과적으로 대처할 수 있을 때까지 폭풍을 헤쳐 나가는 데 도움이 되는 강력한 방법이 될 수 있다. 본질적으로 생각을 필요로 하는 몇 가지 대처 기술을 고려하고 주의를 분산하는 기술 목록을 작성해보자.

나의 주의 분산 기술

1. _____

2. _____

3. _____

4. _____

5. _____

도구 7.23 : 타임아웃 "일시정지"

이 도구에는 새롭거나 독창적인 것은 없다. 사실, 사람들은 아마도 수세기 동안 타임아웃 기술을 사용해 왔을 것이다. 그것은 가장 일반적으로 어린이의 행동을 교정하는 것과 관련이 있지만, 성인에게 분노를 관리하는 가장 중요한 전략 중 하나가 될 수도 있다. 필요한 순간에 이 기술을 사용하지 않으면 감정적으로 상처받고, 관계에 금이 가고, 재산을 잃거나 감옥에 가는 결과를 가져올 수 있다

많은 사람들은 "분노의 그 순간"에 있지 않을 때엔 이것이 얼마나 도움이 될 수 있는지를 알고 있지만, 정작 타임 아웃이 필요할 때에는 사용하지 못한다. 이 도구를 사용하려면 자기 관찰을 포함하여 이전 도구에 어느 정도 숙달되어야 한다. 내가 얼마나 화가 났는지, 또는 나의 역기능적 생각에 의한 분노행동이 무엇인지 알지 못하면, 타임아웃을 하기엔 이미 늦을 때까지 그 타이밍을 깨닫지 못할 수 있다. 이러한 이유로 자신의 분노 유형에 대한 인식이 중요하다.

예를 들어, 당신이 시간이 지날수록 천천히 분노가 쌓이는 사람이라면, 당신은 다른 사람들보다 타임아웃 시간을 길게 미룰 수 있는 여유가 있을 것이다. 반대로, 당신이 몇 초 만에 "0에서 60"까지 갈 수 있는 충동적인 사람이라면, 당신의 분노가 1 또는 2 수준이라는 것을 인식하는 즉시 타임아웃을 갖는 것이 더 중요할 것이다.

다음은 타임아웃을 위한 몇 가지 팁이다.

할 것

원치 않는 결과를 초래할 수 있는 행동을 하기 전에 기분을 상하게 한 상황에서 벗어나라.

감정이 가라앉을 만큼 충분한 시간동안 자리를 비워라. 어떤 경우에는 한 시간이 될 수도 있다. 또 다른 상황에서는 하루 이상 떨어져 있어야 할 수도 있다.

가장 먼저 주의를 분산시켜라. 더 명확하게 생각할 수 있도록, 신체적 각성 수준을 낮추는 데 도움이 될 수 있는 '다른 것에 대해 생각하기' (주의분산)에 힘써라. 스스로에게 "이것에 대해 생각하지 말자"라고 말하지 않는 것이 중요하다. 그렇게 하면 계속 생각할 것이기 때문이다. 차라리, 당신이 다른 생각을 할 수 있는 것들을 찾아라. 예를 들어 휴가 계획, 인터넷 검색, 100까지 세기, 주의를 요하는 영화, 축구 경기 또는 당신이 몰두할 수 있는 다른 시각적 활동이 포함된다.

만약 당신이 집중할 수 없다면, 신체적인 활동을 해보자. 정원에서 산책하기, 달리기, 자전거 타기 등 어느 신체 활동이나 도움이 될 것이다.

일단 당신이 진정되고 나서, 상황을 해결하기 위해 합리적으로 생각하려고 노력해라.

필요한 경우, 친구나 신뢰할 수 있는 사람에게 상의해라.

확인을 받아라. 당신의 감정을 확인하고 당신의 감정이 어디에서 왔는지 이해하고 대응하는 방법을 건설적으로 격려할 수 있는 사람을 찾아라.

하지 말 것

타임아웃 중에는 술이나 약물을 사용하지 말아라.

당신의 "해야만 한다"를 부추기는 "예스맨"을 찾지 말아라. 이 사람들은 처음에는 도움을 주는 것처럼 보이지만 "불난 집에 기름 붓기"처럼 이미 화난 나를 더 화나게 만들 뿐이다. 이것은 우리가 원하거나 필요로 하는 사람과 지속적인 관계를 유지하는 것에 도움이 되지 않는다.

처리해야 하는 상황을 완전히 피하기 위한 핑계로 타임아웃을 사용하지 말자. 타임아웃의 목적은 일시적으로 당신을 멈추고, 나중에 돌아가서 상황을 처리할 수 있도록 하는 것이지, 영구적으로 피하는 것이 아니다. 많은 사람들이 이러한 상황을 처리하지 않고 지나가려고 하지만, 그렇게 하면 갈등이 해결되지 않고 분노가 계속 끓어오르게 된다.

위의 '할 것'과 '하지 말 것' 중 내게 가장 중요하다고 느끼는 점: _____

_____

_____

도구 7.24 : 행동 대처 카드

이 도구는 행동 *대처 카드*라고 부른다. 이 카드를 만들기 위해서는 건강하지 않은 대처 기술(도구 7.4 참조)을 인식하는 것이 가장 좋다. 현재 상황을 검토하고 건강하고 새로운 대처 기술을 정독해보자(도구 7.8). 그리고 현재 상황에서 대신 사용할 수 있는 세 가지를 선택해보자. 이것들은 당신의 타임아웃 기술, 진정을 위한 전략, 주의 분산 기술 또는 당신이 도움이 될 수 있다고 식별한 그 밖의 모든 것에서 나올 수 있다. 이 카드들은 "분노의 그 순간"에 사용되어야 하기 때문에 감정적으로 혼란스러울 때 자신을 압도하지 않도록 간단명료하게 하는 것이 가장 좋다. 다음 예시를 참조한 다음 직접 작성해보자. 아래 카드는 이것이 어떻게 생겼는지 보여주고 채우는 연습을 하기 위해 제공되지만, 3x5 크기 카드로 만들어서 당신에게 가장 도움이 될 곳에 전략적으로 배치해두는 것이 가장 좋다 (예를 들어 당신이 운전 중에 분노를 잘 느끼는 경우, 자동차 계기판에 항상 행동 대처 카드를 올려놓는다).

다음에 내가 화가 날 때마다 나는:

1. 러닝머신을 뛰겠다. _____

2. 타임아웃을 가진다/ 베개에다 소리지른다. _____

3. 분노의 편지를 쓴다 – 아무에게도 보내지 않고 치료자에게 가져간다. ____

나의 대처카드

다음에 내가 화가 날 때마다 나는:

1. _____

2. _____

3. _____

도구 7.25 : 인지 신호 카드

이 도구는 약간 다른 목적을 가진 카드다. 대처 카드와 달리 신호 카드는 행동을 기록할 필요는없다. 이것은 당신의 마음가짐에 관한 것이다. 당신에게 와 닿은, 주어진 상황에서 당신이 사용한 합리적인 반응(도구 7.9)을 선택하라. 더 나은 방법은, 더 깊은 수준에서 의미를 다시 부여해서 "테이블의 다리"(도구 7.14A) 중 하나를 없애 보는 것이다. 제공된 예시의 형식을 사용해보자. 그런 다음 자신의 것을 완성해보자. 여기에서 연습한 후 실제 3x5 카드를 만들어서 전략적으로 어디에 두는 것이 좋을지 고려해보자.

> 상사가 나를 혼냈다고 해서 내가 완전히 무력해지는 것은 아니다. 나는 내 삶의 많은 영역을 통제할 수 있다. 내가 중요치 않은 사람에게 화를 낸다면, 그들이 이기게 하는 것이다. 보복하지 않는 것은 나약함의 표시가 아니라 강함과 자제력의 표시이다. 그 사람은 더 이상 내가 어리석은 짓을 할 정도로 나를 열받게 할 힘이 없다.

나의 신호 카드

CHAPTER 8

중독성 행동과
나쁜 습관들

한서윤

흔한 믿음
- 불충분한 자제력
- 결함
- 실패

흔한 왜곡
- 합리화

흔한 자동 생각
- "당장 가져야만 해."
- "기다릴 수 없어."
- "난 자제력이 없어."
- "나는 만족감을 미룰 수 없어."

흔한 감정
- 욕구의 증가
- 생리학적인 아드레날린 급증(adrenaline rush)
- 소신의 감소

흔한 행동
- 충동적인(계획되지 않은) 물질 사용
- 난잡한 성행위
- 폭식 또는 기타 "감정적 섭식"
- 난폭 운전, 흥청망청 쇼핑하기/돈 쓰기
- 기타 자해 행동

도구 8.1 : 촉발요인 확인하기

사람들은 다양한 이유로 "충동적" 그리고 "중독성" 행동에 참여한다. "중독성(addictive)"이라는 용어는 그 사용에 대해 여전히 약간의 논쟁이 있기 때문에 따옴표로 표시해 놓았다. 예를 들어, 물질에 중독된 사람들과 "도박 중독"으로 고통 받는 사람들의 뇌 스캔은 몇 가지 중요한 면에서 다르다. 그러나 치료 방법은 상당히 유사하다. 중독성 또는 기타 충동적인 행동을 하는 동기로는 빠른 "기분이 좋아지는" 반응, 통제를 유지할 필요, 수치심에 기반한 감정을 조절하려는 시도 등이 포함된다. 이를 이해하면 때때로 촉발요인에 대한 통찰력을 얻을 수 있다. 다음 도구를 사용하여 일부 촉발요인을 식별하는 데 도움이 될 수 있는 질문에 답해보자.

내가 마지막으로 충동적으로 행동했던 때는 다음과 같다:

_____

_____

나는 이러한 것들에 대한 반응으로 그렇게 행동했다:

_____

_____

내가 충동적으로 행동했던 때의 주제들을 보면 다음과 같다:

_____

_____

중독성 행동 또는 나쁜 습관을 하기 전 나의 감정은 다음과 같다:

_____

_____

중독성 행동이나 나쁜 습관을 하기 전 또는 그 직전에 내 주위에 있었던 사람들은 다음과 같다:

_____

_____

중독성 행동/나쁜 습관에 대한 나의 촉발요인

1. _____

2. _____

3. _____

4. _____

5. _____

도구 8.2 : 감정 확인하기

감정은 인간이 경험하는 다양한 유형의 감정 상태를 기반으로 하여 별개의 "감정 그룹"으로 설명되어왔다. 이전 도구들과는 달리, 충동적 또는 중독적인 행동은 다른 다양한 감정 그룹의 영향을 받을 수 있다. 일반적으로 중독성 행동이나 나쁜 습관을 유발하는 다음 감정 중 하나를 선택하거나 나만의 표현을 생각해보자. 그런 다음 아래 연속으로 5개를 나열해보자. "1"은 가장 덜한 초조감이고 "5"는 가장 심한 초조감이다.

불안정한

충동이 드는

초조한

무력한

갈구하는

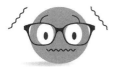

스트레스 받는

좌절감이 드는

부끄러운

가장 약한 강도의 감정	1. _____
	2. _____
	3. _____
	4. _____
가장 강렬한 감정	5. _____

도구 8.3 : 중독과 관련된 사고 식별하기

다음 질문은 중독과 관련된 당신의 왜곡된 생각을 파악하는 데 도움을 주기 위해 고안되었다. 이러한 생각들은 종종 충동조절, 강한 감정을 참지 못하는 것 또는 어떤 형태의 중독성 행동을 하고 싶은 욕구와 연관될 수 있다.

_____이 발생했을 때, 그리고 내가 _____를 느낄 때,
　　　　　(촉발요인)　　　　　　　　　　　　　　　　　　　　　　　　　　　　　　(감정)

나는 주로 나 스스로에게 어떤 말을 하는가?

_____

_____

내가 만약 만화 속에 있다면, 내 머리 위의 말풍선에는 어떤 말들이 있을까?

_____

_____

내 머릿속에 나의 모든 생각을 녹음하는 녹음기가 있다면, 누군가가 재생 버튼을 눌렀을 때 무슨 말이 나올까?

_____

_____

충동적인 감정과 함께 찾아오는 생각을 기록해보자.

_____

_____

생각/감정 인식 기록 – 예시

나는 … 라고 느낀다	왜냐하면 나는 … 라고 생각하기 때문이다
복수심에 불타는	그녀가 날 화나게 했으니 욕해도 괜찮아.
조급한	난 저걸 반드시 지금 가져야겠어.
의욕 없는	속상하니까 폭식을 해도 괜찮아 – 음식이 날 달래 줄 것이고, 다른 건 전혀 도움이 안 될 거야. 이런 기분을 참을 수 없어.

생각/감정 인식 기록

나는 ... 라고 느낀다.	왜냐하면 나는 ... 라고 생각하기 때문이다.

도구 8.4 : 건강하지 않은 대처 리스트를 만들기

대부분의 사람들은 빨리 기분이 좋아지기를 원할 때 일련의 표준적인 "자동적인" 대처 방법을 고안한다. 아마도 당신은 *자동조종장치(autopilot)*라는 용어를 들어보았을 것이다. 이는 어떤 면에서는 편리하지만 종종 도움이 되지 않는, 이전과 똑같은 낡은 방법으로 되돌아가는 것을 말한다. 대개 이러한 행동은 과거에 "효과가 있었지만" 더 이상 작동하지 않는다. 또한 일부는 단기적으로는 효과가 있을 수 있지만 장기적으로 문제를 악화시킬 수 있다. 술, 마약, 난잡한 성행위, 지출, 쇼핑 등을 예로 들 수 있다. 이러한 충동이 밀려올 때 사용할 건강한 기술을 찾기 전에, 당신이 시도했지만 효과가 없었던 방법의 목록을 작성해보라. 이것은 단순히 당신에게 중독성이 있거나 충동적이거나 나쁜 습관을 구성할 수 있는 행동을 평가하고 알아보는 것을 의미한다.

나의 중독 알아보기

내가 마지막으로 중독성, 충동적 또는 습관적 행동을 했을 때는 다음과 같다:

_____

_____

다음과 같은 이유로 이 행동이 중독이나 나쁜 습관이 되었다고 생각한다:

_____

_____

내가 치료 목표로 삼을 행동, 나쁜 습관 또는 중독은 다음과 같다:

_____

_____

나는 습관이나 중독이 이때 처음 시작되었다고 생각한다:

_____

_____

나는 (얼마나 자주) 이 행동을 한다: _____

내가 주로 행동을 하는 곳은 다음과 같다:

_____

행동을 하기 전에 자주 느끼는 감정은 다음과 같다:

_____

내가 이런 식으로 행동하고 싶게 나를 자극하는 사람은 다음과 같다:

_____

_____

내가 그 행동을 할 때 종종 이런 상황이었다:

_____

_____

도구 8.5 : 결과의 재인식

나쁜 습관과 중독을 포함한 모든 건강에 해로운 대처 기술은 단기적으로 "효과가 있다". 우리는 이로부터 무언가를 얻으며, 그게 아니라면 우리는 그 행동을 계속 하지 않을 것이다. 하지만, 이 책에서 어느 정도의 행동을 "건강한 것" 또는 "건강하지 않은 것"으로 결정하는 데 사용한 기준은 그 행동이 장기적으로 어느 정도의 결과, 즉 DSM(정신과 진단기준 매뉴얼)에서 기능적 손상이라고 부르는 결과를 초래하는지 여부이다. 이 도구를 완성하면서 이 습관이 신체적, 감정적, 관계적, 영적, 재정적, 직업적으로 어떻게 당신을 해쳤는지 스스로 물어보라. 예시를 훑어본 다음, 당신이 씨름중인 모든 습관이나 중독을 나열해보고, 이로 인한 현재 또는 미래의 결과 또한 적어보라.

자동 조종 대처 기술 (습관)	현재 또는 과거의 부정적 결과
술	내가 매달 집세나 배움에 쓸 수 있었을 10만원을 술 마시는 데 낭비함 내 배우자를 화나게/속상하게 함 나와 절연하겠다고 부모님이 협박함
마리화나	축구팀에서 출전정지 당함 돈이 많이 들어감 4년 연속 성적이 떨어짐 직업을 잃음

결과 인지 기록

자동 조종 대처 기술 (습관)	현재 또는 과거의 부정적 결과

도구 8.6 : 인지행동치료 사슬(CHAIN) 분석

이제 이전에 다룬 도구들이 진가를 발휘할 때이다. 여기에서 모든 것을 통합해볼 수 있다. 이전 도구에서 다룬 기술들을 익혔으므로, 충동적으로 행동하려는 욕구를 유발하는 삶의 특정 상황이나 촉발 요인을 찾아보자. 당신이 가졌던 구체적인 생각, 경험한 감정, 당신이 한 선택, 그리고 그러한 선택의 결과를 식별할 수 있는지 확인해보자.

다음 도구를 사용하여 특정 상황에서의 반응을 순서대로 분석해보자. 또한, 자신의 감정을 0–10의 척도로 평가해보자. 0은 "없음"이고 10은 "최고 강도" 이다. 예를 들어, "안절부절 못함"을 식별했고, 그것이 지금까지 느껴본 것 중 가장 안절부절 못한 정도였다면, 항목은 "안절부절 못함–10"과 같이 표시할 수 있다.

이러한 작업을 충분히 수행하면 패턴을 식별할 수 있게 되고, 회복을 위한 강력한 통찰력을 기르게 된다.

사슬 분석

사건 (촉발요인)	합리화하는 생각	감정	습관 행동	결과

이것은 아주 간단하다. 물질사용이나 다른 습관 행동으로 인해 발생된 원치 않는 결과들을 돌아볼 때, 당신이 얻을 수 있었을 다른 대안적 결과는 어떤 것이 있었을까? 앞으로 올 미래에 원하는 결과는 무엇인가?

미래에 비슷한 상황에서 만들고 싶은 결과:

1. _____

2. _____

3. _____

4. _____

5. _____

도구 8.8 : 새로운 대처 기술

이제 이러한 많은 결과를 방지하고 싶다는 것을 알았으니, 원하는 결과를 만들기 위해 해당 촉발요인에 대응하여 행동을 어떻게 바꾸어야 할까? 이 도구를 이용해 미래의 갈망과 충동을 관리하기 위해 당신이 선택할 수 있는 일반적인 옵션(선택지)들을 브레인스토밍(이리저리 생각해보기) 할 수 있다. 여기에 당신이 생각할 수 있는 한 많은 대처 기술을 적어보라. 이후에 나올 도구의 카드는 상황에 따라 다르다.

다음에 습관적인 행동을 하고 싶은 유혹을 느낄 때 시도할 수 있는 대처 기술:

1._____

2._____

3._____

4._____

5._____

도구 8.9 : 중독 또는 습관과 관련된 생각에 도전하기

건강하지 않은 행동을 인식하면서도 계속 하게 되면 회복에 거의 도달하지 못하는 것과 마찬가지로, 왜곡된 생각을 인식하지만 바꾸지 않는 것 또한 우리를 꼼짝 못하게 한다. 여기 특정한 허가하는 생각(자신에게 하는 변명)을 찾아내고 허가하는 생각에 도전하는 합리적 반응 목록을 만들 수 있는 기회가 있다. 이것은 종종 이 행동이 어째서 괜찮지 않은지를 스스로에게 상기시키는 것으로 구성된다. 예시를 살펴보고 직접 시도해보자.

생각 기록 - 예시

허가하는 생각	합리적 반응
그녀가 나를 화나게 했으니, 장문의 비난 메세지를 날려도 괜찮아.	(장문의 비난 톡을 날리는 건) 괜찮지 않아. 나는 건강한 관계를 만들기 위해 노력 중이야. 나는 화가 났지만 이런 식으로 행동하는 건 나에게 상처를 주고 내 목표를 망칠 뿐이야.
나는 지금 당장 그 새로운 게임을 사야만 해.	난 그걸 원하지만, 꼭 필요하진 않아. 우린 치료비가 필요해. 우린 그걸 감당할 수 없어. 난 그냥 지나칠 수 있어.
속상하니까 폭식을 해도 괜찮아. 음식이 날 달래 줄 거고, 다른 건 전혀 도움이 안 될 거야. 이런 기분을 참을 수 없어.	어떤 이유에서든 폭식은 괜찮지 않아. 난 이전보다 격렬한 감정을 더 잘 참을 수 있어. 난 폭식하고 나면 나 자신을 더 미워할 거야. 살찐 것처럼 느낄 거야. 우울하다고 느낄 거야. 나는 사용할 수 있는 다른 대처기술을 가지고 있어.

생각 기록

허가하는 생각	합리적 반응

도구 8.10 : 충동에 대한 재검토

이제 자신의 생각에 도전을 시도했으므로, 몇 분 동안 그 느낌을 곰곰이 되돌아보자. 욕구나 갈망이 어떤 식으로든 줄어들었는지 스스로에게 물어보자. 만약 그랬다면, 새로운 생각 전과 후의 강도가 얼마나 달라졌는가? 완전히 새로운 감정을 느끼고 있는가? 어떤 합리적 반응이 당신의 감정에 가장 큰 영향을 미치는 것 같은가? 가장 영향이 적은 것은? 이 도구를 사용하여 차이점을 조사한 다음 당신의 관찰 내용을 기록해보자.

자동 사고	처음 느낌	강도

합리적 반응	현재 느낌	강도

나의 관찰:

_____

_____

_____

_____

_____

도구 8.11 : 합리적 반응을 포함한 사슬 분석

아래의 사슬 분석 도구에 합리적인 반응을 함께 기록하여 새로운 생각이 감정에 미친 영향을 확인해보자. 새로운 감정의 강도를 평가해보자. 예를 들어, 당신은 여전히 갈망을 경험하고 있을 수 있지만, 초기 자동 사고 후 욕구 수준이 "10"이고, 합리적인 반응 후에 "6"이었다면, 이는 새로운 생각이 영향을 미쳤다는 것을 의미한다. "이전에도 이렇게 생각하고 싶었고 지금도 이렇게 생각하고 싶어요. 새롭게 생각해봐야 아무런 소용이 없어요"라고 흑백 사고로 말하지 않도록 노력해보자. 변화된 사고, 감정 및 행동이 현재 및 미래의 결과에 어떻게 영향을 미칠 수 있는지 확인해보자.

사건	자동 사고	감정	행동	결과
	합리적 반응	새로운 감정	새로운 행동	새로운 결과

도구 8.12 : 핵심 믿음을 식별하기 위한 하향 화살표 기법

다시 말하자면, 핵심 믿음은 우리가 정보를 처리할 때 필터 역할을 하는 깊이 뿌리내린 믿음이다. 우리의 모든 왜곡된 생각은 하나 이상의 해로운 믿음의 산물이다. 이 기술은 왜곡된 생각의 밑바닥에 있는 핵심 믿음에 이를 때까지 우리에게 생각을 하도록 하고 "그것이 사실이라면 나에게 어떤 의미가 있을까?"라고 계속 질문하도록 요구한다. 이를 돕기 위해 많은 사람들이 일정 기간 동안 치료자의 도움이 필요하다는 것을 기억해야 한다. 아래 예를 참고하고, 당신의 자동 사고 중 하나를 사용하여 직접 시도해보자.

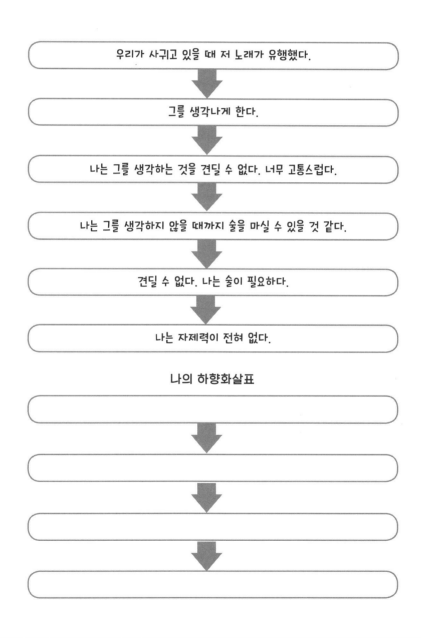

믿음은 쌍으로 온다는 것을 기억해야 한다. 나는 워크숍과 회의에서 이를 종이와 같다고 가르친다. 종이는 원래 앞면과 뒷면이 있다. 식별한 각각의 해로운 믿음에 반대되는 대안적 믿음도 있다. 이 도구에서는, 자신만의 언어로 대안적인 건강한 믿음을 형성하는 것을 연습해 볼 수 있다. 그런 다음 백분율을 사용하여 핵심 믿음에 비해 대안적 믿음을 얼마나 믿는지를 평가하라. 이것들은 회복 과정에서 앞으로 나아갈 때 당신의 믿음 변화를 측정하기 위해 이후에 나올 도구에서 사용된다.

믿음 측정
예시

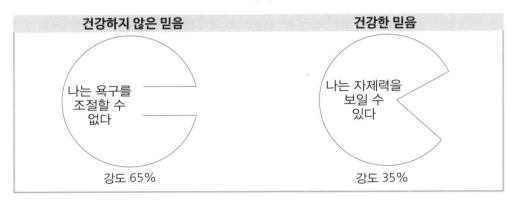

믿음에 대한 강도 측정하기

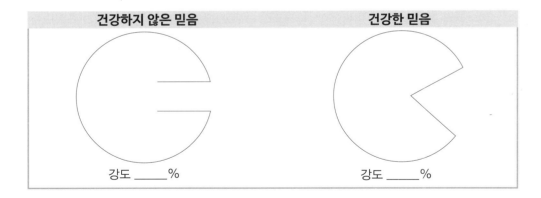

믿음의 구성 요소 알기

이제 적어도 하나의 건강에 해로운 믿음과 대안적 건강한 믿음을 알게 되었으므로 다음 단계는 믿음의 구성 요소라고 불리는 것을 식별하는 것이다. 건강에 해로운 믿음의 구성 요소를 알기 위해서는 시간을 거슬러 올라가면 도움이 될 수 있다. 이러한 믿음이 처음에 어디에서 왔는지 보자. 앞으로 나아갈 수 있도록 믿음을 바꾸는 작업을 하려면 현재의 대안적 믿음을 정의하는 방법을 알아내야 한다.

믿음은 우리가 인생의 사건이나 경험에 부여한 의미에 의해 형성된다. 그런 다음 이러한 경험은 우리의 믿음을 뒷받침하는 "증거"가 된다. 사람마다 어떤 "데이터"를 "증거"로 채택하느냐는 다르기 때문에 "증거"는 따옴표로 표시하였다. 당연하게도, 다른 삶의 경험을 해 온 사람들은 다른 믿음을 개발할 가능성이 더 높을 것이다. 모든 사람의 삶의 경험은 어떤 면에서는 독특하지만, 임상가들이 마주하는 또 다른 현상은 일부 내담자가 매우 유사한 배경을 가지고 있지만 다른 유형의 믿음을 발전시킨다는 것이다. 경험 자체가 비슷했을지라도 그 경험에 부여된 의미가 상당히 다를 수 있다는 것이다.

인지 치료 아카데미(Academy of Cognitive Therapy)의 레슬리 소콜(Leslie Sokol)은 믿음을 테이블에 비유한 시각 자료를 공유해주었다. 테이블이 그것을 지지하기 위해 다리가 필요한 것과 마찬가지로, 믿음에도 유사한 지지 구조가 필요하다. 삶의 경험은 그에 부여된 의미를 기반으로 이러한 믿음을 뒷받침하는 "증거" 역할을 한다. 따라서 이 도구에서 "테이블의 다리"는 믿음을 뒷받침하기 위해 내면화하는 증거를 나타낸다.

이 시각자료는 다양한 방법으로 사용할 수 있다. 건강하지 않은 핵심 믿음(예를 들어, 하향 화살표 기법에서 확인한 것과 같은)이 어떻게 생겨났을까를 분석할 때, 이 도구는 과거의 경험들을 돌아보게 함으로서 현재의 믿음을 만들어낸 생각들을 알아내게 한다. 그 후 다른 테이블을 통해 당신이 만들고자 하는 대안적인 믿음을 찾는 것을 도우며, 이를 기반으로 인생에서 앞으로 나아갈 수 있는 근거를 찾고 싶을 때 어떤 생각을 할 수 있는지 알게 된다.

사람들은 놀라울 정도로 유사한 사건에 서로 다른 의미를 부여할 수 있기 때문에 다른 두 내담자가 자신이 "자제력이 없다"는 핵심 믿음이 만들어지기까지의 과거 증거를 되돌아 볼 때, 매우 다른 유형의 경험이나 해석이 있었는데도 같은 결론이 만들어지는 것을 자주 보게 된다.

유사하게, 만약 두 사람이 "욕구를 조절할 수 있다" 같은 대안적 믿음을 구축하기 위해 노력하고 있다해도, 그들은 매우 다른 것들을 증거로 계산에 넣게 될 수 있다.

그러므로, 이 도구를 사용할 때 자신의 진정한 "테이블의 다리"는 무엇인지 정직해지는 것이 중요하다. 부모님이 의미있다고 생각한 것이 아니다. 친구들이나 교회사람들이 중요했던 것 같다고 말하는 것이 아니다. 자신이 의미 있었다고 진실로 여기는 것이어야 한다. 무엇이 *자신에게* "중요한" 것인지 알아내지 못한다면, 자신의 건강하지 않은 믿음, 그리고 궁극적으로 바꾸고자 하는 기분 상태에 변화를 만들어낼 수 없는 증거만을 기록하게 된다.

도구 8.14 (A) : 건강하지 않은 믿음의 구성 요소 분석

시간을 거슬러 올라가는 것으로 시작해보자. 당신의 믿음의 구성 요소를 식별하기 위해 시각 자료를 사용해보자. 이것들은 당신이 하향 화살표 기법으로 알게 된 '건강하지 않은 믿음'을 형성하는 데 기여한 경험이다. 이것으로 당신이 앞으로 믿음을 수정할 때 어떤 유형의 경험을 새로 해야 할 지 구체적으로 아는 데 도움이 될 것이다.

자신의 믿음을 뒷받침하는 증거가 된 경험들을 발견하기 위해서는 인생의 여러 시기를 되돌아보는 다음 질문들이 도움이 될 수 있다. 이 도구를 최대한 활용하려면 치료자의 도움이 필요할 수 있다.

내가 처음으로 _____(믿음)을 느꼈다고 생각한 때는 _____이다.

내 삶에서 그렇게 느끼도록 영향을 준 사람들은 다음과 같다:

가족구성원 _____

_____

친구/동료 _____

_____

그 외 주요 인물들 _____

_____

초등학교 시절 경험 _____

_____

중학교 시절 경험 _____

_____

고등학교 시절 경험 _____

_____

대학/청년 시절 경험 _____

_____

그 이후로 중요한 경험 _____

_____

테이블의 다리

아래의 테이블 윗부분에 당신이 분석하고 있는 '건강하지 않은 믿음'을 채워보라. 전 페이지, 도구 8.14(A)의 질문지를 참고하여 각 믿음을 뒷받침하기 위해 내가 "채택"했던 과거의 "증거"들을 다리에 넣어보자. "불충분한 자기 조절력"은 중독에서 흔히 포함되는 전형적인 믿음이므로 이 예에서 사용되었다. 다음 예시를 참고하여 그 다음 페이지에 있는 빈 테이블에 자신의 건강하지 않은 믿음의 구성 요소들을 채워보자.

예시

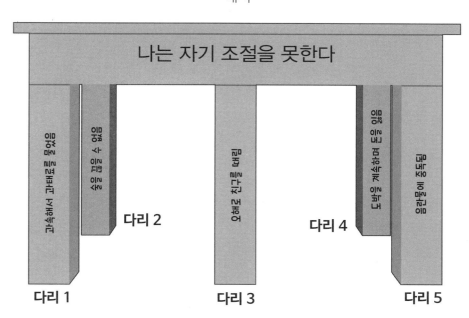

건강하지 않은 믿음을 지지하는 증거:

다리 1: 화나서 차에 타서 전속력으로 몰다가, 근처에 있던 경찰에게 과속 과태료를 물었음

다리 2: 술을 마시고 싶은 충동을 멈출 수 없었음

다리 3: 내 여자친구를 꼬신다고 생각한 친구를 때림

다리 4: 카지노에서 100만원을 잃음

다리 5: 6개월 동안 음란물에 중독됨

건강하지 않은 믿음을 지지하는 증거

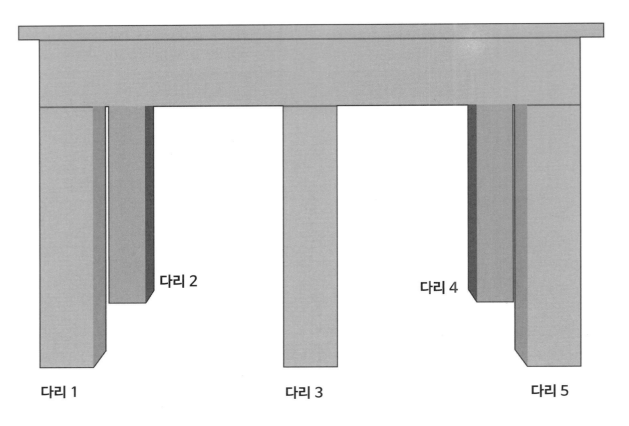

다리 2

다리 4

다리 1

다리 3

다리 5

건강하지 않은 믿음을 지지하는 증거:

다리 1:

다리 2:

다리 3:

다리 4:

다리 5:

도구 8.14(B) : 건강한 믿음의 구성 요소 분석

건강하지 못한 믿음을 형성하는 데 기여하도록 의미가 부여된 경험 중 일부를 확인했으므로, 이제는 건강한 믿음을 뒷받침하는 증거가 어떤 모습일지 생각해보자. 예를 들어, 당신이 "자기 조절을 할 수 있다"면 어떤 말을 하고 어떻게 행동할까? 다음 예시를 참고하여 그 다음 페이지에 있는 빈 테이블에 자신의 건강한 믿음의 구성 요소들을 채워보자.

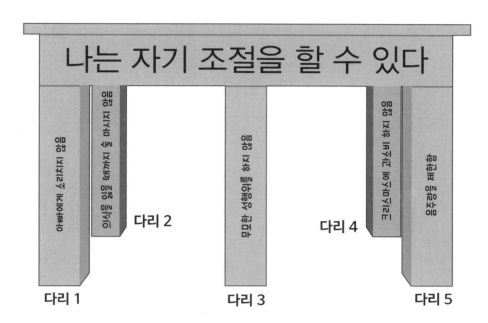

내가 자기 조절 능력을 보일 수 있다는 증거:

다리 1: 아빠한테 소리를 치고 싶었지만 그러지 않음

다리 2: 차였을 때 의식을 잃을 때까지 술을 마시고 싶었지만 2병에서 멈춤

다리 3: 이전이라면 허용했을 성적인 접근을 거절함

다리 4: 쇼핑몰에서 크리스마스 선물을 정말로 더 사고 싶었지만 욕구를 참아냄

다리 5: 삼겹살 먹을 때 소주를 딱 한 잔만 함

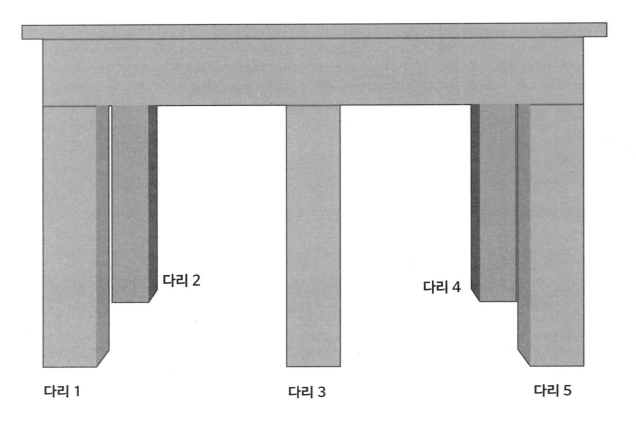

다리 2

다리 4

다리 1

다리 3

다리 5

자기 조절 능력을 보일 수 있다는 증거:

다리 1:

다리 2:

다리 3:

다리 4:

다리 5:

도구 8.15 : 지속적인 증거 기록

증거 기록은 우리의 인식을 높이고 대체 믿음을 강화하는 것을 포함하여 여러 가지 방법으로 도움이 될 수 있다. 다시 말하지만, 우리가 무엇을 기록하는지는 우리가 의미를 어떻게 부여하는지를 알려준다.

이제 건강한 믿음에 대한 당신의 "테이블의 다리"를 확인했으므로, 당신은 구체적으로 무엇을 찾아야 하는지 알게 되었다. 당신이 구축하고 있는 건강한 믿음을 뒷받침하는 경험에 의도적으로 주의를 기울여보자. 여기에는 원래부터 존재했지만 생각을 걸러내는 오래된 믿음으로 인해 눈치채지 못했던 증거를 알아차리는 것이 포함될 수 있다. 또한 이전에는 없었던 새로운 증거를 실제로 만들어내는 연습을 위해 치료자와 협력할 수도 있다. 의도적으로 주의를 기울이는 것이 증거를 억지로 만들어내는 것을 의미하지는 않는다. 증거가 아예 존재하지조차 않으면 그것을 계산에 넣을 수는 없다. 단지, 당신의 필터 (생각을 걸러내는 오래된 믿음) 때문에 당신의 믿음을 실제로 뒷받침하는 것들을 무시하기 쉽다는 것과, 따라서 열린 마음을 갖는 것이 중요하다는 것을 기억해야 한다.

아래 예를 고려하고 자신의 증거 기록을 시작해보라.

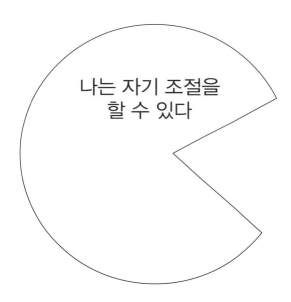

날짜	증거
12/12	크리스마스 파티에서 술을 안 마심
12/13	삼겹살에 소주를 딱 한 잔만 함
12/16	쇼핑몰에서 예산 내에서 돈을 씀
12/20	추가로 선물을 사고 싶었지만 그러지 않음
12/24	크리스마스 저녁에 파이를 먹지 않기로 선택함

내가 욕구/충동을 조절할 수 있다는 증거

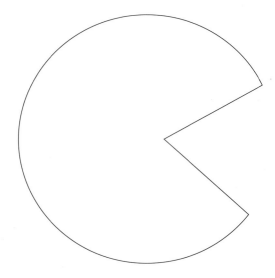

날짜	증거

도구 8.16 : 장점과 단점

많은 버전의 장단점 연습이 사용 가능하다. 이것은 'SMART회복'의 전문가인 Jonathan von Breton이 만든 것으로 특히 중독성 행동을 극복하고 성장하는 데 도움이 되기에 허가를 받아 출판하게 되었다. 다음 연습을 완료하고 이어지는 질문에 답을 적어보자.

나의 중독에 대한 네 가지 질문

1. 나는 중독성 행동의 어떤 부분을 즐기는가? 그게 나에게 어떤 영향이 있나? (구체적으로 써보자)	3. 내가 중독을 포기하면 어떤 부분이 좋을 거라고 생각하나? 중독을 중단하면 어떤 좋은 일이 일어날 수 있을까?
2. 중독에 대해 내가 싫어하는 부분은 무엇인가? 그것이 나와 다른 사람에게 어떤 나쁜 영향이 있나? (구체적인 예시를 써보자)	4. 내가 중독을 포기하고 싶지 않은 건 어떤 게 싫어서라고 생각하는가? 중독 없이 산다면 나는 무엇을 미워하고 두려워하고 싫어하게 될까?

내 중독에 대한 네 가지 질문: 손익 분석 연습(A cost-benefit exercise)

이 네 가지 질문은 중독에서 벗어날 수 있는 유용한 정보를 많이 제공할 수 있다. 더 정직하고 완전한 답변을 할수록 이 연습이 더 도움이 될 것이다.

1. **나는 중독의 어떤 부분을 즐기는가? 그게 나에게 어떤 영향이 있는가? (구체적으로 써보자)**

   중독된 것이 무엇이든, 그것에 대해 당신이 좋아하는 부분을 가능한 한 많이 나열해보라.

- 가능한 경우 동일한 목표를 달성할 수 있는 대안을 찾아보라.
- 중독에 대한 긍정적인 생각을 잠재적인 재발 경고 신호로 인식하라.
- 중독에 대해 좋아하는 부분이 있지만 그것 없이도 살아가는 법을 배워야 한다는 것을 인식하라.
- 중독에 대해 좋아하는 점을 나열하여 그것이 정말로 가치가 있는지 스스로에게 물어보라.
- 당신이 바보가 아니란 것을 생각해라; 당신은 정말로 중독에서 뭔가를 얻긴 했다. 단지 그것은 당신을 위한 것이 아닐 수 있다.

2. 중독에 대해 내가 싫어하는 부분은 무엇인가? 그것이 나와 다른 사람에게 어떤 나쁜 영향이 있나? (구체적인 예시를 써보자)

중독의 바람직하지 않은 나쁜 결과를 가능한 한 많이 나열해보라. 구체적인 예를 사용하는 것이 매우 중요하다. 구체적인 예는 훨씬 더 큰 감정적 영향과 동기를 부여한다!

- 스스로에게 "내 중독행동이 이 정도의 비용을 지불할 만한 것인가?"라고 솔직하게 물어보라. 그 정도의 비용을 쓸 만하지 않다면 어째서인가?
- 이 목록을 자주 검토해보라. 특히 당신이, 중독이 나에게 어떤 멋진 것들을 주었는지, 그 행동을 할 때 얼마나 재미를 느꼈는지와 같이 중독에 대해 긍정적이고 행복한 생각들을 많이 하는 사람이라면 더욱 그래야 한다.

3. 내가 중독을 포기하면 어떤 부분이 좋을 거라고 생각하나?

중독을 멈출 때 일어날 것이라고 생각하거나 상상되는 좋은 일을 나열해보라.

- 이것은 달성해야 할 목표와 중독 없는 새로운 생활 방식의 결과로 기대되는 것들의 목록을 제공한다.
- 이 목록은 또한 당신의 기대치를 현실에서 검증하는 데 도움이 된다. 그것들이 비현실적이라면, 실망, 우울 또는 자기 연민에 근거한 재발에 기여할 수 있다.

4. 내가 중독을 포기하고 싶지 않은 건 어떤 게 싫기 때문이라 생각하는가?

중독 없이 사는 것에 대해 당신이 싫어하거나 두려워하거나 단순히 좋아하지 않을 것이라고 생각되는 것을 나열해보라.

- 이 목록은 중독에서 벗어나기 위해 어떤 종류의 새로운 대처 기술, 행동 및 생활 방식 변화를 개발해야 하는지 알려준다.
- 이것은 또 다른 재발 경고 목록 역할을 한다. 당신이 중독에서 빠져나와서도 삶이 얼마나 고통스러운지만을 생각한다면, 당신은 중독에 대해 좋은 점만 생각하는 사람만큼이나 위험한 재발 사고 패턴을 가지고 있는 것이다.

이 도구는 한 번 하고 잊어버리는 종류의 것이 아니다. 계속해 나가는 프로젝트이다. 사람이 중독과 회복의 긍정적인 측면과 부정적인 측면을 한번에 모두 생각해 낼 수는 없다. 특히, 업데이트를 통해 중독의 모든 부정적인 결과를 한 장으로 모아서 보게 되면 매우 강력한 역할을 할 수 있다. 대부분의 사람들은 중독에서 한동안 벗어날 때까지는 자신이 중독 없는 삶에 대해 무엇을 좋아하고 좋아하지 않는지 잘 알지 못한다. 나의 내담자 중에는 6개월 동안 네 가지 질문 모두에 계속 내용을 추가한 사람들도 있다.

도구 8.17 : 습관과 중독 확인하기

내가 목표로 삼을 습관 또는 중독은 다음과 같다:

_____

_____

이 습관 또는 중독은 다음 시기에 처음 시작되었다:

_____

_____

나는 일반적으로 _____이 행동을 하게 된다.

(얼마나 자주)

내가 일반적으로 행동을 하는 장소는 다음과 같다:

_____

_____

내가 일반적으로 행동하는 시간은 다음과 같다:

_____

_____

행동을 하기 전에 일반적으로 느끼는 감정은 다음과 같다:

_____

_____

내 인생에서 그러한 감정을 유발할 수 있는 사람들은 다음과 같다:

_____

_____

나는 이러한 일이 있을 때 이 행동을 하게 되곤 한다:

_____

_____

■

나의 습관이나 중독은 다음과 같은 방식으로 나에게 해를 끼쳤다:

신체:

_____

_____

수면 습관:

_____

_____

관계:

_____

_____

감정:

_____

_____

영적 생활:

_____

_____

의학적으로:

_____

_____

재정적으로:

_____

_____

도구 8.18 : 내 이유는 무엇일까?

중독과 나쁜 습관을 극복하는 열쇠 중 하나는 그 행동의 기능을 찾아내는 것이다. 사람들은 종종 좋은 이유로 나쁜 일을 한다. 기능은 유사하면서 덜 해로운 결과를 가져오는 대체행동을 찾으려면 이유를 알아보는 것이 중요하다. 이유가 무엇인지에 대한 도구를 완성하는 데 도움이 되도록 아래 예를 사용해보라.

내 이유는 무엇일까? 예시

무엇? (습관 또는 중독)	왜? (거기서 얻을 수 있는 것)
재미로 ADHD약 복용하기	에너지를 얻을 수 있음
술 마시기	진정하는 데 도움이 됨 무감각해지는 데 도움이 됨
손톱 물어뜯기	내가 스트레스 받을 때 뭔가 할 일을 줌

내 이유는 무엇일까?

무엇? (습관 또는 중독)	왜? (거기서 얻을 수 있는 것)

도구 8.19 : SSS 도구(SUBSTANCE-SPECIFIC STRATEGIES, 중독치료전략)

건강에 해로운 문제행동의 기능을 알아내면 어떤 대체행동이 가장 효과적일 수 있는지 밝힐 수 있다. 어떤 행동은 일반적인 상황에서는 대체행동이 될 수 있지만, 그것이 문제행동 이면에 있는 필요(욕구)를 충족시키는 기능이 없다면 문제행동을 뒤집으려는 우리의 노력이 효과가 없을 것이다. 아래의 예를 사용하여 결과는 덜 해로우면서 당신의 특정 욕구를 만족시킬 수 있는, 문제 습관/중독 행동 대신 사용할 수 있는 대체행동을 찾아내보자.

필요 (나의 "이유")	SSS (필요를 충족시킬 수 있는 더 건강한 방법)
1. "일을 하려면 에너지가 필요해."	– 충분히 수면하기 – 식단을 바꾸기 – 운동량 늘리기 – 혈액 검사 받아서, 비타민, 미네랄 또는 기타 보충제나 약이 필요한지 알아보기 – 에너지 수준이 내가 원하는 것보다 낮더라도 일을 시작하기
2. "무감각 해졌으면 좋겠고, 안 좋은 생각을 안 했으면 좋겠어."	– 정신적 고통을 견디는 기술을 배우기 – 침습적인 생각이 계속 돌아오지 않도록 내 문제를 처리하기 – 뜨거운 물로 목욕하기 – 감동적인 이야기 읽기 – 내가 내 아이를 얼마나 자랑스럽게 생각하는지 이야기하기 – 재미있는 팟캐스트 듣기 – 내가 좋아하는 노래 중 하나를 들어 보기 – 친구에게 전화해서 영화 보러 가기
3. "내가 불안할 때 할 수 있는 무언가가 필요해"	– 주의를 전환하는 기술 사용하기 – 머릿속에서 100까지 세기 – 런닝머신에서 뛰기 – 스트레스 볼을 꽉 쥐기 – 내가 괜찮을 거라는 모든 이유를 스스로에게 상기시키기

나의 SSS 도구 (SUBSTANCE-SPECIFIC STRATEGIES, 중독치료전략)

필요 (나의 "이유")	SSS (필요를 충족시킬 수 있는 더 건강한 방법)
1.	
2.	
3.	

도구 8.20 : 자기 관찰

자기 관찰은 나쁜 습관이나 중독을 고치는 데, 정신 질환을 관리하는 데, 또는 모든 유형의 개인 목표를 달성하기 위해 노력하는 데 중요한 도구이다. 첫째, 자기 관찰은 촉발요인, 생각, 기분 및 습관 행동에 대한 인식을 높이는 방법이다. 이러한 것이 있음을 '인식'해야만 그 이후 변화를 위해 노력할 수 있다. 특히 초기에는 '나는 원래 그래', '그건 그냥 나야' 등의 말을 많이 한다. 이런 식으로 습관 행동을 보면 마치 지문처럼 변할 수 없는 것처럼 보인다. 그러나 이러한 문제가 언제 발생하는지에 대한 인식을 높이고, 우리의 환경과 사고 과정에 대해 더 잘 알게 되면 "원래 그랬다"고 생각했던 우리 자신을 더 나은 방향으로 바꿀 수 있다.

둘째, 자기 관찰은 우리가 성장하고 있는지 알 수 있는 방법이다. 특정 생각, 기분, 습관 행동에 더 잘 주의를 기울이면 시간이 지남에 따라 개선되고 있는지 알아차릴 수 있다.

아마도 가장 쉬운 시작 방법은 바꿀 대상이 아닌 일상 행동부터 시작하는 것이다. 어떤 사람들은 화장실에 가거나 양치질을 하거나 설거지를 하는 것으로 시작한다. 빈도와 기간을 관찰하며 시작해보라. 즉, 그 행동을 얼마나 자주, 얼마나 오래 하는지이다.

자기 관찰은 쉽게 이루어지지 않으며 대부분의 사람들은 자신이 실제보다 더 잘한다고 생각한다. 하지만 연습을 하면 할수록 스스로를 인식하게 된다. 자신을 더 많이 인식할수록 습관 행동을 바꿀 있는, 나의 회복과 성장에 깊고 긍정적인 영향을 미칠 수 있는 더 나은 통찰력을 가지게 된다.

다음 도구를 사용하면 변화하려는 마음이 아직 없더라도 바꾸기 시작하기로 선택한 행동에 더 잘 주의를 기울일 수 있다. 그런 다음 실제 나쁜 습관을 대상으로 하는 습관 추적(Habit Tracker)을 완성하는 데 이 기술을 사용할 것이다.

초점을 맞출 행동(들):

_____

_____

나는 다음과 같은 방식으로 이것에 더 주의를 기울일 것이다:

_____

_____

내가 바꾸려고 하는 행동에 주의를 기울이도록 초점을 전환하는 데 도움이 되는 아침 연습 한 가지:

_____

_____

내가 이 행동을 하고 있다는 것을 얼마나 자주 알아채는가?

_____

_____

이 행동을 하고 있다는 것을 알아차릴 때 관찰되는 특별한 감정이 있는가?

_____

_____

이 행동을 시작할 때 주의를 기울이기 위해 어떤 방법을 사용할 수 있을까(화장실에 주의사항, 냉장고 문에 포스트잇, 입에 손가락을 넣을 때마다 알아차릴 수 있도록 좋지 않은 맛을 손에 발라놓기)?

_____

_____

나와 함께 살거나 일하는 사람 중, 내가 이 행동을 할 때 지적해줌으로써 지원을 해줄 수 있는 사람은:

_____

_____

내가 하루에 몇 번이나 그 행동을 하는지 추적하는 실용적인 방법은 [(예) 주머니에 들어갈 만한 메모장, 스마트폰의 "메모장", 만보기 또는 클리커(clicker)] :

_____

_____

자기 모니터링을 발전시키고 인식을 높이는 데 중요할 수 있는 다른 요소는:

_____

_____

당신이 당신의 삶에서 맺고 있는 관계를 평가해보자.

우리는 이것을 "친밀감 원"이라고 부르며, 친밀감은 "나를 보여줄 수 있는 정도"로 정의한다.

예를 들어, 도구를 완성할 때 당신을 완전히 "보여줄 수 있는" 사람(당신이 비밀을 숨기지 않은 누군가)는 1번 원에 들어갈 것이다. 당신이 개인적인 것을 전혀 공유하지 않는 사람은 5번 원에 들어갈 것이다. 그 사람을 더 많이 신뢰할수록 그들은 '나' 원에 더 가까워진다. 당신이 사람을 덜 신뢰할수록 그들은 멀어진다. 당신의 원에 들어갈 만한 사람들을 나열한 후 다음 질문에 답해보자.

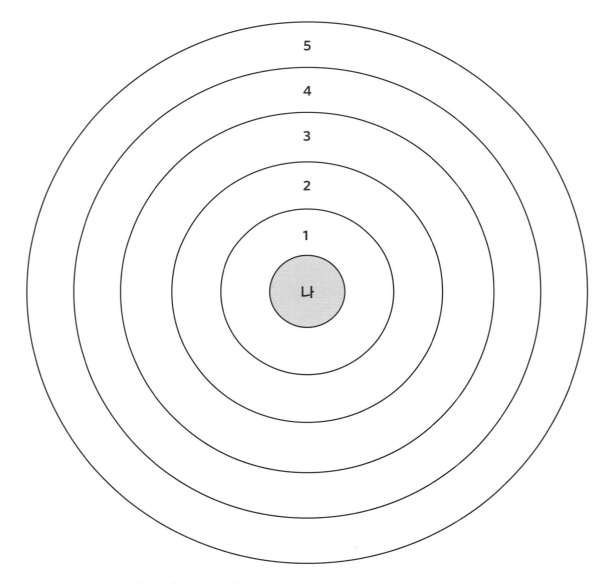

Adapted from *Group Treatment for Substance Abuse*, Velasquez, Maurer, Crouch, and DiClemente, 2001

친밀감과 관계 원 질문

중독이나 나쁜 습관에 대해 도움을 줄 수 있는 원 안의 사람들:

_____

_____

중독이나 나쁜 습관을 계속하도록 나를 유혹하거나 내게 영향을 미치는 원 안의 사람들:

_____

_____

중독이나 나쁜 습관의 결과로 내가 망치거나/잃어버린 관계:

_____

_____

지지적인 관계를 유지하는 데 도움이 된 것:

_____

_____

사람들과 관계를 맺는 방식에서 내가 할 수 있는 변화:

_____

_____

현재는 내 원에 없는 사람들을 추가하고 싶은가? 그 이유는 무엇인가? 그렇지 않다면 그 이유는?

_____

_____

내가 추가하고 싶은 사람들의 특징은 무엇인가?

_____

_____

내가 끌릴 수 있지만, 경험을 통해 친밀감 원 안에 넣을 좋은 후보자는 아니라고 깨달은 사람의 "위험 신호"는 어떤 것이 있는가?

_____

_____

나는 충동을 관리하는 데 어려움을 겪을 때 지원을 요청할 수 있는 지원군으로 원 안의 다음 세 사람과 대화할 것을 약속한다. 나는 그들의 이름과 전화번호를 접근하기 쉽고 내가 필요할 때 쉽게 찾을 수 있는 곳에 둘 것이다.

이름   **연락방법**

_____   _____

_____   _____

_____   _____

도구 8.22 : 습관 기록지(HABIT TRACKER)

여기서부터 어려워진다. *당신이 했는지 여부에 관계없이, 그 행동을 하고 싶은 충동이 생길 때마다 주의를 기울이기 위해* 인식 기술을 사용하라. 매번 알아차리진 못할 것이고, 그래도 괜찮다. 할 수 있는 최선을 다하라. 날짜, 시간, 무엇을 하고 싶은 충동이었는지, 어떤 감정을 경험했고 그것을 얼마나 강하게 느꼈는지, 습관적 행동을 했는지 여부와, 만약 행동을 하지 않았다면 당신이 충동에 굴복하고 행동을 하는 데 얼마나 가까웠는지 0-10의 척도로 기록해보라. 처음에는 지독히 고통스럽다. 그러나 시간이 지남에 따라 꾸준히 할수록 원치 않는 습관을 더 잘 되돌릴 수 있다. 이것을 완성하기 전 그만두면 당신은 성공하기 어려울 것이다. 예제를 사용하여 시작해보자.

예시

날짜	시간	충동	감정/강도	행동했는가? 네/아니오	아니라면, 행동하기까지 얼마나 가까웠나? 0-10
4/13	19:00	술 마시기	초조함 (7)	아니오	9

나의 습관 기록지

날짜	시간	충동	감정/강도	행동했는가? 네/아니오	아니라면, 행동하기까지 얼마나 가까웠나? 0-10

도구 8.23 : 믿음을 넘어서는 행동(BEHAVIOR OVER BELIEF, BOB)

습관 기록지 사용법을 익히고 당신의 행동과 충동을 면밀히 관찰하면서 통합을 하기 위한 추가 단계에는 생각과 믿음이 포함된다. 책의 시작 부분에 있는 인지 왜곡 파트에서 합리화라는 용어를 떠올릴 수 있을 것이다. 이 특정 합리화에 대한 인지적 용어는 *허가하는 믿음*이다. 누구든지 자신의 도덕적 가치에 위배되거나 최선의 이익이 되지 않는 행동을 의식적으로 할 때마다, 그들은 먼저 자신에게 허가를 한 다음 행동한다. 허가하는 믿음을 알아보기 위한 일반적인 틀은 다음과 같다:

_____ 을(를) 해도 괜찮아. 왜냐하면 _____
　　　　(행동)　　　　　　　　　　　　　　　　　　　　　　　　　　　　　　　　(행동)

중독 문제가 있던 내담자와 함께 작업하며 들었던 한 가지 예로는 "*마약을 해도 괜찮습니다. 왜냐하면 저는 마약이 합법이어야 한다고 생각하거든요.*"가 있다.

그들이 그렇게 믿을 수도 있지만, 문제는 그 물질이 현 시점에서는 합법이 아니라는 사실이다. 따라서 내담자가 잠재적 장단점을 조사하는 것을 도울 때, 잠재적인 사회적, 법적, 가족 관련 결과를 고려하는 것이 중요하다. BOB(믿음을 넘어서는 행동) 도구를 사용하여 나쁜 습관이나 중독성 행동을 조장할 수 있는 허가하는 믿음 몇 가지를 찾아보고, 당신이 믿는 것과 다르게 행동함으로써 효과를 높일 수 있는 방법을 고려해보자.

BOB 도구

날짜	허가하는 믿음	하고싶은 습관적 행동	SSS (대안 행동)
8/11	그녀가 한 말이 나를 너무 우울하게 만들었기 때문에 술을 마셔도 돼	소주 마시기	친구 부르기 맛있는 식사하기 따뜻한 욕조에 앉아있기

도구 8.24 : 다리 불태우기

당신이 중독성 또는 나쁜 습관적 행동과 촉발요인을 찾아내고 그 행동을 하려는 유혹에 대한 인식을 높였다면, 이번 단계는 당신이 충동에 따라 행동하지 않으려 하는 "그 순간"에 더 효과적이다. 다음 장에 있는 도구 8.25의 카드도 이에 도움이 될 수 있다.

하지만, 중요한 첫 번째 단계는 *당신의 환경을 보호하는 것*이다. Lane Pederson 박사가 명명한, "다리 불태우기"는 종종 자살 충동이 있는 내담자와 관련된 용어이다. 자살을 하든, 카지노에 가든, 헤로인을 하든, 어른은 그들이 하고 싶은 것은 무엇이든 선택할 수 있다는 것이 현실이다. 중독이 있는 사람들은 종종 어떤 일이 이성적으로는 자신에게 최선의 이익이 아니라는 것을 알고 있는데도 하고 싶다는 충동을 느낀다. 당신의 일부는 자제하는 것이 최선임을 알고 있으면서도 다른 일부가 탐닉하길 원할 수 있다, 당신만 그런 것이 아니다. 다리 불태우기는 당신이 그 순간에 행동을 할 가능성을 줄이고 개입할 시간을 더 주기 위해 단순히 당신이 할 수 있는 모든 것을 하는 것이다.

보호를 위한 몇몇 방법은 선제적으로 해볼 수 있다. 예를 들어, 당신이 금주한 지 한 달째이고 술 문제를 고치려 한다면, 당신은 집에 술을 두지 않음으로써 "다리를 태울 수 있다". 다른 보호는 "그 순간"에 이루어져야 하는데, 이는 더욱 어렵다. 자해 충동이 있는 사람들의 경우, 자해에 사용할 수 있는 모든 물건을 제거하는 것을 의미한다. 자살사고가 있는 사람들에게는 치명적인 약물을 다른 사람의 감독하에 맡기고 약통을 잠가 두는 것을 의미할 수 있다. 당신은 폭식에 대한 충동이 있는데, (부득이하게)폭식하고 싶은 음식이 집에 있다면 집에서 나와있는 것을 뜻할 수 있다. 소비에 대한 충동이 있는 경우, 돈에 대한 접근을 스스로 제한하거나 도와줄 사람에게 그렇게 하도록 부탁할 수 있다. 당신의 건강하지 않은 충동이 관련된 영역에 따라 당신의 조치들은 다를 것이다.

한 내담자는 자신이 다른 사람과 있으면 행동을 하지 않을 것이라는 걸 알고 있었기 때문에 충동이 증가할 때 반드시 다른 사람들과 함께 있도록 했다. 그들에게 연락해서 함께하는 몇몇 활동에 참여한 뒤, 그는 충동이, 얼마나 강했던지 간에, 결국 지나간다는 것을 알아차렸다.

당신에게 보호장치가 필요한 영역은 무엇인지, 그리고 당신을 위해 그 장치가 어떠한 것이어야 할지 시간을 들여 생각해보자.

환경을 더 안전하고 덜 유혹적으로 만들기 위해 미리 취할 수 있는 구체적인 조치들은 다음과 같다:

_____

_____

_____

충동이 닥쳤을 "그 순간"에 다리를 불태우기 위해 내가 할 수 있는 일:

_____

_____

_____

내게 다리 불태우기는 다음을 포함한다:

_____

_____

_____

다음 도구를 사용하여 알아낸 특정 습관적 행동을 나열하고, 변화하길 원하는 행동을 하고 싶은 마음을 바꿀 시간을 조금 더 벌 수 있도록 "다리를 불태울 수 있는" 방법을 몇 가지 생각해보자.

습관적 행동	보호를 위한 조치

도구 8.25 : 행동 대처 카드와 인지 신호 카드

이 도구는 *행동 대처 카드*이다. 대처 카드를 사용하려면, 당신이 목표로 하는 습관적 행동을 적고 특정 상황에서 효과가 있다고 생각하는 SSS(중독치료전략) 행동 3가지를 찾아내기만 하면 된다.

이것들은 "순간에" 사용되어야 하므로, 당신이 감정적으로 화났을 때 자주 사용하게 될 테니 내용에 압도되지 않도록 간결하게 하는 것이 좋다.

위의 내담자의 경우에서 나온 예시들을 참조하여 자신만의 것을 써보자.

다음에 내가 상처받아서 소주를 마시고 싶다는 유혹을 느끼면, 대신에 나는:

1. 친구를 부를 것이다.
   _____

2. 맛있는 식사를 할 것이다.
   _____

3. 따뜻한 욕조에 앉아있을 것이다.
   _____

나의 대처 카드

다음에 내가 _____ **싶다는 유혹을 느끼면, 대신에 나는:**
      (습관 또는 중독)

1. _____

2. _____

3. _____

마지막 도구는 약간 다른 목적을 가진 카드이다. 대처 카드와 달리 인지 신호 카드는 행동을 기록할 필요는 없다. 이것은 당신의 마음가짐에 관한 것이다. 이것은 습관적 행동을 하는 것이 왜 당신에게 최선의 이득이 아닌지에 대해 (도구 8.9 중독 또는 습관과 관련된 생각에 도전하기에서) 당신이 생각한 합리적인 반응을 선택해야 한다.

더 강력한 방법은 좌절에 대한 생각을 다루는 것이다. 재발은 회복의 일부이다. 특정 식습관을 고수하려고 하든 마약 하는 습관을 버리려고 하든, 거의 모든 사람이 그 과정에서 일종의 좌절을 경험한다. 그러나 실패(이 경우 습관적 행동이 재발하는 것)에 대해 생각하는 방식은 당신이 싸우고 있는 장애물을 극복하는 데 중요하다.

다음 예를 고려해서 자신만의 인지 신호 카드를 써보자. 아래 카드의 빈 칸을 사용하여 연습한 후, 위의 '나의 대처카드' 와 아래 '나의 인지신호 카드' 두 가지를 실제 3x5cm 크기의 카드로 만들어서 당신이 가장 많이 볼 수 있는 장소에 전략적으로 배치해보자(요즈음의 경우 핸드폰 배경화면으로 설정하는 것도 좋을 것이다).

내가 굴복하고 소주를 마셨다고 해서 내가 목표를 달성하지 못할 끔찍한 사람이 되는 것은 아니다. 나는 11 일 연속으로 금주했고 지금은 한 번 실수를 한 것이다. 나는 하느님과 나를 걱정하는 사람들로부터 사랑을 받는 소중한 사람이다. 나는 치료자를 만나서 재발 계획을 수정하고 다시 달리기 시작할 것이다. 나는 이겨낼 것이다!

_____

_____

_____

나의 인지 신호 카드

_____

_____

_____

_____

_____

_____

CHAPTER 9

회복탄력성과 재발 방지

한서윤

회복탄력성은 정신치료 문헌에서 점점 더 많은 관심을 받고 있을 뿐만 아니라 수년 동안 코칭 분야에서 인기 있는 주제였다. 웹스터 사전에서는 회복탄력성을 "불행이나 변화로부터 쉽게 회복하거나 적응하는 능력"으로 정의한다. 회복탄력성은 여러 요인으로 구성된다. 다양한 저자들은 그것을 서로 다르게 설명한다. 하지만 결론은 회복탄력성 있는 사람들은 삶이 그들에게 무엇을 던지든, 일이 뜻대로 되지 않을 때 회복하는 법을 알고 있다는 것이다. 나는 회복탄력성이 삶에서의 실패, 또는 우리가 임상에서 "재발"이라고 부르는 것을 다루는 데 필요한 주된 특성이라고 덧붙이고 싶다.

윈디 드라이덴(Windy Dryden, 2012)은 회복탄력성의 4요소를 정리했다.

높은 좌절 내성: 강한 정서적 고통의 시기를 견디는 능력은 아마도 인생을 성공적으로 개척해 나가는 데 있어 가장 간과되는 특성 중 하나일 것이다. 회복탄력성 있는 사고방식은 끊임 없는 불평, 자기 연민, 더 나쁘게는 고통을 경감시키기 위한 충동적이거나 파괴적인 행동을 하지 않고 이러한 삶의 거센 공격을 견디고 나아가도록 한다.

관점 유지: 극단적 사고는 이 책의 앞부분에서 다루었다. 흑백 사고, 확대/재앙화 사고 등의 인지적 왜곡은 문제가 발생할 때 사람들로 하여금 극단적인 결론을 내리게 한다. 따라서 관점을 유지하는 능력 - 즉 좌절을 인정하지만 큰 틀에서 적절하게 그 정도를 헤아릴 수 있는 능력 - 은 계속 나아갈 희망을 유지하는 데 중요한 역할을 한다.

자기 수용: 많은 사람들이 실패나 좌절에 직면했을 때 "자책"한다. 용서, 자기 연민, 그리고 모든 인간이 실수를 한다는 것을 수용하는 것은 회복탄력성을 촉진하는 사고 방식의 중요한 구성 요소이다. 자기 비판적 생각은 종종 적합하지 않으며, 자신에게 책임을 묻는 것이 어느 정도까지는 "공정"하겠으나 시간이 지나도 실수를 계속 생각하는 것은 앞으로 나아가는 데 결코 도움이 되지 않는다. 나는 유머가 이 분야에서 도움이 될 수 있다고 생각한다. 사람들이 끊임없이 기분이 상하게 되는 과민한 세상에서, 웃어넘기는 기술은 잊혀진 듯하다. 올바른 마음을 품고 자신(또는 다른 사람)을 어떤 상황에선 웃고 넘기는 것은 매우 필요한 가벼움을 제공할 수 있고, 자신의 실수를 과대화하지 않을 수 있다. 자기 비판적인 내면의 대화를 피하는 것은 목표를 향해 과감하게 전진하는 데 필요한 단련된 행동으로 빠르게 돌아올 수 있는 사고 방식의 중요한 특징이다.

적응성: 적응성은 이전에도 강조된 바 있다. 사고와 행동의 유연성은 회복탄력성의 영역에서 특히 중요하다. 사고의 유연성은 더 나은 문제 해결을 촉진한다. 경직된 생각을 하는 사람은 그가 가능한 선에서 가장 효과적인 선택을 할 수 있는 충분한 가능성을 만들어내지 못하는 경우가 많다. 일반적인 삶의 방식에 적응하는 능력은 (1) 불필요한 좌절을 피하고 (2) 어떤 종류의 재발이나 좌절이 있을 때 빠르게 복귀하는 데 도움이 될 수 있다. 이 장의 도구들은 이 두 가지에 대해 내담자를 돕기 위한 것이다.

Prochaska와 DiClemente의 변화 단계 모델(2006)은 유명한 **동기강화면담** 기법을 탄생시켰고, 사람들이 삶에서 어떤 종류의 변화를 만들 때마다 일련의 변화과정을 통해 그렇게 한다고 상정한다. 동기면담의 '변화의 5단계'를 설명해보겠다:

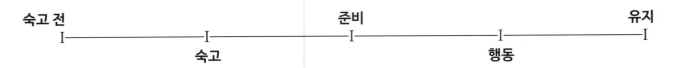

숙고 전: 이것은 누군가가 변화를 생각하기 전의 단계이다. 그들이 현재 처한 상황이 어떤 면에서 해롭다거나, 이것이 개선될 수 있다는 생각은 그들에게 아직 일어나지 않았다.

숙고: 이것은 어떤 상황에서는 변화가 필요하지 않을까 하는 생각이 드는 단계이다. 종종 매우 직접적인 가족의 "개입"으로 이 단계에 이르지만, 좀 더 미묘한 방법으로 일어나는 경우도 많다. 예를 들자면 골프 코스에 있는 동안 생각했던 것보다 더 살이 쪘다는 것을 깨닫고 더 활동적이 되거나 그들의 식단에 대해 생각해보게 되는 것이다.

준비: : 이 단계에서 사람은 상황을 고려하고, 변화하기로 결심하고, 초기 준비 단계를 시작한다. 이력서를 업데이트하거나, 재정 계획을 바꾸거나, 더 건강한 식품을 구매하는 것 등이 포함될 수 있다.

행동: 행동은 매우 간단하다. 이 단계의 사람은 전화 걸기, 이력서 보내기, 러닝 머신 타기, 외식을 줄이고 직장에 도시락 싸오기 등의 준비 단계를 실행에 옮기기 시작한다.

유지: 이 마지막 단계는 초기 행동 단계를 유지하는데 중점을 둔다. 많은 사람들이 좋은 의도를 가지고 처음 일주일 동안 체육관에 갔다가 다시 예전 습관으로 돌아간다. 이 단계는 세운 계획을 유지하고, 만일의 사태에 대비한 계획을 세우고, 이 유지 단계에 머무는 것에 중점을 둔다. 그렇게 하면 긍정적인 습관이 새로운 삶의 방식이 된다.

이 단계들은 중독이나 정신 질환을 극복하기 위해 노력할 때뿐 아니라, 더 건강해지기, 승진 하기, 또는 더 건강한 관계 맺기와 같은 일상 생활 방식의 변화를 시도하는 경우에도 적용될 수 있다. 따라서 재발 또는 좌절이란 누군가가 인생에서 무엇을 하고 있는지에 따라 다르게 보일 것이다(앞으로 나올 도구는 당신에게 이들이 구체적으로 어떤 모습일지 인식하는 데 도움이 될 것이다).

또한 각 분야 별로 다른 단계에 있을 수 있다는 점에 유의해야 한다. 예를 들어, 금연에 관해서는 숙고 전 단계에 있지만, 관계를 변화시키는 데 있어서는 행동 단계에 있을 수 있다. 따라서 목표는 자신과 관련된 각 생활 영역에서 자신이 어떤 단계에 있는지 인식하고, 다음 단계가 무엇인지 결정하고, 긍정적인 성장을 향해 나아가는 인식을 개발하는 것이다. 다음 도구를 사용하여 당신이 변화를 원하는 삶의 영역, 현재 어떤 단계에 있는지, 각 영역에서 다음 단계는 무엇인지 확인해보라. 변화할 영역이 확실하지 않은 경우 당신과 가장 가까운 세 사람에게 변화하면 이득이 될 것이라고 생각하는 영역에 대해 솔직한 피드백을 요청해보라.

도구 9.1 : 변화의 단계

상담한 친구	친구가 변화를 고려하기를 바라는 내 삶의 영역
	1. 2. 3.

변화를 고려하는 삶의 영역	현재 내가 있는 변화의 단계	다음 단계로 나아가기 위해 내가 취할 조치
		1. 2. 3.
		1. 2. 3.
		1. 2. 3.

도구 9.2 : 재발의 정의

John Ludgate(2009)는 재발을 "일정 기간 개선된 뒤 증상이 다시 나타나는 것"으로 정의한다. 도구 9.1 에서 언급했듯이 이것은 때때로 정신 건강 문제 또는 중독의 재발일 수도 있고, 때로는 목표 달성 중 단지 한 번의 좌절에 불과할 때도 있다. 따라서 재발 또는 좌절은 노력 중인 대상에 따라 다르다. 당신이 더 단호한 사람이 되려고 노력중이라면, 어떤 상황에서 당신이 원하는 것을 말하지 않고 "침묵"하는 것이 좌절(차질)을 의미할 수 있다. 체중 감량을 위해 노력하다가 감자 칩 한 봉지를 다 먹은 자신을 발견한다면, 그것이 좌절이다. 금주를 유지하려고 노력하다가 어느 날 저녁에 술을 마시고 싶은 충동에 굴복했다면, 그것은 재발 또는 좌절이다.

이전 도구에서 작성한 삶의 영역에서 당신에게 좌절 또는 재발이 어떤 것인지 적어보라. 목표에 따라 당신이 성공과 실패를 정의할 수 있음을 기억하라.

나에게 재발 또는 좌절이란 다음이 포함된다:

_____

_____

_____

_____

_____

도구 9.3 : 부정적인 감정에 대한 취약성 감소

"대처 기술(coping skill)"이라는 말은 행동과학 용어 중 과도하다 생각될 만큼 흔하게 사용된다. "대처 기술"이라는 단어를 다른 치료 계획에서 보거나 다른 그룹에서 사용하는 것을 들으면 나도 지긋지긋할 지경에 이르렀다! 대처 기술은 확실히 중요하다. 단지, 이 용어는 종종 의미가 결여된 포괄적인 방식으로 사용된다. 그리고 대처 기술은 원래 본질적으로 방어적이다. 스포츠에 비유하자면 수비를 하는 것이 중요하지만, 게임에서 이기려면 일반적으로 사람이나 팀이 약간의 공격도 할 수 있어야 한다. 운동 능력이 뛰어나지 않다면, 불이 날 상황에 대비해 소화기를 구비하는 것도 좋지만 화재 예방에 대해 알아 두는 것도 좋지 않겠는가? 그렇다, 삶이 우리에게 도전을 던질 때 대처하는 기술이 필요하다. 또한 이러한 도전에 대한 자신의 약점을 줄이기 위해 준비할 시간이 있다면 적극적으로 대처하는 데 힘을 실어줄 것이다.

사람이 스트레스를 받거나 피곤할수록 부정적인 행동을 더 하게 된다는 것을 누구나 공감할 것이다. 예를 들어, 사람들에게 "퉁명스러운" 경향이 있는 경우, 스트레스를 받거나 전날 밤 충분한 수면을 취하지 않으면 이 취약한 특성은 더 커질 것이다. 우리 모두가 갖고 있는 바람직하지 못한 특성도 마찬가지이다. 취약한 특성에 대한 저항력을 키우기 위해 다음 각 영역에서 무엇을 할 수 있는지 고려해보자.

운동: 연구는 운동의 많은 신체적, 심리적 이점을 거듭해서 입증했다.

현재 하고 있는 운동 요법이 있는가?

_____

_____

_____

어떤 변화를 하면 이 운동 영역에 도움이 될까?

_____

_____

_____

수면: 마찬가지로 수면은 수년 동안 연구의 초점이 되어온 영역이다. 우리는 우울증, 불안 및 스트레스가 수면 문제를 일으킨다고 생각했다. 이제 일부는 그것과 반대로 수면 부족이 신체적, 정서적 문제를 일으킨다고 주장한다. 또한 우리는 수면을 개선하기 위해 약물 외에 할 수 있는 많은 것들이 있다는 것을 발견했다. 수면을 개선하기 위해 우리 모두가 할 수 있는 일이 있다. 다음 질문은 이것을 찾는 데 도움이 될 수 있다:

현재 취침 루틴(자기 전 습관)이 있는가?

_____

_____

_____

취침 전에 몸과 마음을 가라앉히기 위한 "긴장 완화 루틴"이 될 수 있는 활동은 어떤 것들이 있을까?

_____

_____

_____

평소에 수면을 방해하는 것에는 어떤 것들이 있는가? 전자 기기? 온도? 소음? 영상 콘텐츠, 대화, 신체 활동, 취침 시간과 너무 가까운 카페인 섭취? 다른 것들은?

_____

_____

_____

어떤 변화가 당신의 취침 시간에 도움이 될까?

_____

_____

_____

정서적 힘: 긍정적인 감정을 증가시키면 부정적인 감정에 덜 취약해질 수 있다. 취미, 우리를 웃게 만드는 일, 마음을 달래거나 즐겁게 하는 활동이 도움이 될 수 있다. 이것들은 종종 일상적인 것들이다. 일반적인 대응책에는 스포츠 시청, 음악 듣기, 손톱 칠하기, 마사지 받기, 소셜 미디어에서 시간 보내기 또는 영화 보기가 포함된다.

이번 것은 매우 간단하다. 기분이 좋아지는 데 도움이 되는 일을 몇 가지 나열해보자:

_____

_____

_____

관계: _우리는 우리가 가진 비밀만큼 아프다_ 는 표현이 있다. 누구에게나 비밀이 있다. 그리고 나쁜 습관과 중독은 비밀스러운 환경에서 번성한다. 지원, 책임감 및 투명성은 우리를 괴롭히는 모든 것에서 "회복"하고 원하는 성장 방향으로 나아가는 삶을 사는 데 매우 중요하다.

당신의 관계에 대해 더 깊이 알고 싶다면 도구 5.21을 참조하고 다음 질문을 생각해보라.

내 인생에서 비밀이 없는 "진짜 나"를 볼 수 있는 사람은 누구인가?

_____

_____

_____

내 인생에서 가장 재미있는 사람은 누구인가?

_____

_____

_____

내가 지적으로 도전하며 시간을 보내는 사람은 누구인가?

_____

_____

_____

내 인생에서 영적으로 성장하게 하는 시간을 보내는 사람은 누구인가?

_____

_____

_____

내 인생에서 감성적으로 성장하게 하는 시간을 보내는 사람은 누구인가?

_____

_____

_____

내가 막막한 상황에 처해서 지원이 필요할 때, 나는 다음 사람들에게 연락할 수 있다:

이름   연락방법

1._____

2._____

3._____

영적인 힘—많은 사람들이 신앙이나 영적인 실천에서 삶의 장애물을 극복하기 위해 힘을 얻는다. 이 측면을 당신의 회복과 성장 계획에 어떻게 통합할 수 있을까?

회복 및 성장 계획에 통합할 수 있는 영적 실천이나 훈련은 다음과 같다:

_____

_____

_____

도구 9.4 : 회복탄력성 사고방식

이전 도구에서는 부정적인 감정에 대한 취약성을 줄이기 위해 할 수 있는 몇 가지 '행동'에 대해 설명했다. 다음 도구는 인생의 폭풍우에 대처할 준비를 하는 데 행동만큼 중요한 '사고 방식'을 다룬다. 아래 표를 자세히 살펴보고 많은 사람들이 이따금씩 겪는 건강하지 못한 사고 방식을 생각해보라. 다음에 나오는 생각 기록을 사용하여 왼쪽에 건강에 해로운 생각들을 나열하고, 당신이 믿고 싶은 건강한 대안적 생각으로 도전해보라. 삶의 진리를 뒷받침할 증거를 계속 찾거나 만들면서 친구나 치료자의 도움을 받아라.

건강하지 못한 사고방식	건강한 사고방식
• "아직까지 목표를 달성하지 못했기 때문에, 앞으로도 절대 못할 것이다(그러므로 그만두는 편이 낫겠다)."	• "아직 목표를 달성하지 못했다고 해서 내가 올바른 방향으로 가고 있지 않다는 것은 아니다."
• "이번 인생 사건은 치명적이다. 난 절대 극복하지 못할 것이다."	• "큰 타격을 받았지만 나는 재기할 수 있다."
• "다른 선택의 여지가 없다."	• "항상 선택지가 있다. 때론 최고의 선택지가 없을 수 있지만 항상 선택할 수는 있다. 다른 사람에게 내가 보지 못한 선택지가 보이는지 물어볼 수도 있다."
• "인생은 공평해야 한다. 그러나 인생이 공평하지 않기 때문에 난 다시 시도하지 않는 게 낫겠다."	• "삶은 공평하지 않다. 누구에게나 더 긍정적인 부분과 부정적인 부분이 있다. 인생에서 잘못된 일들은 일어난다. 내 미래는 여전히 나에게 달려 있다."
• "나는 아무것도 할 수 없다. 나는 피해자다—그런 인생이 나에게 일어난다."	• "나는 운이 나쁜 경험을 과거에 했지만, 나는 여전히 내 미래는 바꿔나갈 수 있다."
• "나는 편안하고만 싶다."	• "배우고 성장하려면 약간의 불편함이 있을 수도 있다."

생각 기록

포기하는 생각	회복탄력성 있는 도전

도구 9.5 : 좌절 분석

이 장의 첫 번째 부분은 회복탄력성 사고방식을 키우고, 좌절이나 재발의 가능성을 줄이기 위한 초기 예방 전략을 세우는 것이다. 두 번째 부분은 실수했을 때 해야 할 일에 관한 것이다. "재발은 회복의 일부"라는 것을 기억하라. 우리 중 누구도 완벽하지 않으며 우리 모두는 목표를 달성하려고 할 때 어려움을 겪을 것이다. 우리가 실수하는 상황을 분석하는 것은 긍정적인 방향으로 나아가는 데 매우 중요하다. 사슬(chain) 분석은 이를 달성하기 위한 강력한 도구이다. 재발 또는 좌절의 원인을 알아내는 것으로 시작한 다음, 그 시점에서 재발 행동으로 이끄는 생각과 감정을 파악하려고 시도한다. 처음엔 치료자와 함께 이 작업을 하는 것이 결과를 바꾸기 위해 사슬의 어디에 개입해야 하는지 배우는 데 도움이 된다. 아래 예시를 참고한 후 다음 장의 질문들이 안내하는 대로 직접 적어보자.

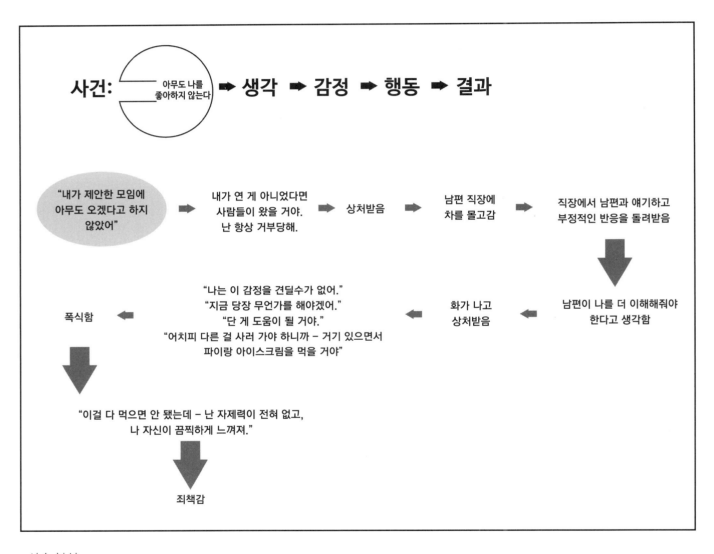

사슬 분석

- 이 사람은 다른 결과를 얻기 위해 무엇을 다르게 생각하거나 다르게 할 수 있었을까?
- 그녀의 대처 카드는 어떻게 생겼을까?
- 그녀의 재발 방지 계획에서 어떤 것들을 보고 싶은가?

대처카드

다음에 내가 우울해서 폭식을 하고 싶다는 유혹을 느끼면,
대신에 나는:

1. 달리기를 할 것이다.
   _____

2. 물을 마실 것이다.
   _____

3. 음식이 있는 데서 벗어나 주의를 분산시킬 것이다.
   _____

이제 내 상황을 분석해보자.

촉발요인을 알아내고 기록하기: _____

어떤 생각, 감정 또는 행동이 당신의 재발 행동을 일으켰는가?

_____

_____

당신의 좌절 행동은 무엇이었는가?

_____

_____

행동 후에 스스로에게 뭐라고 말했고, 무엇을 했는가?

_____

_____

더 긍정적인 결과를 얻기 위해 무엇을 다르게 하거나 다르게 생각할 수 있었을까?

_____

_____

이 행동의 결과를 볼 때 자신의 재발 방지 계획에 어떤 변화 계획을 포함하고 싶은가?

_____

_____

대처 카드는 어떤 내용일까?

_____

_____

나의 대처 카드

다음에 내가 _____ 싶다는 유혹을 느끼면, 대신에 나는:

_____

_____

_____

도구 9.6 : 실패를 딛고 나아가기(FAILING FORWARD)

"더 빨리 실패하라(Fail faster)"는 코칭 분야의 유명한 문구이다. Forbes 잡지는 2018년에 "더 빨리 실패하는 방법과 왜 그래야 하는지"라는 제목의 기사를 게재했다. 그리고 마이클 조던의 화제의 광고를 잊으면 안 된다. 이 광고는 그가 놓친 슛(9000개 이상), 패배한 게임(대략 300개), 승부를 가르는 슛을 놓친 것(26번)과 같은 기록의 연대기를 보여주고, 마지막엔 "저는 제 인생에서 계속해서 실패했고, 이것이 제가 성공한 이유입니다." 라는 강력한 대사로 끝난다. 이 점은 대부분의 사람들이 "슛"을 실패할까 봐 너무 두려운 나머지 인생에서 원하는 것을 얻지 못한다는 사실을 잘 보여준다.

그러나 이 실패론의 이면도 잊지 말자. 요즘 많은 사람들이 '전문가'의 코칭 조언을 듣고 앞뒤없이 뛰어들었다가 상황이 엉망이 되어 자신감에 손상을 입고 꿈을 포기하는 것을 보게 된다. 대부분의 경우와 마찬가지로 최선의 접근 방식은 그 사이 어딘가에 있을 것이다. 열쇠는 실패하려는 의지가 아니라, *실패에 대해 생각하는 방식*이다. 무책임하고 부주의하게 뛰어들어 자신의 자신감, 성공 가능성, 명성, 더 나아가 다른 사람들을 상처 입힌 이들에게 이 말은 입에 쓴 약이 될 수 있다. 즉, 우리가 좌절 또는 재발에 대해 어떻게 생각하느냐가 핵심이다. 도구 9.1의 변화 단계를 기억하는가? 우리 중 누구라도 변화를 위해 노력하다가 차질이 있을 때마다 우리는 바로 숙고의 단계로 돌아가 실패를 어떻게 볼 것인지에 대해 생각하게 된다. 동기 부여 연설가인 Les Brown은 유명한 Willie Jolley의 명언 "좌절(setback)은 복귀(comeback)를 위한 준비"를 인용했다. 그리고 이것은 올바른 마음가짐과 함께 이루어질 수 있다.

다음 생각 기록은 좌절/재발에 대해 흔히 하는, 도움이 되지 않는 생각들을 나열한 것이다. 인생을 살아가며 베스트셀러 작가인 John C. Maxwell 이 말한 "실패를 딛고 나아가기(fail forward)"를 하려면 이런 생각에 도전할 수 있어야 한다. 인생의 실패에 대한 반응으로 생길 수 있는 자기 패배적인 생각을 모두 찾아낼 수는 없겠지만 이 도구는 연습을 해볼 수 있게 한다. 이것은 인생의 목표를 향해 "실패를 딛고 나아가기" 위해 필요한 유형의 생각이다.

건강하지 않은 생각	합리적인 대응
"이걸 너무 오랫동안 해왔기 때문에 난 바뀔 수 없어 – 난 원래 이래."	

건강하지 않은 생각	합리적인 대응
"바꾸려고 하다가 한 번 망했는데, 그냥 계속 해보지 뭐. 이대로 끝을 보겠어!"	

건강하지 않은 생각	합리적인 대응
"계속 떨어지기만 하니 난 그냥 실패 그 자체야."	

건강하지 않은 생각	합리적인 대응
"나는 일을 망쳤고 원점으로 돌아왔어. 내 모든 노력은 헛수고였어. "	

건강하지 않은 생각	합리적인 대응
"나는 그렇게 잘하지 못하기 때문에, 절대 기대에 부응하지 못할 거야."	

다른 건강하지 않은 생각	합리적인 대응

도구 9.7 : 내가 올바르게 하고 있는 일

재발했다고 해서 앞으로 나아갈 때 계속 유지되어야 하는 일들을 올바르게 하고 있지 않다는 의미는 아니다. 실패를 둘러싼 상황을 검토할 필요도 있지만 균형 잡힌 관점을 유지하는 것이 중요하다. 흑백 논리(1장에서 다룬 인지 왜곡)는 일을 올바르게 하는 동시에 실수를 하는 게 가능하다는 것을 받아들이기 어렵게 만든다. 이러한 관점을 갖기 위해, 목표를 달성하기 위해 위에서 찾아낸 변화를 만드는 것 외에, 지금 당신이 올바르게 하고 있는 일을 모두 적어보자.

1. _____

2. _____

3. _____

4. _____

5. _____

6. _____

7. _____

8. _____

9. _____

10. _____

도구 9.8 : 회복으로 가는 길

목표를 향해 나아갈 때 "성공"의 관점을 유지하라. 어떠한 두 사람의 여정도 서로 똑같아 보이지 않으며, 앞서 언급했듯이 대부분의 경우 실수가 발생한다. 인생이란 등산은 계속 순조로울 수가 없다. 삶은 계속 변할 것이고, 목표를 달성하고 전진하기 위해 계속 적응해야 할 것이다. 많은 사람들이 회복의 길은 아래 그림의 윗부분에 그려진 화살표처럼 부드럽고 점진적이며 지속적인 상승이라고 믿는다. 그리고는 아래쪽에 선으로 표시된 것처럼 그 길이 굴곡질 때 당황한다. 인생에는 항상 상승과 하강이 있다. 따라서 인생의 도전에 정면으로 대처하고 자신이 어디에 있는지 정확하게 볼 수 있는 올바른 마음가짐을 갖는 것이 중요하다.

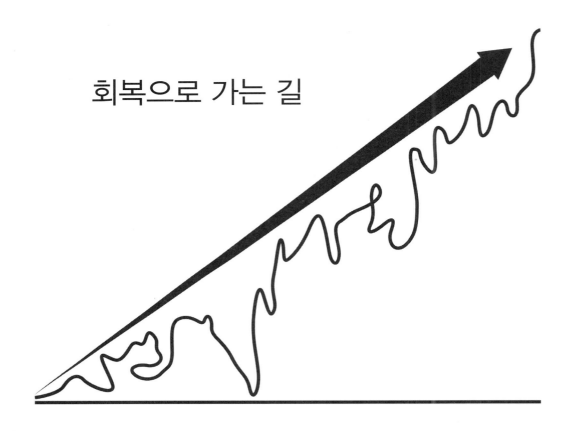

회복으로 가는 길

삶이 순조로울 때, 그 순간을 즐겨라. 그러나 현실에 안주하지 말라. 삶이 우리에게 던질 모든 우여곡절을 예측할 수는 없지만, 개인적인 목표에 계속 집중하고 단련하며 부지런함을 유지할 순 있다.

반대로, 그냥 몇 번의 좌절이 있으면, 당신이 시작한 곳과 비교해서 현재 당신이 어디에 있는지 보는 관점을 유지하라. 많은 사람들은 자신이 시작했던 곳과 현재를 비교해서 *자신이 얼마나 멀리 왔는지*를 보기보다는, 자신이 도달하기를 원하는 곳과 비교하고 자신이 *그곳에 없다*는 것에 집중하는 경향이 있다. 다음 도구는 양극단의 상황에 대비하는 것을 목표로 한다.

내 진행 상황 모니터링

변화를 만들기 위해 노력하고 있는 삶의 영역에 대해 생각해보라. 성장을 위한 단계를 시작하기 전에 해당 영역에서 자신이 어디에 있었는지 되돌아보라. 당신이 어떤 기분이었는지, 누구와 함께 있었는지, 무엇을 하고 있었는지, 얼마나 많은 돈을 벌고 있었는지, 얼마나 자주 특정 행동에 참여했는지, 또는 당신이 어디서부터 왔는지 측정하는 데 도움이 될 수 있는 기타 지표에 대해 작성해보자.

일이 잘 진행되고 있을 때, 나는 나의 지속적인 성공에 기여한다고 생각되는 다음과 같은 행동을 성실히 해야 한다:

_____

_____

상황이 순조롭게 진행될 때, 여전히 다음과 같은 취약점이 있음을 인식하고 보호 장치를 마련해야 한다:

_____

_____

좌절이 있을 때, 나는 내가 어디서부터 시작했는지 기억해야 하고, 비록 내가 있던 곳에서 한 발 물러섰지만 여전히 실수 한 번으로 사라지지 않는 다음과 같은 진전을 이루었다는 것을 깨달아야 한다:

_____

_____

나는 다음과 같이 행동해서 과거가 아닌 미래에 집중할 것이다:

_____

_____

최근의 좌절을 현실적인 관점으로 자세히 살펴본다면 좋은 점과 나쁜 점을 모두 볼 수 있다. 아쉬운 점은 다음과 같다:

_____

_____

앞으로 나아가면서 목표에 접근하는 데 가장 도움이 되는 사고 방식은 다음과 같다:

_____

_____

도구 9.9 : 재발 예방 세션

당신이 어떤 문제에서 회복중인 내담자와 상담을 시작한 코치나 치료자라면, 다음은 인지 행동 관점에서 이 재발방지 세션에 접근하는 대략의 지침이 될 수 있다.

1. 이번 주에 재발했는가?

2. 그렇다면 무슨 일이 있었는지 애기해보자(사슬 분석 수행).

3. 0-10점 기준으로 얼마나 재발에 가까웠는가?

4. 일주일 중 "좌절" 행동을 하고 싶은 충동이 가장 컸던 때는 언제였는가? 당신은 무엇을 하고 있었는가?

5. 0-10점 기준으로 그 당시 갈망이 얼마나 강했는가?

6. 그때 무슨 생각을 하고 있었는가?

7. 무엇이 당신이 재발하지 않도록 했는가? 다른 것은 없었는가?

8. 이번 주에 유혹을 느꼈지만 하지 않았던 경우가 몇 번이나 있었는가?

9. 충동을 억제하기 위해 어떤 기술을 사용했는가?
   a. 행동 기술(당신은 무엇을 했는가?)
   b. 인지적 기술(당신은 어떻게 생각했는가?)

10. 이번 주에 당신이 올바르게 한 것은 어떤 것이 있는가?

11. 이번 주에 실행할 변화는 어떤 것이 있는가?

도구 9.10 : 재발 예방 계획

재발하지 않도록 가능한 모든 준비를 마쳤으므로, 재발이 발생했을 때 접근하는 최선의 사고 방식을 살펴보고, 강점과 약점을 균형 있는 관점으로 보며 목표영역을 자세히 살피면서, 재발 방지 계획을 조정할 때이다. 당신이 잘하는 것을 유지하라. 필요한 사항을 변경해보라. 그리고 이 계획을 최우선 순위에 두라. 이것은 당신의 남은 인생에 도움이 될 수 있다. 아니면 내일 수정해도 괜찮다. 이것들은 계속해서 작업해가는 문서임을 기억하라. 그러나 이것은 지금 당장을 위한 재발 방지 계획이다.

내가 잘하고 있고 계속 이어가고 싶은 것은 다음과 같다:

_____

가장 최근의 좌절을 기반으로 한 바꿀 점은 다음과 같다:

_____

나는 다음의 경우 가장 유혹을 느낄 것이다:

_____

이번에는 다음과 같은 이유로 유혹에 대처할 준비가 되어 있다:

_____

내가 배우거나 개선해야 할 기술은 다음과 같다(있는 경우):

_____

내 지원군은 다음과 같다:

_____

나의 일상은 다음과 같이 구성되어 있다:

_____

노력을 성공시키는 데 도움이 될 개인적인 강점은 다음과 같다:

_____

계획의 기타 세부 사항:

_____

3

다양한 상황에 대한
인지행동치료 적용

이 책의 마지막 개척지는 코칭이다. 나는 이 내용을 이런 성격의 책에 포함하는 것이 몇몇 사람들에게는 논란이 될 수 있다는 것을 알고 있으며, 나 또한 최근 몇 년 전까지 그렇게 생각했던 사람 중 하나였다. 그러나 코칭은 이미 현실에 존재하며, 벌써 수십억 달러 규모의 산업이다. 이 글을 쓰는 현재 Linkedin(구인 구직 사이트)에는 110만 명의 코치가 등록되어 있다. 라이프 코칭은 옳든 그르든 심리 치료 외의 다른 방식으로 인생의 여정에 도움을 주어서 수백만 명의 삶을 변화시켰다. 비즈니스 코칭은 회사에서 직원 유지, 직원 사기 진작 및 고객 서비스에 대한 전반적인 효율성을 올려주었다. 나는 심지어 최근에 회사 자체도 성격 장애가 있을 수 있다는 것을 알게 되었다! 그래서 나의 결론은 전 세계 수백만 명의 사람들이 실제로 매년 코칭 서비스를 찾을 것이므로, 이것은 진짜가 아니라고 가정하기보다는, 이 분야의 사람들을 위한 선택지로 가장 효과적인 변화 방법을 제공해야 한다는 것이다. 자격을 갖추지 못한 수천 명의 코치가 입증이 덜 된 방법을 사용하고 있다.

또한, 세계 곳곳에는 전통적인 치료를 받을 수 없거나 몇 년 동안 대기자 명단에 올라 있는 사람들이 있다. 이들 중 많은 사람이 코칭 서비스와 프로그램도 찾고 있다. 나는 인지행동치료가 진정으로 삶을 변화시킬 수 있으며 이전에는 인지행동치료에 접근할 수 없었던 그룹에도 더 많이 보급할 수 있다고 생각한다.

치료와 코칭의 몇 가지 차이점 중 하나는 심리 치료가 심리적 장애를 치료하는 반면 코칭은 개인의 성장과 목표 달성을 촉진한다는 것이다. 예를 들어, 심리 치료자는 외상후 스트레스 장애, 강박 장애, 조현병 또는 기타 진단을 가진 사람에게 경험적으로 적절한 치료를 제공할 것이다. 반대로 데이트 코치는 사회적 기술을 향상해주고, 파트너와의 상호 작용 패턴을 바꾸려고 할 때 내담자 자신의 생각과 행동에 대해서 인식하도록 도와준다. 피트니스 코치는 내담자가 건강 및 웰빙과 관련된 목표를 세우고 달성하도록 도울 수 있다. 비즈니스 코치는 회사가 사고방식, 시간 사용, 직원 및 고객과의 상호 작용 스타일 등에서 문제를 인식하고 수정하는 데 도움을 줄 것이다.

코칭은 치료보다 일반적으로 기능이 좋은 사람들이 찾는 편이지만, 두 방식이 배타적일 필요는 없다. 공황 장애가 있는 사람이 학대적인 관계에서 떠날 수 있도록 혹은 더 좋은 관계를 찾도록 도와줄 코치를 찾을 수 있다. 코치는 내담자가 건강한 관계 유형을 선택하는 것을 가로막는 불안감에 대해 다뤄볼 수는 있으나, 공황 장애를 직접 치료하지는 않는다.

많은 코치는 단순히 자신의 개인적인 경험에 의존한다. 그러나 최근 몇 년 동안 이 커뮤니티에서도 입증된 심리학적 모델을 적용하여 접근 방식을 통합하려는 시도가 있었다. 인지 행동 코칭(Cognitive Behavior Coaching, CBC)이 그러한 예이다. CBC는 다른 코칭 접근법의 협력적이고 목표 지향적인 성장 지향적 요소를 가지고 있으면서도, 개인과 회사의 목표 달성을 가로막는 사고 과정을 인식하고 재구성하도록 해주는 인지 전략도 가지고 있다.

코칭은 심리 치료보다 훨씬 덜 형식적이기 때문에 이 섹션의 형식은 이러한 차이점을 반영하고 병렬 방식으로 제시된다. 구성은 대화하는 방식으로 구성되어 있지만, 개념은 같다. 모든 행동은 임상적으로 우려되는 수준인지 아닌지에 관계없이 믿음에 따라 결정된다. 사용된 도구는 덜 기술적일 수 있지만, 목표 달성에 걸림돌이 되는 믿음에 기반한 행동을 인식하고 바꾸는 목표를 가졌다는 점에서는 같다.

목표 달성, 증상 관리에 초점을 맞추고 있지만, 목표를 달성하는 데에 장애가 되는 행동에 대해서도 작업을 한다. 장애가 되는 행동을 인식하고, 그러한 행동에 대한 내담자의 인식을 높이고, 이러한 행동에 관여하는 사고 과정을 인식하고, 새로운 사고방식과 행동 단계를 시도하도록 한다.

이 섹션에서는 코칭하는 것과 관련된 몇 가지 영역을 다룬다: 시간 관리, 성과와 자존감, 스트레스 관리, 까다로운 사람 상대하기, 믿음에 기초한 의사소통

CHAPTER **10**

시간 관리

최휘영

한 번은 내 친구가 회의에 10분 늦게 와서는 농담을 했다. "내 시간 본 사람 있어? 내가 시간을 잃어버린 것 같아!"

많은 사람이 가장 높은 기어를 사용하듯이 속도를 낸다. 약속이 꽉 차 있고, 일정이 초과되고, 높은 생산성이 요구되고, 할당량을 채워야 하고, 마감일을 맞춰야 하고, 항상 서둘러야 하고, 소진되고… 현대 생활의 요구로 인해 여유를 가지고 살기가 점점 더 어려워졌다. 이러한 긴박감은 종종 우리의 평화를 빼앗고 그 순간을 즐기지 못하게 한다. "시간이 없어"는 가장 흔히 들을 수 있는 변명이다. "내 인생은 미쳤어." 또는 "나는 남들보다 시간이 없어"도 흔한 하는 말이다.

현실은, 우리 모두에게 한 주에 168시간이 있고, 우리가 선택한 방식으로 시간을 보낼 수 있다는 것이다. 솔직히 말해서, 아무도 자신이 스스로 선택하지 않은 방식으로 시간을 사용하지 않는다. 이것은 말처럼 간단하지만은 않다. 관계, 직업, 감정 및 우선순위와 관련하여 어려운 선택을 해야 할 수도 있다.

그리고 우리가 어떤 작업을 완료하거나 어떤 약속을 확인하는 데 시간을 할애하지 않으면 좋지 않은 결과를 겪을 수 있다. 현재 우리가 처한 거의 모든 상황은 우리의 선택의 결과이다.

처음에 이런 식으로 말해서 기분이 상했던 많은 사람은 결국 시간 관리를 우선순위에 두지 않았기 때문에 스트레스를 받게 된 것이라는 말을 듣고 안도한다. 우리는 의도하지 않고 흘러가는 대로 시간을 쓰기 쉽다. 좋은 소식은, 의도적인 선택이 우리 삶에 '추가 시간'을 만들어 준다는 것이다. 이 장에서는 당신이 무의식적으로 선택해왔던 시간과 관련된 몇 가지 선택에 대한 통찰력을 심어주고, 시간을 보내는 방법을 선택해서 보다 의식적으로 목적을 달성하는 데 도움을 주고자 한다.

전부는 아니지만, 대부분의 시간 관리 문제는 세 가지 범주 중 하나로 분류된다. 동기 부족, 인식 부족, 또는 간섭하는 믿음. 첫 번째, 동기 부족 먼저 시작해보자.

동기 부족

시간 관리에 있어 대부분의 사람은 '인식 부족'부터가 문제이지만, 어떤 사람들은 168시간이 어떻게 "자신에게서 사라지고 있는지"에 대해 인식은 하지만 바꿔 볼 동기가 부족하다. 이 연습은 당신의 삶에서 누가 우려를 표현했는지, 그들의 우려가 무엇이며, 그 이유가 무엇인지 생각해보도록 한다. 주어진 예제를 검토한 다음 자신의 도구를 완성해보자.

도구 10.1 : 우려의 표현

예시

사람	우려	이유
1. 상사	1. 초과 근무	1. 노동법에 맞지 않게 추가수당이 나감
2. 아내	2. 집에 늦게 온다.	2. 가족과의 관계 손상
3. 세무사	3. 세금 관련 정보를 계속 늦게 제출한다.	3. 연체료 및 위약금

관찰: "내가 지금 하는 것보다 더 신경을 써야 한다. 내 가족과 생계가 위험에 처해 있다."

내 주변의 우려

사람	우려	이유
1.		
2.		
3.		

관찰: _____

_____

도구 10.2 : 시간 인식

이 도구는 시간을 어떻게 보내는지 명확히 하는 데 도움이 된다. 이 도구에서는 단순히 당신이 시간을 보내는 방법에 주의를 기울이고 기록하면 된다. 있는 그대로 기록해보아라(어떤 사람들은 '사람들을 기쁘게 해야 한다'라는 핵심 믿음이 있어서, 치료자, 또는 코치가 볼 수 있으니 좀 더 "괜찮은" 내용으로 약간 수정해서 작성을 한다!). 시간을 어떻게 보내고 있는지 단순히 30분 단위로 기록하기만 하면 된다. 주어진 예를 검토한 다음 자신의 예를 완성해보자.

인식 도구 - 예

시간	활동
오전 7시	일어남
오전 8시	일하러 감
오전 9시	이메일, 페이스북을 확인하고 인터넷 서핑을 함
오전 10시	프로젝트 작업을 함
오후 12-2시	점심을 먹음
오후 2시	내 옆에 앉은 동료와 대화를 함
오후 3시	작업함
오후 4시	상사에게 물어볼 게 있었는데 상사가 퇴근해버렸고, 상사에게 다시 연락이 닿을 때까지 한 시간 동안 기다림
오후 5시	연락이 닿을 때까지, 좋은 쇼핑 장소를 찾느라 시간을 썼고, 결국 한 시간 더 일 함
오후 6시	헬스장에 감
오후 9시	집에 돌아옴

나의 인식 도구	
시간	**활동(자세히)**
오전 6시	
오전 7시	
오전 8시	
오전 9시	
오전 10시	
오전 11시	
오후 12시	
오후 1시	
오후 2시	
오후 3시	
오후 4시	
오후 5시	
오후 6시	
오후 7시	
오후 8시	
오후 9시	
오후 10시	
오후 11시	
오전 12시	
오전 1시	
오전 2시	
오전 3시	
오전 4시	
오전 5시	

나의 관찰:

1. _____

2. _____

3. _____

4. _____

5. _____

도구 10.3 낭비 제거

이 도구는 전 페이지(도구 10.2)의 도구를 기반으로 한다. 당신이 관찰한 것을 분석하라. 당신이 시간을 보내는 방법을 확인했고, "놓치는" 시간이 있는 것을 알게 되었다면, 그 시간을 "기회"로 바꾸어 볼 수 있다. 예시를 참고하고, 낭비를 없애보아라.

예시

관찰	제안된 변화
늦게 일어나서 서둘러 문을 나섰고, 아침에 아내와 아이들도 보지 못했다.	내가 더 일찍 일어났더라면, 나는 아이들과 아내를 더 많이 볼 수 있었다. 아침에도 운동할 수 있었다.
아침에 생각보다 인터넷에서 더 많은 시간을 보냈다.	업무용 이메일을 확인한 후에는 인터넷 창을 꺼서 다시 시작하고 싶은 마음이 들지 않도록 하여 바로 업무에 복귀할 수 있을 것이다.
우리가 점심에 이렇게 오래 시간을 쓰는지 몰랐다. 아마도 꽤 자주 이랬던 것 같다.	가는 시간을 의식하도록 하자 – 점심을 한 시간으로 줄이고, 시내를 가로질러서 식사하러 갈 경우, 돌아오는 길의 차량정체를 고려해서 시간에 여유를 두자.
오후에 생각보다 동료들과 많은 이야기를 나눔 – 늦게 가게 되어서 상사를 놓쳤고, 결국 더 늦게까지 일터에 머물게 되었다.	더 사교적으로 보낼 수도 있겠지만, 동료에게 정시에 퇴근하려면 업무로 돌아가야 한다고 말해보자. 동료 또한 가족과의 시간을 소중히 여기므로 이해할 것이다. 그 동료는 얼마나 수다가 길어지는지 스스로 인식하지 못하는 것 같다.
아이들이 잘 시간에 집에 갔더니 아내가 또 나를 냉담하게 대했다.	아침에 운동했다면, 낮에 굳이 집중하지 않아도 훨씬 더 빨리 집에 갈 수 있었다. 나는 일주일에 한 번 일을 마무리하고 집에 가서 가족과 함께하는 저녁을 계획할 수 있을 것이다.

나의 낭비 제거 도구

관찰	제안된 변화

도구 10.4 : 우선순위를 확인하라

우리가 진정으로 가장 소중히 여기는 것이 무엇인지 알고 싶다면 신용 카드 명세서와 달력, 이 두 가지만 보면 된다는 말이 있다. 우리는 삶에서 우선 순위라고 생각하는 많은 가치가 있다. 그러나 실제로는 자신에게 가장 중요한 것에 돈과 시간을 쓰고 있다. 우리에게 정말로 가장 중요한 것은 무엇인가? 그리고 그것은 우리가 시간을 보내는 방법과 관련하여 어떤 의미가 있는가? 이 도구를 사용하여 이것에 대해서 생각해보고 바꿀 점을 생각해보자.

이 과정의 1단계는 다음 우선순위 목록 도구를 작성하는 것이다.

우선순위 목록 도구

명시된 우선순위	얼마나 중요한지 1~10점으로 매겨보자
교육	
서비스	
배우자/연인	
아이들과의 관계	
재정적 성공	
직업적 성취	
개인적 성장	
신체적 아름다움 또는 매력	
신체 건강	
여행	
친절	
여가	
안정	
종교/신앙/문화	
삶의 질	
그 외	

우선순위를 확인하고 중요도를 평가했으므로, 이 과정의 2단계에서는, 신용 카드 명세서와 지난 3개월 동안의 스케줄을 검토해보자. 어떤 것들을 보고 어떻게 시간을 보내는가? 시간 관리 변경 사항에 통합할 수 있는 이 도구를 통해 어떤 교훈을 얻었는가?

_____

_____

_____

도구 10.5 : 의도적 삶 기록지

'스케줄을 적을 때 우선순위를 정하세요'라는 말을 들어보았을 것이다. 코칭 분야에서 인기 있는 접근 방식은 이 말과 반대로 생각해 보라는 것이다. *스케줄을 적을 때 우선순위를 정하기*보다, *우선 순위 자체를 계획(스케줄)할 때* 우리의 달력이 어떻게 달라 보일까? 앞에서 어떤 우선순위가 가장 중요한지 확인했으므로 이 작업을 더 쉽게 수행할 수 있다. 앞에서 당신이 채워 넣은 자기 관찰 도구들을 활용하여 의도적으로 당신에게 더 중요한 것들을 계획해보자.

많은 사람은 이러한 유형의 사고방식에 대해 "그림의 떡"이라고 반응한다. 나는 세미나에서 사람들이 "당신이 어떤 세상에 살고 있는지 모르지만, 우리 대부분은 우리가 원하는 대로 할 수 없어요! 우리에게는 의무가 있습니다!"라고 말하는 것을 본 적이 있다. 우리 모두에게는 의무가 있다. 하지만 이런 폐쇄적인 생각은 성장하지 못하게 한다. 하루를 보내는 방식에서 아주 작은 변화만 있어도, 우선순위를 위한 최소한의 시간을 확보할 수 있다. "하고 싶은 것" 대 "해야 하는 것"으로 생각해보자. 당신의 일정이 여전히 95%가 "해야 할 일"로 구성되어 있더라도, 비록 작더라도 하루에 하나의 "하고 싶은 일"을 의도적으로 포함하는 것이 적어도 하루의 시작이며, 그 자체로 삶의 만족도에 큰 차이를 만들 수 있다.

뉴욕의 작가 John C. Maxwell은 Intentional Living(의도적 삶)이라는 책을 저술했다. 이 책은 나에게 매우 도움이 되는 아이디어를 주었고, 이러한 사고방식과 언어가 도구에 반영되었다. 다음 체크리스트를 적어보아라. 매주 시작 전에 계획을 세울 때 "해야 할 일"과 "하고 싶은 일"을 인식해보자.

할 일 체크리스트

"해야 하는 것"	"하고 싶은 것"
1. _____	1. _____
2. _____	2. _____
3. _____	3. _____
4. _____	4. _____
5. _____	5. _____
6. _____	6. _____
7. _____	7. _____
8. _____	8. _____
9. _____	9. _____
10. _____	10. _____

도구 10.6 : 전략적으로 계획 세우기

마지막 팁: 하루를 계획하고 계획한 행동을 해 나갈 방법에 대해 전략적으로 생각하는 것은 중요하다. 예를 들어, 매일 위의 목록과 비슷한 목록을 만든 후, 자신에게 묻는다. 내가 언제 어디에 있어야 하는가?

▪ 하루 중 특정 시간에만 수행할 수 있는 작업이 있는가?
▪ 하루 중 어느 때 내 생각이 가장 명확한가?
▪ 그렇다면 그 생각이 명확한 시간에 하면 좋은 일은 무엇일까?
▪ 반면 다른 시간엔 할 수 없고 하루 중 일찍(먼저) 해야만 하는 것은 무엇인가?
▪ 멀티태스킹 할 수 있는 때가 있는가?
▪ 멀티태스킹이 좋지 않을 때가 있는가?
▪ 다른 사람에게 맡겨도 될 일이 있는가?
▪ 현재의 시간을 최대한 활용하는 방법은 무엇인가?

이 시간 관리 문제에 대한 나의 개인적인 경험을 얘기해 보겠다:

내가 이 책의 초판을 처음에 제안 받았을 때, 나는 "못 할 것 같네요"라고 대답했다. 나는 나 자신을 작가라고 생각하지 않았다. 나는 책을 쓰고 싶은 마음이 없었다. 왜 써야 할지, 언제 써야 할지 몰랐다.

내가 왜 마음을 바꿨는지에 대한 짧은 이야기가 있다. 유튜브 고양이 영상 때문이었다. 하루는 3일간의 컨퍼런스를 마치고 로스앤젤레스에서 집으로 가는 비행기에 올랐는데, 비행기 옆에 있던 남자가 유튜브에서 고양이가 소파에 앉아 우스꽝스러운 묘기를 하는 것을 보고 있었다. 나는 그가 어른인데도 얼마나 즐거워했는지 믿을 수 없었다. 이 사람은 비행 3시간 내내 비슷한 영상을 시청했다.

나는 오지랖이 넓어져 보기로 했다. 그 당시 훈련하고 있던 것처럼, 멍 때리기보다는 움직임을 살펴보는 것, 즉 내 주변을 의식해보는 것이었다. 비행기에서 사람들이 무엇을 하는지 좀 더 주의를 기울여 보았다. 수많은 사람이 시간때우기 영상을 보거나 무의미한 게임을 하고 있다는 것이 나를 놀라게 했다. 그제야 계산을 좀 해봐야겠다는 생각이 들었다. "나는 1년에 거의 100개의 도시에서 연설한다. 나는 여행당 평균 비행/환승 시간이 10시간 이상이다. 나는 매달 호텔 객실에서 혼자 8박을 하며, 주로 그 시간 동안 스포츠 경기를 본다."

결론은 여행하는 동안 많은 시간을 비효율적으로 사용했다는 것이다. 내 변화의 결과는? 나는 나의 첫 번째 책 전체를 비행기, 공항, 호텔 방에서 집필했다. 나는 시간을 허투루 사용하지 않았다. 그리고 단순히 더 의도적으로 내가 아무것도 하지 않고 있던 시간을 이용함으로써 나는 많은 사람에게 도움을 주는 베스트셀러를 쓰게 되었다.

내 일상의 다른 예로는 일주일에 4시간씩 딸들을 체육관에 데려다 준다(하루 2시간, 주 2회). 그 중 1시간은 딸들이 체육관 저쪽 내 시야가 닿지 않는 곳에서 운동을 하게 된다. 나는 이 시간을 활용하는 법을 배웠다. 딸들이 눈에 보이는 시간에는 노트북을 치워두고 딸들에게만 집중하려고 노력한다. 하지만 어차피 딸들이 보이지 않는 시간에는(1주일에 2시간이 된다) 노트북으로 할 수 있는 일을 하려고 한다. 또 체육관이 와이파이가 잘 되니 필요하다면 인터넷이 필요한 일들을 할 수 있다.

주말에 부모님을 뵈러 가게 되면, 일과 관련된 것들은 치우고 가족에게 집중하고 싶은 시간이 있다. 그러나 또한 가족들이 각자의 일을 하고 있어서 내 일을 할 수 있는 약간의 여유 시간 또한 있으리란 것을 안다. 나는 또한 부모님 댁에는 인터넷이 잘 연결되지 않는다는 것도 알고 있다.

그래서 일주일 계획을 세울 때, 나는 전략적으로 체육관에서 있는 2시간 동안 할 인터넷이 필요한 일을 계획하고, 부모님과의 약속시간에는 인터넷이 필요하지 않은 일을 배치한다. 목욕하는 시간을 활용하는 내담자도 있고, 아들을 학원에서 데리고 오기 위해 기다리는 동안 차에서의 시간을 활용하는 내담자, 그리고 마트 계산 대기줄에서 20분 기다리는 동안 핸드폰으로 할 일을 하는 내담자도 있다.

이 중 어떤 것도 어렵지 않다. 아이비리그 교육을 받지 않아도 된다. 단지 의식적인 사고방식, 미리 미리 생각해보려는 마음가짐, 그리고 전략적이고 상황에 맞는 계획을 가져보면 된다. 그렇게 함으로써, 여러분은 "필요할 때 인터넷이 안됐다" 또는 "무언가를 할 수 있었을 것이라고 생각하지 못했다"라는 이유로 낭비하게 되는 대부분의 시간을 없앨 수 있을 것이다.

여러분의 "해야 하는 것"을 하는 시간을 이렇게 당신에게 이익이 되는 방향으로 하루 일정 속에 전략적으로 배치하면 당신의 168시간을 최대한 활용할 수 있다. 아, 그리고 고양이 영상도 덜 보게 될 것이다.

이러한 팁을 염두에 두고 다음 주 일정을 작성해보자. 이전 작업을 통해 낭비를 없애고 우선순위를 정할 수 있는 "해야 할 것"을 달성할 방법을 고려해보자. 어떤 사람들은 달력에서 눈에 띄는 방식으로 다른 색을 사용하거나 "원하는 것"을 강조하기를 즐기므로, 그렇게 해볼 수도 있다.

나의 전략적 계획 세우기 도구

시간	활동 (가급적 자세히)
오전 6시	
오전 7시	
오전 8시	
오전 9시	
오전 10시	
오전 11시	
오후 12시	
오후 1시	
오후 2시	
오후 3시	
오후 4시	
오후 5시	
오후 6시	
오후 7시	
오후 8시	
오후 9시	
오후 10시	
오후 11시	
오전 12시	
오전 1시	
오전 2시	
오전 3시	
오전 4시	
오전 5시	

어떤가? 의도적으로 일정을 세운 첫 주 후에, 당신이 어떻게 했는지를 살펴보는 것은 매우 중요하다. 내 경험으로는 대다수의 사람이 이 기록 중 한두 개를 해보고는 그만둔다. 나는 계획한 대로 첫 주를 정확히 살아온 사람을 많이 보지 못했다. 우리의 시간과 관련하여 우리가 하는 선택에 계속 주의를 기울이고, 그 과정에서 우리의 개인적인 일정을 조정하는 데 능숙해지는 것은 어렵다. 일관성이 성공의 열쇠이다.

다음 도구의 목적은 주어진 시간 동안 계획한 작업과 실제로 수행한 작업을 나열하는 것이다. 이 연습은 당신의 의식적인 삶의 기록 도구(우선순위를 기반으로 한 계획)와 초반에 당신이 현재 당신의 시간을 어떻게 소비하고 있는지 단순히 기록할 때 사용하였던 마음챙김 기반의 '현재'시간을 어떻게 보냈는지를 기록했던 도구를 통합하도록 한다.

도구를 사용하여 당신이 어떻게 했는지 확인해보자. 당신이 앞으로 나아가고자 하는 변화를 만들기 위해 당신의 치료자나 코치와 함께 작업해보자.

도구 10.7 : 나의 진행 평가

시간	계획한 활동	실제
오전 6시		
오전 7시		
오전 8시		
오전 9시		
오전 10시		
오전 11시		
오후 12시		
오후 1시		
오후 2시		
오후 3시		
오후 4시		
오후 5시		
오후 6시		
오후 7시		
오후 8시		
오후 9시		
오후 10시		
오후 11시		
오전 12시		
오전 1시		
오전 2시		
오전 3시		
오전 4시		
오전 5시		

나의 관찰 :

방해하는 믿음

믿음이 행동에 영향을 준다는 것은 잘 알려져 있다. 이는 임상적인 문제들과 관련된 앞 장들에서도 강조되었지만, 주제로 다루는 행동이 자살행위이든, 일하는 대신 동료와 잡담하는 것이든 간에 행동은 믿음과 연관이 있다. 당신이 임상가라면 목표 행동(target behavior)이라는 용어에 익숙할 것이다. 나는 코칭을 할 때는 장애물 행동(obstacle behavior)이라는 용어를 자주 사용한다. 전 페이지 도구(도구 10.7)에서, 오른쪽 '실제' 열에 적혀 있는 행동들이 이것이다. 이러한 행동들은 내담자가 시간 관리를 개선하면서 하고자 했던 행동 대신 실제로 행한 행동들이다

믿음이 행동을 유도하므로 인지행동코칭이 다른 접근법에 비해 갖는 한 가지 장점은 장애물 행동 뒤에 있는 믿음에 대해 작업을 할 수 있다는 것이다. 이 장은 시간을 더 효과적으로 관리하기 위한 노력을 방해하는 세 가지 일반적인 믿음에 초점을 맞춘다: 완벽주의, 미루기, 사람들을 기쁘게 해야 한다는 믿음이 그것이다.

완벽주의

완벽주의는 완벽하지 않은 것은 용납할 수 없다고 여기는 성향으로 정의된다. 완벽주의는 삶의 모든 영역에 영향을 미친다: 업무 성과, 로맨틱한 관계, 우정, 육아 등... 완벽주의는 스트레스 수치의 증가와 관련이 있다. 높은 스트레스 수준은 많은 의학적 질환의 발생율을 높인다. 완벽주의는 수백만 사람들의 암을 유발했을지 모르며, 수많은 사람의 효과적인 시간 관리를 방해하는 흔한 장애물이다.

완벽주의의 인지적 특징

제1장에서 묘사된 제프 영의 핵심 믿음에 따르면, 완벽주의자들은 실패에 대한 믿음과 함께 엄격한 기준에 대한 믿음을 가지고 있다. 완벽주의의 정의에서도 암시하듯이, 그들은 높은 기준을 가지고 있고 그것을 충족시키지 못하면 자신을 실패자처럼 느낀다. 일부 완벽주의자들은 이런 끝없는 기준의 믿음을 자신에게만 적용하는 것이 아니라 다른 사람들에게도 적용한다.

완벽주의에서 가장 두드러진 인지 왜곡 중 두 가지는 "~를 해야 한다"라는 당위진술과 흑백 사고(경직된 사고)이다. 예를 들면 다음과 같다:

- "이 프로젝트는 완벽하게 수행되어야 한다."
- "완벽한 해결책이 아니라면 계속 찾아봐야 한다."
- "남들이 게으름을 피울 테니 내가 알아서 해야 한다."
- "내 일정대로 완벽하게 못 했으니 계속 연습해야 한다."
- "확실히 알아둬야 한다. 제대로 모르면 후회하게 될 것이고, 후회하는 건 용납할 수 없다!"
- "한 번만 더 대사 연습을 하면 흠잡을 데 없는 공연을 할 수 있을 것이다."
- "더 정밀하게 제안하는 것이 필요하다. 그렇지 않으면 우리는 계속 세부사항을 논의하게 될 것이다."
- "이걸 완벽하게 하지 못하면 난 완전히 실패하는 것이다."

이러한 사고방식의 까다롭고 극단적이며 경직된 특징을 알고 있는가? 이것들은 당신의 완벽주의 사고 기록에서 다뤄질 생각들이다. 일상, 이런 방식으로 생각하는 것은 코칭이나 치료에서 '장애물 행동'이라 부르는 문제 행동으로 이어진다.

완벽주의의 행동적 특징

완벽주의자에게 나타나는 시간 관리에 대한 가장 일반적인 장애물은 같은 작업을 완료하는 데 다른 사람들보다 훨씬 더 오래 걸린다는 것이다. 인지 행동 코치 또는 치료자와 함께 작업하는 완벽주의자들은 종종 작업을 완료하는 데 걸리는 시간을 과소평가한다. 그들은 일상을 계획할 때 각 계획에 드는 시간을 과소평가할 뿐만 아니라, 주어진 작업에 할당된 시간을 초과해서 수행하고, 그런 점을 잘 인식하지 못한다. "나무를 보느라 숲을 볼 수 없었다"라는 말은 완벽주의자에게 가장 잘 어울린다. 작은 세부 사항(나무)에 지나치게 집중하면 작업 완료, 관계 유지 및 고용 유지와 같은 더 큰 결과(숲)를 인식하지 못한다. 지나친 준비, 과도한 연습, 지나치게 생각하는 것, 지나치게 토론하는 것, 지나치게 분석하는 것(언제 그만둘지 모르는 것을 포함하여)은 모두 완벽주의자에게서 흔히 볼 수 있는 장애물이다.

변화 전략과 행동 계획

완벽주의적 사고방식 때문에 진정한 변화는 종종 길고 지루하고 힘든 일이 된다. 솔직히 말해 많은 코치는 이러한 어려움을 겪고 있는 사람들이 지속 가능한 의미 있는 변화를 만들도록 도울 준비가 되어 있지 않다. 나를 만나기 전에 코치의 도움을 구했던 내담자가 있었는데, 그 코치는 매일 아침 일어나면 "해보자"라는 단어를 100번 말할 수 있도록 곡을 바꿔가며 노래로 불러보라고 했다. 창의적이기는 하지만 이러한 유형의 귀엽고 표면적인 수준의 "코칭 전략"은 코치가 내담자의 삶에 있는 확고한 믿음의 힘을 과소평가하는 흔한 현상을 보여준다. 코칭에서 30분 안에(또는 몇 번의 코칭 세션 만에) "자기 제한적 믿음을 치료"한다고 주장하는 사람은 (완벽주의 같은) 강력한 믿음이 존재할 때 진정으로 도움이 될 수 있는 역동에 대한 이해가 충분하지 않다. 코칭이나 치료를 원하는 사람은, 깊은 믿음과 경직된 사고가 사고방식에 박혀있을 때, 시간이 흐르면서 어떤 과정을 거쳐야 한다는 것을 이해해야 한다.

이 책의 제한된 범위 안에서라도 효과적인 시간 관리에 영향을 미치는 완벽주의에 대한 믿음을 다루고, 유효성 평가(validation)의 중요성을 강조하려고 한다. 나는 유효성 평가가 변화의 윤활제라고 말한 적이 있다. 우리는 앞으로 나아갈 준비가 되기 전에 긴장을 좀 풀 필요가 있는 것 같다. 유효성 평가는 항상 중요하지만, 특히 자기동조적(ego-syntonic)인 사람들에게 중요하다. 즉, 완벽주의자들은 전형적으로 그들의 행동의 해로운 영향에 대한 인식이 다른 사람들보다 적다. 완벽주의자와 유효성 평가 작업을 해 보아야 사고방식과 장애물 행동을 더 잘 다룰 수 있는 코치가 될 수 있다.

나는 완벽주의 내담자 중 한 명에게 다음과 같은 말을 했다:

"네, 세상에 답답한 사람이 많긴 하죠. 더 많은 사람이 세부적인 주의를 기울인다면 정말 세상이 더 나아지기는 할 것입니다. 실제로 어제 제가 샀던 물건의 마감이 엉망이어서 가게에 다시 가서 물건을 교환해야 했습니다. 이런 일들이 있는 것은 사실이지만, 당신의 아내가 당신의 완벽주의 때문에 이혼하겠다고 하고 당신의 상사가 상담을 받아보라고 제안한 것도 사실입니다. 나는 당신의 결혼과 직업이 당신에게 얼마나 중요한지 압니다. 때로는 우리의 가장 큰 장점이 우리의 가장 큰 약점이 될 수 있다는 표현을 들어보셨나요?"

그때 그는 그 말을 듣고 나서도 계속 망설이긴 했지만, 상담은 계속 이어졌다. 그래서 일단 작업을 시작했고, 나는 세부 사항에 대한 그의 관심이 그의 특정 팀에서 특정 업무에 어떤 영향을 미치는지 더 깊이 지적할 수 있었다. 그리고 그것이 우리가 일주일 전에 완성한 계획을 잘 따라가는 것을 어떻게 막았는지 알 수 있었다. 그때 나는 인지 치료 동료인 마티 안토니(2009)가 말한, '제대로 기능하는 완벽'과 '제대로 기능하지 못하는 완벽'을 구별하는 것을 잘 적용해볼 수 있었다.

마티 안토니가 이러한 논의를 촉진하기 위해 제시한 몇 가지 질문은 다음과 같다:

- 내 기준이 다른 사람들의 기준보다 높은가?
- 얼마나 자주 그 기준을 충족하는가?
- 다른 사람들이 이를 충족할 것으로 기대하는가?
- 이러한 기준이 삶의 중요한 영역에서 나에게 어떤 영향을 미치는가?
- 궁극적으로, 내 기준이 내 목표를 달성하는 데 도움이 되는가? 아니면 목표를 달성하는 데 걸림돌이 되는가?

완벽주의자를 위한 이 모든 도구의 적용에 대한 자세한 설명은 시간 관리에 대한 이 장의 범위를 벗어나지만, 완벽주의자가 장애물 행동을 하지 않도록 하고, 실제로 계획한 작업을 수행하는 데 유용한 전략과 행동 단계는 다음과 같다:

- 경직된 사고에 도전하기
- 회색 지대를 보는 법 배우기
- 타협하는 법 배우기
- 완벽을 위한 노력의 장단점 검토
- 불확실성 허용
- 인식 카드를 사용하여 사고방식 변화 강화
- 대처 카드를 사용하여 실제 행동 실천을 높이기

미루기

미루기는 효과적인 시간 관리의 또 다른 주요 장애물이다. 미루는 것의 정의는 *지금 하는 것이 가장 좋을 것을 나중으로 미루고, 따라서 바람직하지 않은 결과를 초래하는 것*이다. 더 간단히 말해서, 나는 미루는 행동을 시간 도둑으로 묘사해왔다.

우리 대부분은 이런저런 일을 미루고 있다. 미루는 것은 보통 어떤 결과도 거의 만들어내지 않는다. 미루는 행동이 몸에 배어서 삶의 주요 사건에 대처하는 데 쓰일수록 더 큰 위험이 따른다. 어떤 사람은 딱 한 가지 분야에서만 미루기를 사용할 수 있다; 그들은 일을 미루고 마감일을 놓칠 수 있지만 대인 관계나 일과 관련되지 않은 생활에서는 뚜렷하게 미루지 않을 수 있다. 임상적으로 이런 경우는 미루는 일정 행동만 문제일 수 있다. 반면 어떤 사람들은 미루는 것이 그들의 생활 방식이다. 그들은 전반적으로 다 미룬다. 임상적으로 이것은 지연(회피의 한 형태)에 기여한 만성적인 미루기와 관련된 믿음에 의한 것일 것이다.

조사에 따르면 성인 20%가 미루는 행동의 결과로 장기적으로 상당히 부정적인 영향을 받는다고 한다.

"셀프 리더십"이라는 개념은 현재 리더십 관련 컨퍼런스에서 인기 있는 주제이다. 미루는 것은 자기 리더십의 실패로도 볼 수 있다.

미루는 것은 회피의 한 형태이다. 이 내용만으로도 한 장 전체를 쓸 수 있다. 하지만 이 책의 목적상, 이 장의 주제는 시간 관리를 방해하는 미루는 것과 관련된 믿음으로 제한될 것이다.

미루는 것의 인지적 특징

미루는 것은 완벽주의보다 덜 세밀한 인지 구성을 하고 있다. 즉, 모든 완벽주의자는 제프 영에 의하면 끊임없는 기준과 실패에 대한 믿음을 가지고 있다. 미루기의 경우는 믿음 수준의 인지적 특성은 사람에 따라 다양하지만, 자동 사고 수준에서 다뤄 볼 만한 공통 주제가 있다.

이 집단에서 다루어져야 할 주요한 왜곡은 '합리화'이다. 우리가 무언가를 미루고 있는 어느 때라도, 우리는 여러 이유로 우리 자신에게 무언가를 미루도록 허가하고 있다는 사실을 기억하라.

대부분의 합리화가 취하는 기본적인 형태는 다음과 같다:

"_____을 미루는 것은 괜찮다, 왜냐하면 _____"

일반적인 예는 다음과 같다:

- "나는 공부를 싫어하고 다른 것이 더 재미있으니, 공부를 미루는 것은 괜찮다."
- "나중에 보충할 수 있으니 수업을 빼먹어도 된다."
- "그와 직접 대면하지 않아도 괜찮다. 왜냐하면 나는 그가 무엇을 하려는지 잘 모르기 때문이다. 따라서 거절하는 것을 조금 더 미룰 수 있다."
- "내년에 2번 인턴십을 할 수 있으므로 이번학기에 인턴십을 하지 않아도 괜찮다."

이것들은 가능한 많은 예시 중 일부에 불과하다. 여기의 주제는 어떤 이유에서든 미루는 것을 스스로 허락하는 것에 대한 것이다. 때때로 주어진 "이유"는 그 자체로 피상적이고 회피적이다. 때때로 그 이유는 근본적인 핵심 믿음에 대해 생각해볼 만한 근거를 준다. 어느 쪽이든, 코치나 치료자의 임무는 (1) 피하고 있는 할 일과, (2) 주어진 이유를 아는 것이다. 변화 전략과 행동 계획을 세울 때, 이것들이 표적이 될 것이다.

다시 말하지만, 한 사람도 빠짐없이 끝없는 기준과 실패 믿음을 가지고 있는 완벽주의자들과는 달리, 미루는 사람들은 다양한 근본적인 믿음을 가질 수 있다. 직장에서 미루는 편인 내 내담자는 "동료가 도움이 필요하니까 제 프로젝트는 미뤄도 괜찮습니다."라고 합리화했다. 아래쪽 하향 화살표 기법을 사용했을 때(1장에서 설명), 조금 더 깊은 문제가 있다는 것을 확인했다.

내담자: 저는 동료가 정말 힘들어하고 있고 제 도움이 필요하므로 미뤄도 괜찮다고 스스로 생각했던 것 같아요.

    닥터 R: 사려 깊으셨네요. 하지만 우리가 했던 말 기억하시나요? 미루는 행동은 거의 항상 회피와 관련이 있다는 것이요. 혹시 당신이 피하고 있던 업무가 있지는 않았는지 궁금합니다.

내담자: 음..음……….

    닥터 R: 그 업무를 해낼 수 있다고 생각하셨나요?

내담자: 저는 그것에 대해 별로 자신이 없었던 것 같아요.

    닥터 R: 만약 당신이 그 업무가 익숙하지 않다면 일어날 수 있는 가장 나쁜 일은 무엇일까요?

내담자: 제 생각엔, 솔직히 말하자면, 일을 어떻게 해야 할지 잘 모르는 것이요.

    닥터 R: 만약 어떻게 하는지 모른다면 어떻게 될까요?

내담자: 아마 일을 잘 못하겠죠.

    닥터 R: 만약 당신이 잘 못했다면 어떻게 될까요?

내담자: 제 상사가 저를 비판할 거예요.

닥터 R: 상사가 당신을 비난한다면, 가장 안 좋은 점은 무엇입니까?

내담자: (목소리를 높이고, 눈에 띄게 화가 난 목소리로) 이전에 두 번 그랬던 것처럼 이 직장에서 해고될 수도 있어요!

닥터 R: (나지막한, 공감하는 목소리로) 그건 당신에게 어떤 의미인가요...?

내담자: (조용히 가라앉은 목소리로) 저는 정말 실패자예요.

여기서는 실패자라는 믿음이 그가 늑장을 부리게 했다. 그러나 다른 내담자들은 자기희생, 다른 사람을 기쁘게 해야 한다는 믿음, 또는 문제의 "근원"에 있는 수많은 다른 계획 때문에 자신의 업무를 미루고 동료를 도왔을 수도 있다. 따라서 동기를 파악하는 것이 무엇보다 중요하다.

미루기의 행동특성

이것은 꽤 단순하다. 허가하는 말(자기합리화)을 하면서 회피한 행동을 인식해보자. 그리고 그것을 한번 바꿔보자.

변화 전략 및 행동 계획

Dryden(2000)은 미루는 행동을 극복하기 위한 네 가지 단계를 명확히 했다. 인식, 목표 지향적 행동, 장기적 이익을 위하여 단기적 불편을 견디는 것, 그리고 지속성. 다음 요약을 검토하고 당신의 시간 관리 도구에 통합해보자.

1. 인식: 우리가 미루는 지 아닌지 인식하지 못하는 것을 바꿀 수는 없다. 어떤 미루는 행동은 별 생각 없이 일어날 수 있지만, 대부분은 특정한 두려움을 수반한다. 어떤 사람들은 스마트폰에 타이머를 설정하고, 다른 사람들은 컴퓨터에 미리 알림을 하여 자신의 인식을 높인다. 많은 사람은 위에서 작성한 스케줄을 붙여 놓고 더 잘 인식하려고 한다. 이것은 그들이 약속한 시간 계획표를 지속해서 상기시켜주고, 우선순위에 집중하도록 돕는다.

2. 목표 지향적 행동: 샤워할 때 "해보자"라고 노래를 부르라는 코치의 제안이 자리를 잡을 수 있는 대목이다. 여기에는 창의적인 방법이 역할을 할 수 있지만, 결국 내담자와 협력하여 행동을 바꾸기 위한 구체적인 계획을 개발하고 필요에 따라 조정해야 한다.

3. 장기적인 이익을 위하여 단기적 불편을 견디는 것: 완벽주의자들과 마찬가지로, 불편함을 참는 것은 이 분야에서 돌파구를 찾기 위한 필수적인 요소이다. 완벽주의자는 불확실성의 불편함을 참는 법을 배워야 하며, 미루는 자는 그들이 이전에 미루어왔던 사건에 직면하면서 생기게 되는 불쾌한 감정을 참아보아야 한다. 내담자가 강렬한 감정을 두려워할 필요가 없다는 것을 인식하도록 돕는 것이 이 작업의 중요한 부분이다.

4. 지속성 : 마법의 치료법은 없다는 것을 기억하라. 과정을 처리하고, 계획을 세우고, 계획을 실행해야 한다. 내담자가 행동을 미룰 때, 그 선택을 유발하는 사고방식에 대한 그들의 인식을 높이는 것을 도와주어라. 도구 8.18의 '내 이유는 무엇일까?' 도구를 다시 살펴보아라. 자신이 애초에 지향하는 바를 향해 노력해야 하는 이유를 상기시켜준다. 미루도록 하는 자기합리화를 알아보고, 생각을 바꾸고 계획을 다시 짜보자. 그리고 다시 해보고, 또 다시 수정해서 해보는 것을 반복하라.

사람들을 기쁘게 해야 한다는 믿음

당신이 정말 싫다고 말하고 싶어도 결국 승낙했던 게 마지막으로 언제였는가? 뻔뻔한 사람이 주도권을 잡는 시대에서, 침묵하는 사람들은 다른 쪽 끝의 문제들로 고통을 받는다. 사람들을 기쁘게 해야 한다는 믿음은 직원들이 업무 환경에서 이용당하고, 종교나 비영리 단체에서 구성원들이 소진되게 하며, 사람들이 건강하지 못하고 심지어 학대하는 관계에 갇히게 한다. 그리고, 사람들을 기쁘게 해야 한다는 믿음은 시간을 관리하는 능력에 방해가 된다.

그러한 믿음은 충분히 순수해 보인다. 사실, 그것은 심지어 "고귀한", "선한", 그리고 "연민적인" 것처럼 보이며, 이는 우리 사회가 찬양하는 가치이다. 그럼 어떻게 이런 특성들이 문제를 일으킬 수 있을까?

사람을 기쁘게 해야 한다는 믿음에 대한 인지적 특징

제프 영의 핵심 믿음에 따르면, 이러한 행동들은 '인정추구 핵심 믿음'이라고 불리는 것에서 나온다. 이것은 다른 사람의 인정을 받아야만 하는 사람들이 가진 믿음이다. 믿음이 강한 사람들은 앞에서 논의한 경직된 흑백 사고를 하고 있다.

일반적인 생각은 다음과 같다:

- "내가 돕지 않으면, 그는 나를 좋아하지 않을 거야."
- "내가 싫다고 하면, 그녀는 화가 날 거야."
- "가장 중요한 것은 이 판을 흔들지 않는 것이다."
- "만약 누군가가 나에게 화가 난다면, 견디기 어려울 것이다."
- "그녀를 내 곁에 두기 위해 무슨 일이든 해야 한다."

이 생각의 주제도 꽤 분명하다. 여기서 내담자의 사고방식 전환을 위해서 테리 콜-휘태커가 자신의 저서에 적어 놓은 "당신이 나를 어떻게 생각하든 내가 상관할 바 아니다"라는 문장을 일깨워 줄 수 있다.

사람을 기쁘게 해야 한다는 믿음의 행동 특징

여기서 장애물 행동은, '아니오'라고 말하는 것이 가장 좋을 때 '예'라고 말하는 것을 말한다. '예'라고 말하는 것이 항상 나쁘다는 말은 아니다. 법적으로 무언가를 해야 할 때, 상사가 꼭 해야 하는 지시를 할 때, 의사가 심각한 질환에 대한 의학적인 조언을 할 때는 "네, 알겠습니다"라고 하는 것이 맞는 때이다. 그러나 자신의 우선 순위에 따라 살 수 없을 정도로 자주 "네"라고 하게 되면 다른 사람을 기쁘게 하려던 것이 장애물 행동이 된다.

변화 전략 및 행동 계획

1. 인식 및 자기 모니터링

2. "네"라고 대답하는 기준

3. 나를 어떻게 생각할 지 신경이 쓰이는 사람의 연속선(최고로 많이 신경 쓰이는 사람부터 적게 신경 쓰이는 사람 순으로 늘어놓기)

4. 시간 관리의 관계적 이점 고려, 즉 잘 모르는 낯선 사람보다는 배우자/상사가 만족하는 게 낫다.

5. 당신의 대답에 만족하지 않는 사람들과 그런대로 괜찮게 지내는 것 – 불편한 감정을 참아내기

도구 10.8 : 미루는 것에 대한 행동 계획

나의 미루기 장애물 행동

내가 무엇을 미루고 있는가?

_____

_____

도전해야 할 미루는 생각

어떤 이유로 미루어도 괜찮다고 나 자신에게 말하고 있는가?

_____

_____

내 이유가 무엇인가?

계속 핑계를 대고 피한다면 내가 무엇을 손해를 보는가?

_____

_____

내가 해야 할 일을 한다면 내가 원하는 무엇을 얻을 수 있는가?

_____

_____

내가 두려워하는 것에 맞서고 내가 진정으로 원하는 방식으로 시간을 보내기 위한 나의 행동 계획은 다음과 같다:

_____

_____

도구 10.9 : 사람들을 기쁘게 해야 한다는 믿음 및 완벽주의자의 행동 계획

나의 사람들을 기쁘게 해야 한다는 믿음/ 완벽주의 관련 장애물 행동

내 인생에서 내가 지금까지 '네'라고 답해왔던, 이번 주에도 나를 방해할 가능성이 가장 큰 사람들은 다음과 같다:

_____

_____

사람들을 기쁘게 해야 한다는 믿음에 대한 도전

왜 나는 내 계획대로 하지 않고 그 사람들에게 시간을 투자하는 것이 괜찮다고 나 자신에게 말할까?

_____

_____

왜 그럴까?

만약 내가 변하지 않는다면 나는 무엇을 잃어야 하는가?

_____

_____

유연해진다면 내가 원하던 무엇을 얻을 수 있는가?

_____

_____

내가 정말 원하는 대로 시간을 보내기 위한 나의 행동 계획은 다음과 같다:

_____

_____

■

시간 관리를 달성하기 대한 요약 팁

- 현재 시간을 어떻게 사용하고 있는지 살펴보자. 디테일에 주의하자. 당신이 현재 하는 일 중 두드러지는 일에 주목해보자.

- 자신의 우선순위에 대해 솔직하라. 우리가 시간을 어떻게 보내고 있는가는 우리가 자신에게 무슨 말을 하느냐에 상관없이 우리에게 정말 중요한 것을 드러낸다.

- 우선순위인 일을 쉽게 미루게 하는 변명거리가 무엇인지 명확히 하자.

- 완벽해지고 싶은 욕구를 포기하자. 큰 그림에 집중하고 불필요한 디테일의 늪에 빠지지 말자.

- 우선순위가 낮은 것에는 안 된다고 말하자. 대의명분이 좋은 일에 너무 많이 연루될 수 있다. 인생의 그 시점에서 여러분이 할 수 있는 것에만 전념하고, 사람들에게 안 된다고 말하는 것을 더 잘하기 위해 노력하자.

- 이러한 우선순위에 따라 계획을 수립하자. 당신이 가장 가치 있다고 생각하는 것들에만 시간을 할애하자.

- 계획을 세울 때 여유를 만들어 예상치 못한 사건, 정체, 통제할 수 없는 상황에 대한 시간을 남겨놓자.

CHAPTER 11

성과와 자존감

김숙진

성과는 내담자뿐 아니라 많은 고용주가 우려하는 영역이다. 직원 지원 프로그램이나 업무와 관련된 제3자 또는 고용주에 의해 내담자가 치료나 코칭에 의뢰되는 경우가 종종 있다. 고용주들은 의심할 여지없이 성과나 생산성 향상을 해야 하는 외면적인 동기를 가지고 있다.

그러나 개인들은 성과 관련 장애물을 해결하고 싶은 보다 내면적인 동기를 가지고 있다. 성과와 관련된 고민은 조직이나 기업의 직원뿐 아니라 운동선수, 음악가, 배우와 같이 스포트라이트를 받았을 때 성공이 결정되는 많은 사람들에게 불안 또는 불안정의 원인이 될 수 있다. 수행 정도에 생계가 달려있을 때야 당연히 너무 중요하겠지만, 많은 사람들이 취미 또는 재미를 위해 하는 일에서도 이 성과 영역에서의 문제를 경험한다.

수지는 피아니스트였다. 그녀는 다양한 곡을 연주할 수 있는 능력을 가진 것을 좋아했다. 그녀는 콘서트 홀에서는 많은 관객을 위해 연주했고 크리스마스에는 작은 가족 모임을 위해 연주했다. 그녀의 말에 따르면 특정 유형의 음악은 "그녀의 영혼을 회복시켰다." 그러나 32세인 지금까지 다양한 경쟁적인 대회에서 연주를 하였음에도 불구하고, 그녀는 여전히 연주 전에 무대공포증을 겪었다. 그녀의 불안은 관객이 두 명이든 2000명이든 상관없이 나타났다. 최근 가족모임에서 그녀의 삼촌이 그녀를 칭찬했을 때, 그녀는 "마지막 곡은 좀 더 대비를 했어야 했다"고 대답했다.

제니도 피아니스트였다. 그녀는 사실 수지보다 재능이 더 뛰어나지 않았다. 그녀는 수지보다 연주를 덜 하였고 더 다양한 분야에 관심을 가졌다. 그러나 그녀는 가장 많은 청중(보통 수지보다 훨씬 적음) 앞에서 "자유롭게" 느끼며 연주를 하였고 매 순간을 즐겼다. 눈에 띄는 실수를 했을 때 조차도 마찬가지였다.

어떤 사람들은 이 장의 제목을 보고 "성과가 자존감과 얼마나 관련이 있습니까?"라고 물어본다. 어떤 사람들에게는 별로 관련이 없다. 제니와 같은 사람들의 경우 성과는 자존감에 영향을 미치지 않는다. 그러나 수지와 같은 사람들에게는 수준 이하의 연주는 자존감에 치명적일 수 있다. 차이점은 무엇일까? 어떤 사람들은 자존감과 성과가 직접적으로 연관되어 있지만 다른 사람들은 그렇지 않다. 이 장은 낮은 자존감과 연결된 성과 문제로 어려움을 겪는 사람들을 코칭하기 위해 쓰였다.

자존감이 성과와 관련이 있는지 어떻게 알 수 있을까?

그래서 대체 수지와 제니의 차이점은 무엇일까? 우리는 성과와 관련된 문제가 자존감에 기인할 수 있는지 판단하기 위해 두 가지 요소를 평가해야 한다.

1. 믿음의 유형

나는 Beck Institute에서 트레이닝 초기에 "성과 지향 도식(performance-oriented schema)" 대 "사회적 도식(sociotropic schema)"이라고 하는 멋진 용어를 들었던 것을 기억한다. 이에 대한 비 정신과적인 설명에 의하면 단순히 성과 지향적 믿음(또는 도식)을 가진 사람들은 수행, 성취 또는 업적과 관련된 자극에 반응하는 반면, 사회적 도식을 가진 사람들은 관계적 상호작용에 대해 더 자주 반응한다는 것이다. 따라서 이것은 다음과 같은 질문으로 요약될 수 있다. 그들에게 가장 중요한 것은 무엇인가?: 성과 또는 사람?

DISC 성격 프로파일(D-Dominant(주도형), I-Inspiring(사교형), S-Supportive(지지형), C-Cautious(신중형))에 익숙한 독자는 해당 인간 행동 모델의 D(주도형)와 C(신중형)가 "성과" 범주에 속하는 반면 S(지지형)와 I(사교형)는 "

사람" 범주에 속한다는 것을 알 수 있다. 행동을 유도하는 믿음(1장에서 다룸)과 관련하여 D와 C는 거의 항상 더 강한 "실패" 믿음을 갖고 있는 반면 S와 I는 인정 추구 및 자기 희생과 관련된 믿음이 더 많을 것이다. 이 주제와 관련하여 이것이 의미하는 바는 무엇인가? 성과 관련 자존감으로 어려움을 겪는 대부분의 사람들은 DISC에서 D와 C이다! 또한 S와 I는 비슷한 어려움을 표현할 수 있지만 일반적으로 성과는 "충분히 좋은 성과를 내지 못하는 것이 아니라 다른 사람을 실망시키는 것(예를 들어, 부모님이나 선생님을 실망시키는 것)"과 관련이 있다.

2. 믿음의 구성요소

이것은 성과가 자존감과 연결되어 있는지 여부를 결정하는 두 번째 요소이다. 일단 당신이 믿음의 유형을 확인했다면, 치료자나 코치는 실제로 실패 믿음이 존재하는지, 그것이 행동을 주도하는 것인지 결정해야 한다. 임상적 측면에서 *믿음의 구성요소*를 평가해야 한다(도구 5.14 참조).

코치가 이것을 하는 가장 쉬운 방법은 그 사람의 불안이나 불안을 유발하는 것들의 유형을 주의 깊게 관찰하는 것이다. 수지와 제니를 다시 한 번 생각해보자. 수지는 피아노를 칠 때마다 유발되는 실패에 대한 믿음이 있다는 것이 매우 분명해보인다. 그녀는 자신이 완벽하게 연주하지 못할 것이라고 예측할 때마다 불안을 경험했고, 공연이 완벽하지 않을 때마다 자신에 대해 극도로 비판적이었다. 그래서 피아노 연주는 분명히 그녀의 실패 믿음의 중요한 구성 요소이며 그녀의 자존감과 직접적으로 연결된다.

제니도 실제로 실패에 대한 믿음을 가지고 있었다. 차이점은 그녀의 피아노 연주는 실패 믿음의 구성 요소가 아니라는 것이다. 그녀는 피아노 연주라는 삶의 영역에서 자존감에 자극을 받지 않았다. 그녀가 직장에서 상사에게 비난을 받을 때는 강한 감정을 경험할 지도 모른다. 업무 성과가 그녀에게 문제였다면 그 분야의 코칭이 의미가 있을 것이다.

내담자가 성과와 관련된 문제를 이야기할 때, 나는 우선 그 사람의 삶에서 어떤 일이 벌어지고 있는지부터 알고 싶다. 건강 문제, 가정에서의 문제 및 기타 여러 요인이 자존감과 관련이 없는 영역에서 낮은 성과와 관련될 수 있다. 내담자와 내가 협력적으로 면담하여 문제가 이러한 자존감 외의 영역과 관련되어 있다고 판단될 경우, 코칭은 위와는 다른 과정을 취할 것이다.

만일 문제가 자존감과 관련된 것으로 나타난다면, 모든 CBT/CBC에서 동일한 일반적 프로토콜인 행동 및 믿음을 타겟으로 한다. 일반적으로, 믿음이 사실에 기반한다면, 행동이 주요 초점 영역이 되어야 한다. 믿음의 정도가 잘못되었다면, 믿음 자체가 다뤄져야 한다.

믿음의 타당성 평가

다른 영역에서의 우려와 마찬가지로 인지 행동 코치는 믿음이 어느 정도 사실인지 내담자와 협력하여 탐색하는 것으로 시작해야 한다. 예를 들어, 진수는 "나는 하는 일이 너무 서툴러 반드시 직장을 잃을 것"이라는 믿음을 가지고 있음을 확인했다. 진수와 나는 그 믿음이 어느 정도 사실인지 여부를 어떻게 결정할 수 있었을까? 우선, 우리는 사실을 조사하러 갔고, 당시 다음으로부터 정보를 수집했다:

- 그의 학교 선생님들
- 그의 인턴쉽을 감독하는 사람
- 그의 동료들
- 그의 현재 상사

- 이전 상사
- 이전 업무와 관련된 프로젝트의 데이터/보고서
- 이전 성과/실적 평가

"나는 일을 잘 하지 못한다"는 그의 믿음이 어느 정도까지 사실이라면, 우리는 그가 일을 더 잘하게 하기 위해 그의 업무 기술을 향상시키는 방법에 집중할 것이다. CBC는 CBT와 마찬가지로 긍정적인 사고만을 의미하는 것이 아니다. 우리는 단순히 그가 얼마나 좋은 사람인지에 대해 매일 긍정적인 말을 하고 그를 직장으로 다시 보내서 그의 믿음에 반대되는 증거를 만들어 내려고 하는 것이 아니다. 우리는 오히려 그가 일에 능숙하다는 믿음을 뒷받침하는 진정한 증거를 만들 수 있도록 그를 준비시킬 것이다. 그런 다음 우리는 그가 이 증거에 집중하고, 인식하고, 받아들이고, 내면화하여 자신에 대한 믿음(자존감)이 시간이 지남에 따라 진실로 변하도록 도울 것이다. 그가 업무 기술 훈련이 필요하지 않다고 판단되면 우리는 바로 이 믿음 수준의 작업으로 넘어갈 것이다.

간단한 참고 사항: 당신은 위에서 사용된 "믿음이 사실인 정도"라는 언어에 주의를 기울어야 한다. 이것은 흑백 논리를 사용하는 일부 내담자에게 주의가 필요한 영역일 수 있다. 대부분의 믿음은 100% 진실이거나 100% 거짓이 아니다(일부는 그렇긴 하지만). 오히려, 그 믿음들은 일반적으로 더 진실되거나 덜 진실된다. 예를 들어 진수에 대한 정보를 찾았을 때, 그가 직장에서 얼마나 "좋았는지" 또는 "나빴는지"에 대한 몇 가지 결론을 도출할 수 있었다. 그러나 그가 100% 좋다, 100% 나쁘다를 검증하는 것은 불가능했을 것이다.

자존감(자아 존중감) 대 자기 수용

더 진행하기 전에 용어의 뉘앙스에 대해 간단히 설명하겠다. 대중 문화에서 '자신감', '자기 수용', '자기애', '자아상', '자존감'과 같은 용어를 듣는 것은 일반적이며 많은 사람들이 동의어로 사용한다. 나는 이 분야의 사람들이 종종 "신조어"를 창작한 것에 대한 인정을 받고자 오래된 아이디어를 설명할 수 있는 새로운 용어를 만들어 낸다고 생각한다. 이 현상은 이 분야의 물을 흐리게 할 뿐이지만, 적어도 나는 "자존감"과 "자기 수용"을 구별하는 것은 중요하다고 믿는다.

캠브리지 사전에 따르면, 자존감은 "자신의 능력과 가치에 대한 믿음과 확신"이다. 따라서 자존감을 다루는 일은 가치가 있거나 귀중한 것에 대한 내담자의 믿음의 구성 요소를 식별하는 것으로 구성된다. 이것은 개인마다 크게 다르겠지만, 내가 함께 작업을 했던 내담자의 일반적인 아이디어는 다음과 같다:

- 신체적으로 매력적인 것
- 물질적 부를 소유하는 것
- 종교적 믿음을 실천하는 것
- 고학력자
- 사회적 지위가 있는 것
- 일이나 취미를 수행/성취하는 것
- "좋은" 부모/조부모가 되는 것

- "좋은" 배우자가 되는 것
- "좋은" 친구가 되는 것
- 다른 사람에게 인정받는 것
- 보살핌
- "도덕적인" 삶을 사는 것
- 명분에 합당한 삶을 사는 것

자기 수용

다음으로 자기 수용은 '자신이 과업을 유능하게 완수하든, 다른 사람들이 인정하든 그렇지 않든 간에 자신을 완전히 또는 조건부로 수용하는 상태를 달성하는 것'으로 정의할 수 있다(Ellis, 1975). 이 작업은 믿음의 구성 요소에 대한 식별이 거의 필요하지 않다. 오히려 내담자의 전체 인격의 모든 면을 완전히 받아들이는 데 중점을 둔다. 내담자가 자신이 개인의 자질과 선택과 분리되어 있다는 사실을 받아들일 때 이 과제는 조금 더 명확해질 것이다. 일부 내담자는 다음과 같이 간단한 확언이나 주문 같은 것을 만들어 자기 수용을 찾을 수 있다:

- 나는 인간이기 때문에 본질적으로 가치가 있다.
- 모든 인간은 오류가 있고 불완전하다. 나도 오류가 있지만 이것들이 나의 진짜 모습을 바꾸지는 않는다.

도구 11.1 : 확언

자기 수용부터 시작해보자. 보다 전체적인 자기 수용으로 이끌 수 있다고 믿는 확언 또는 문장의 목록을 작성해보자.

_____

_____

_____

_____

_____

_____

_____

_____

도구 11.2 : 당신의 테이블의 '다리'는 무엇인가?

도구 5.14에서 언급했듯이 Leslie Sokol은 테이블 시각 자료를 사용하여 믿음을 나타낸다. 우리가 일생 동안 믿음을 발전시키면서 우리가 사건에 부여한 의미는 그 믿음이 사실이라는 것을 뒷받침하는 "증거"가 될 수 있다. 이러한 증거는 테이블을 지지하는 "다리"로 표시된다.

믿음이 사실인 이유에 대해 우리 마음 속에 있는 "증거"를 찾는 것이 도움이 된다. 그래야만 우리는 그것을 해체하는 방법을 알 수 있다. 이것은 또한 일반적인 '긍정적 사고'에만 초점을 맞춘 많은 코칭이 부족한 부분이기도 하다. 감정적 고통을 유발하는 특정 유형의 생각을 공략하지 않는다면, 우리는 계속해서 자신에 대해 부정적으로 느낄 것이다. 테이블이라는 시각적 비유를 따르자면, 믿음을 변화시키기 위한 목표가 테이블의 모든 다리(거짓 믿음)를 해체하는 것일 때, 코치(또는 치료사)는 때때로 거기에 없는 다리를 해체하려고 하고, 있는 다리를 작업하지 않는다. 결국 "테이블"은 계속 서 있을 것이다. 이것이 많은 사람들의 자존감이 시간이 지나도 의미 있고 지속적인 방향으로 개선되지 않는 이유이다.

다음 도구는 테이블이라는 시각적 비유를 사용하여 당신의 낮은 "자존감" 근원에 있는, 자신을 제한하는 실패와 관련된 믿음의 구성 요소를 식별하는 데 도움을 준다. 예를 참고하여 자신의 "다리"를 알아내보자.

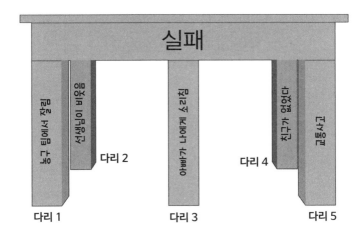

내가 실패자라는 증거:

다리 1: 중2때 농구팀에서 잘림

다리 2: 선생님이 내가 한 과학 과제를 비웃음

다리 3: 아버지와 차고에서 수리를 하던 중, 내가 실수를 해서 아버지가 나에게 소리침

다리 4: 반 친구 중 SNS로 친구 맺은 사람이 없음

다리 5: 운전 중 문자메세지를 하다가 교통사고를 내서 차를 폐차함

새 테이블 만들기(믿음)

자신을 제한하는 실패 "테이블"을 지지하는 다리 중 일부를 식별했으므로 이제 새로운 믿음의 구성 요소, 즉 성공할 수 있다는 믿음을 식별할 때이다! 다음 도구를 사용하여 새 테이블 만들기를 준비해보자.

도구 11.3 : 성공 그리기

당신에게 성공이 어떤 의미인지 생각해보자. 당신의 특정 관심 영역에 대해 구체적으로 생각해보자. 만일 당신의 성과 관련 장애물이 완전히 제거된다면 어떤 모습이 그려질까? 이 영역에서 완전한 성공이 어떤 모습일지 나타내는 그림을 그림을 그려보자.

자존감은 거저 얻어지는 것이 아니다. 가슴 깊은 곳에서 믿지 않는 긍정적인 말을 반복 하면서 자존감이 하룻밤 사이에 나타날 것이라고 기대해서는 안 된다. 영화 〈밥에게 무슨 일이 생겼나(What About Bob)〉의 대사를 기억하는가? Bill Murray가 연기한 인물인 Bob Wiley는 "나는 기분이 좋아, 기분이 좋아, 기분이 좋아"를 반복해서 낭독하기 시작한다. 그러나 그 말을 아무리 되뇌어도 그 말을 믿게 하는 데에는 도움이 되지 않는 것이 분명했다. 자존감을 둘러싼 많은 신화가 있다. 자존감은 치료 효과가 있다며 마술지팡이를 흔들거나 신비하게 두드리는 것으로 얻을 수 없다. 그것은 어딘가에서 나와야만 한다. 위에서 논의한 바와 같이, 우리는 우리가 가치있거나 소중하다고 생각하는 일을 우선 행하고, 그 후 자신이 그 기술이나 자질을 가졌다는 자신감을 가져야 한다.

이제 성공이 어떤 모습인지 상상했으므로 성공에 도움이 될 특성, 자질 및 기술(더 개발해야 한다고 생각하더라도)에 대해 구체적으로 생각해보자. 다음 ㄱ에서 ㅎ까지 도구를 사용하여 당신이 가지고 있는 긍정적인 특성을 설명하는 ㄱ에서 ㅎ으로 시작하는 단어를 하나씩 나열해보자. 친구, 가족, 동료, 선생님, 코치, 팀 동료, 또는 의견을 제공할 만큼 당신을 잘 아는 다른 사람을 참여시켜라. 긍정적인 말을 들었을 때 당신 머릿속에 있는 비판적인 목소리가 반대하면서 그건 아니라고 할 수도 있다. 반대하고 싶은 충동을 억제하고 어쨌든 들은 단어를 적어두어라. 이것은 앞으로의 작업을 위한 "발전소"가 될 것이다.

ㄱ _____

ㄴ _____

ㄷ _____

ㄹ _____

ㅁ _____

ㅂ _____

ㅅ _____

ㅇ _____

ㅈ _____

ㅊ _____

ㅋ _____

ㅌ _____

ㅍ _____

ㅎ _____

ㄱ에서 ㅎ 질문들

위 14개의 단어 중 현재 작업 중인 성과 분야와 가장 관련 있는 것은 무엇일까?

1. _____
2. _____
3. _____
4. _____
5. _____
6. _____
7. _____
8. _____
9. _____
10. _____

당신이 열거한 것 중에서 당신이 가장 믿기 쉬운 세 가지는 무엇일까?

1. _____
2. _____
3. _____

가장 믿기 어려운 세 가지는 무엇일까?

1. _____
2. _____
3. _____

가장 믿기 쉬운 세 가지 특성 중 각 특성을 효과적으로 사용하여 성과를 향상시킬 수 있는 방법에 대해 설명해보자.

_____

_____

_____

이제 그림을 그려보고, 강점에 대해 명확히 하기 위해 주변 사람 의견을 듣고, 어떤 것이 당신에게 가장 의미가 있는지 확인했으므로, 이제 새 테이블의 다리를 만들기 위해 그것들을 사용할 때이다. 식별한 요소들을 테이블의 "다리"에 기록해보자.

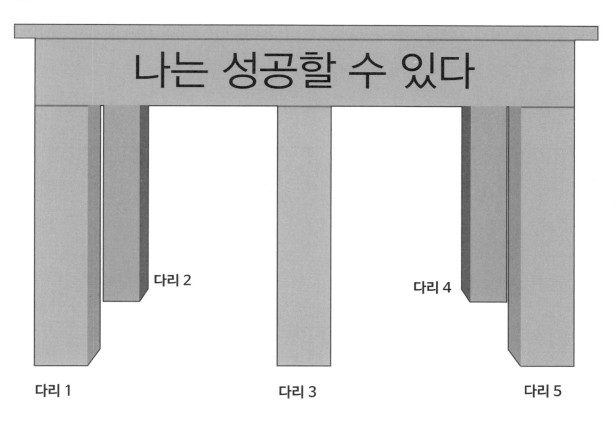

나의 새로운 믿음을 뒷받침하는 증거:

다리 1:

다리 2:

다리 3:

다리 4:

다리 5:

도구 11.6 : 믿음 키우기

이번 도구는 너무나 오랫동안 사용되어 왔기 때문에 누가 만들었는지조차 모르겠다. 그것은 단순히 "할 일" 목록을 만드는 것이다. 많은 사람들이 자신의 완전한 가치를 깨닫지 못한 채 목록만을 만들고 행하려 한다. 아마도, 대부분 성과 지향적인 믿음을 가진 사람들일 것이다(DISC 성격 중 D와 C타입) 왜냐하면 사람 지향적인 사람들(S와 I)은 할 일 목록에 신경 쓰지 않기 때문이다! 하지만 성과 지향적인 믿음을 가진 사람들은 할 일 목록에 *신경을 쓰기* 때문에, 기록하고, 주의를 기울이고, 완성된 일을 체크하는 것은 그 사람들에게 실제로 성취감을 줄 수 있고, 자존감을 높여줄 수 있다. 작은 규모부터 시작하는 것이 중요하다. 당신이 할 수 없는 야심찬 목록을 만드는 것보다 완성할 수 있는 더 적은 수의 항목이 있는 것이 좋다. 이것은 D와 C에게 불필요한 감정을 유발하지 않고 격려할 수 있는 방법이 될 수 있다.

할 일 목록

도구 11.7 : 성공의 재정의

내가 어렸을 때, 크리스마스, 추수감사절, 그리고 다른 특별한 날에 할머니, 할아버지 댁에 갔다. 이 때 할아버지가 탁자를 넓히는 걸 본 적이 있었다. 할아버지는 직접 만든 나무 탁자의 사이를 잡아당겨서 늘린 뒤 가운데에 보조 상판을 얹어 탁자를 더 크게 만들었다. 그리하니 넓어진 표면적을 지탱하기 위해 추가적인 다리가 더 필요했다.

업적을 중요시 하는 사람들에게 "할 일" 목록은 처음에 성과 지향적인 믿음을 주고 만족감을 제공할 수 있다. 당신에게 "많은 것을 한" 날은 아마도 "좋은" 날일 것이다. 따라서 "할 일" 목록은 좀 더 정기적으로 "많은 것을 한 날"을 만드는 데에 도움이 될 수 있다. 하지만 성취한 것이 있든 없든 간에 스스로를 긍정적으로 느끼는 것 또한 좋을 수 있지 않을까? 나는 비 오는 날이 "허탕친 날"이었던 농부 가정에서 자랐다. 인생에서 당신에게 의미 있는 일이 딱 하나 있는데 그 날 그것을 할 수 없다면, 혹은 다시는 할 수 없게 된다면, 당신의 자존감에 문제가 생길 것이다. 독립적 사업가로 틀에 딱 맞게 살다가 은퇴 후 시들해지는 정체성 혼란을 겪는 사람들에 대해 들어보았을 것이다. 마찬가지로 평생 외모에 대한 칭찬으로 자존감을 많이 얻었던 여성이 50~60대에 접어들어 외모를 덜 인정받으면서 우울증에 빠지게 되기도 한다.

우리의 성공/가치 관련 "테이블"에 "다리"를 추가함으로써, 즉 우리가 우리 자신을 정의하는 방법과 삶에서 중요하다고 생각하는 것을 확장함으로써, 우리는 극적으로 우리의 성과를 향상시키고 부족할 때 오는 절망감을 제한할 수 있다.

ㄱ부터 ㅎ까지 도구(도구 11.4)와 성공 그리기 도구(도구 11.3)를 다시 살펴보고 다음 질문에 답해보자:

인생에서 덜 중요하다고 여겨왔던 나의 역할 중 우선순위를 높일 수 있는 것은 무엇인가?

_____

성과 분야가 아니더라도 정기적으로 할 수 있는 취미나 재능이 있는가?

_____

어떤 취미나 활동을 우선 시 할 수 있을까?

_____

만약 내가 내 테이블에 새 다리를 하나만 골라야 한다면, 그것은 무엇일까?

_____

도구 11.8 : 생산성 플래너

성과와 관련된 코칭을 받는 많은 사람들은 성취도가 높고 종종 업무 지향적인 사람들이다. 만약 당신이 여기에 속한다면, 이것은 위의 테이블의 다리에 당신이 적은 것들에 매우 잘 반영되어 있을 것이다. 당신은 프로젝트를 완수하고 업무를 완성함으로써 성취감을 얻는 반면, 원하는 성취에 못 미칠 때는 자극을 받을 것이다. 왜냐하면 당신에겐 "많은 것을 한 날"이 좋은 날일 것이기 때문이다. 이 도구는 당신의 '할 일 목록'을 다시 생각해보고 그에 따라 하루를 계획해보도록 할 것이다.

우리가 시간을 전략적으로 보내는 것은 성공의 가장 중요한 열쇠다. 그런데 성공이란 무엇인가? 우리는 그것을 각각 다르게 정의한다. 그러므로, 우리에게 가장 중요한 것이 무엇이든지 간에 우리의 가치관에 따라 매일의 시간의 우선순위를 정하는 것이 중요하다. 이것은 믿음, 가족, 친구, 수입, 교육, 또는 인생에서 중요하다고 믿는 것을 포함할 수 있다. 우리 모두는 인생에서 성취해야 "할 일"들이 있다. 다음 도구는 당신이 하루하루를 전략적으로 보낼 수 있도록 돕는 방법이다. 세계에서 가장 성공한 많은 사람들은 몇 주, 몇 달, 심지어 몇 년을 미리 계획한다. 이것이 융통성이나 우연의 여지를 남기지 말라는 뜻은 아니다. 다만 이것은 당신이 시간의 우선순위를 어떻게 매기는지에 대해 큰 그림을 그릴 수 있다는 것을 의미한다. 그러니 한 주를 어떻게 보낼지 미리 계획을 세워보자. 당신의 한 주가 끝나면 당신은 이 연습을 다시 할 수 있고 당신의 계획이 당신이 실제로 했던 것과 어떻게 비교되는지 볼 수 있다.

당신의 "해야 할 것"을 성취하기 위한 계획을 세우되, 또한 당신의 꿈을 성취하고 가능한 한 만족스러운 방식으로 당신의 삶을 살기 위한 계획을 세워보자. 그리고 당신의 스케줄의 우선순위를 매기지 말고, 우선순위를 스케줄 한다는 것을 기억해야 한다. 그것은 큰 차이이다! 당신의 인생의 주인이 될 수 있기를 바란다.

우선순위	해야 할 것
☐ _____	☐ _____
☐ _____	☐ _____
☐ _____	☐ _____
☐ _____	☐ _____
☐ _____	☐ _____

	월요일		화요일		수요일		목요일		금요일		토요일		일요일	
	계획	실제	계획	실제	계획	실제	계획	실제	계획	실제	계획	실제	계획	실제
7 am														
8 am														
9 am														
10 am														
11 am														
12 pm														
1 pm														
2 pm														
3 pm														
4 pm														
5 pm														
6 pm														

도구 11.9 : 성공 일기

이제 당신이 원래부터 "가치 있다"고 생각하던 일과 당신의 가치/성공에 대한 생각을 확장하기 위한 새로운 활동들도 생각해보았으니, 이제 이러한 당신의 믿음의 구성 요소들과 일치하는 선택을 실제로 언제 하느냐에 관심을 기울이기 시작할 시간이다. 이 도구의 더 임상적인 버전을 증거 기록이라고 한다. 과제를 완료하거나 활동을 한 후에 느끼는 감정에 특히 집중해보자. 감정을 당신이 성취한 특정한 과제와 연결시켜보자. 당신 자신을 칭찬해주고 당신이 한 일에 대한 공로를 인정해주자. 당신이 방금 당신의 직장이나 당신 주변의 관계에 어떤 변화를 가져왔는지 생각해보자. 확장된 정체성의 일부로 이것들을 내면화하는 것을 돕기 위해 치료자, 코치 또는 당신의 삶에서 중요한 다른 사람과 이것에 대해 대화를 나누어보자.

이 도구에는 훈련이 필요하다. 이 도구는 아마도 당신이 가질 수 있는 가장 도움이 되는 도구일 뿐만 아니라 정기적으로 수행하기에 가장 어려운 도구일 것이다.

중요한 것에 대해 더 많이 의도적인 선택을 할수록 당신의 자존감이 어떻게 점차 변화하는지 주목해보자. 아래 표의 각 칸을 작성할 때마다 1에서 100까지의 척도로 주관적으로 자신의 자존감을 재평가해보면 변화를 알기에 좋다.

날짜	우선 순위	자존감 평가

도구 11.10 : 부정적인 혼잣말(SELF TALK) 모니터링

혼잣말(Self talk)은 우리가 마음속에 가지고 있는 대화들, 또는 우리가 자기 자신에게 말하는 것을 묘사하기 위해 자주 사용되는 용어이다. 우리는 일부 혼잣말에 대해서는 꽤 의식하고 있지만, 보통 많은 부분을 의식하지 못한다. 혼잣말은 부정적일 수도 있고 긍정적일 수도 있다. 자존감 및 성과와 관련된 문제를 가진 사람의 부정적인 혼잣말은 일반적으로 1) 시도도 하기 전에 성과가 자신이 원하는 정도에 미치지 않을 것이라고 예측하는 혼잣말, 2) 어떤 일이 끝나고 나서 무언가를 충분히 달성하지 않았다거나 무언가를 "충분히 잘" 하지 못했다고 비난하는 비판적인 목소리를 포함한다. 일반적인 예는 다음과 같다:

- "실수는 용납할 수 없다."
- "비판은 끔찍해"
- "일을 망친다면, 나는 해고될 것이다"
- "니가 또 망쳤구나 넌 정말 멍청해."

자신을 지각할 때 있는 그대로를 인식하는 사람은 거의 없다. 마음 챙김이라는 용어가 치료 전문가들에게서 터져 나오기 전에도 자신의 생각을 분리하고 관찰하는 기본적인 능력은 필수적이었다. 그 능력 없이는 어떤 생각을 바꿔야 하는지 알 수 없었을 것이고 지금도 그럴 것이다!

마음 챙김과 수용 학파(4장 참조)의 일부는 생각의 내용을 다룰 필요가 없다고 주장할 것이다. 그러나 마틴 루터의 말은 여전히 사실처럼 들린다: "당신은 새들이 머리 위로 날아가는 것을 막을 수는 없지만, 그들이 당신의 머리카락에 둥지를 트는 것은 막을 수 있다."

만약 우리가 낮은 자존감에서 오는 부정적인 생각이 우리를 이기지 못하게 하고 싶다면, 우리는 맞서 싸워야 한다!

나의 부정적인 혼잣말과 어떻게 싸울 수 있을까?

부정적인 생각이 슬금슬금 들어오는 것을 알아차리게 되면 우리는 몇 가지 무기를 사용할 수 있다:

1. **수락:** 생각이 단지 생각일 뿐이라는 것을 받아들이고, 그것을 알아차리고, 그것이 당신의 마음 속으로 들어왔다 나갔다 하게 하고 앞으로 나아가자.

2. **주의 분산:** 앞선 장에서 언급했듯이, 이것은 권장되는 장기 전략은 아니다. 하지만 만약 어떤 생각을 곱씹는 것이 당신의 성과에 영향을 미친다면, 비록 당신이 더 깊은 수준에서 깨달은 것이 아니더라도, 당신의 주의를 다른 것으로 돌려보는 것도 방법이 될 수 있다.

3. **생각에 맞서기:** 우리는 여러 가지 방법으로 부정적인 생각에 맞설 수 있다.

   - *좋은 전통적 방법을 사용해보자.* "이게 말이 되는 걸까요?"라고 신뢰할 수 있는 사람에게 물어보는 것이다. 비록 누구도 완전히 객관적일 순 없지만, 그러려고 최선을 다해보자.
   - *팩트 체크.* 무언가가 (사실이라고 주장되는 의견인 것이 아니라) 실제 사실일 때, 사실은 거짓말을 하지 않는다. 연구결과를 보고, 확률을 고려해보자. 다른 사람들의 의견은 어떤지 조사해보자. 당신이 모을 수 있는 모든 정보를 수집하고, 지적으로 정직해져보자.
   - *이미지를 연상한다.* 눈을 감고 당신이 고군분투했던 장면을 상상해보자. 만족스러운 순간에 앞으로 나아가는 자신을 상상한다. 과거에 성공했던 순간을 골라 마음속으로 그곳으로 가 본다. 그 과거의 장면에서 도움이 될 만한 측면을 현재에서 재현한다.
   - *영감을 주는 구절을 활용한다.* 성경 구절, 다른 종교적 문구 또는 격언을 사용한다. 동기 부여 인용문이나 시를 사용한다. 당신이 단순히 좋아하는 구절보다는 테이블 다리와 연관 있는 생각에 영감을 주는 구절이면 더 강력할

수 있다.

- *배심원 역할을 한다.* 증거를 조사한다. 당신이 말하는 것을 뒷받침할 경험적 증거가 있는지 살펴본다. 과거의 증거를 조사하거나 현재 진행형인 증거를 살펴볼 수 있다.

- "그렇게 하면 더 나을 것 같아?" 필 박사에 의해 유명해진 이 속담은 실용주의적 문제를 다루고 있다. 당신 자신에 대한 비판적인 생각들을 지지하는 유효한 증거가 있다고 해도, '이것에 집중하는 것이 내가 앞으로 나아가는 데 얼마나 도움이 될까?'라는 질문은 장애물을 극복하는 데 필요한 진취적 사고로의 전환을 용이하게 한다.

CHAPTER **12**

스트레스 관리

전종욱

사람마다 스트레스의 의미는 다르다. 옥스포드 영어 사전에는 다음과 같은 스트레스에 관한 흥미로운 정의가 있다:

"불리하거나 힘든 상황으로 인한 정신적 또는 정서적 불안 또는 긴장 상태."

이 정의에서는 스트레스에는 본래 '외부의 원인'이 있다고 제시한다는 점에서 흥미롭다. 문제는 '힘든 상황'이라는 것이 주관적이라는 것이다. 몇 년 전 New York Times의 한 연구에 따르면 설문에 응한 사람들의 90%가 자신의 직업이 가장 스트레스를 많이 받는 직업 중 상위 10% 안에 든다고 생각했다. 치료실에서 5명의 내담자를 만난 어떤 날의 생생한 기억 때문에 나는 이 연구결과가 항상 마음에 와 닿는다 - 그날 나는 연속적으로 다음과 같은 말을 들었던 것이다 (거의 들은 말 그대로이다):

- "저는 소방관이라 스트레스가 가장 많은 일을 합니다"
- "저는 교사입니다. 그러니까 가장 스트레스를 많이 받는 직업을 갖고 있다는 것을 아시겠지요."
- "저는 병동의 간호사입니다. 병동에서 가장 스트레스를 많이 받는 직업이죠"
- "저는 회사에서 일합니다. 당신도 아시다시피 이보다 더 스트레스를 주는 환경은 없죠"
- "저는 전업주부이고 세 아이가 있습니다. 제가 하루 종일 하는 일은 남들이 돈을 받고 하는 그 어떤 일 못지 않게 스트레스일거에요!

물론 스트레스가 많은 상황 목록을 제시하고 500명의 사람들에게 의견을 묻는다면 위의 모든 시나리오는, 전부는 아닐지라도 적어도 대부분이 최상위 등급으로 평가될 것이다. 그러나 나는 응급실 의사들이 사무실 비서들보다 훨씬 더 스트레스에 의연하게 반응하는 것을 본 적이 있다.

여기서 요점은 스트레스는 주관적인 경험이며, 스트레스를 "힘든 (외부) 상황" 때문으로만 치부하면, 우리에게 주어진 그 상황을 헤쳐나갈 수 있는 마음가짐이나 결정을 할 수 있는 힘 대부분을 상실하게 된다는 데 있다.

따라서 Bill O'Hanlon이 말한 "포장 해체"를 수행하는 것이 매우 중요하다. 즉, 이 스트레스를 분해하여 쉽게 다룰 수 있도록 만들고, 당신이 함께 작업하는 내담자나 조직에게 있어서 이것이 의미하는 바를 정확히 정의하는 것이다.

최근 직장 내 스트레스가 점점 주목받고 있다. 코칭이 받아들여지면서 많은 사람들이 낙인을 피하기 위해 치료보다 코칭을 선호한다. 이러한 일이 계속되면서 라이프 코치는 스트레스 관련 문제를 더 자주 처리하게 된다.

조직 수준에서 시작해보자. 거의 20년 동안 인격장애 환자를 상담하기 위한 전문지식을 익혀왔지만, 나는 최근에야 조직 자체에도 일종의 인격 장애가 있을 수 있다는 것을 깨달았다! 인격 장애가 있는 사람들은 (1) 대부분의 사람들보다 더 많은 스트레스를 경험하고, 또한 (2) 다른 사람들에게 스트레스가 되는 환경과 대화를 유발하는 것으로 생각된다. 내가 우연히 두 명의 특정 조직에 속한 내담자와 연달아 이야기를 나누었을 때, 나는 개인에게서 자주 보았던 것과 동일한 역학이 조직 내에서 작동하는 것을 볼 수 있었고, 이 공통성이 나를 강타했다. 갈등이 심한 사람들이 유독 많은 것으로 알려져 있는 특정 조직들이 있다. 조직에 "까다로운" 사람들이 많을수록 관련된 모든 사람에게 더 많은 스트레스를 주는 작업 환경이 되는 것은 당연하다.

스트레스는 가장 흔한 업무 관련 건강 문제 중 하나이다. 이는 1,140만일의 근무일 손실을 일으키는 것으로 추정된다. 이는 한 사람당 연간 평균 27.5일의 휴가를 내는 것에 해당한다. 이것은 분명히 상당한 재정적 영향을 미친다. 이는 조직 생산성, 직무 만족도, 직원 유지, 직원들의 사기, 회사 평판 및 전반적인 결과에 영향을 미친다.

직업 환경 연구에서는 직원들의 높은 수준의 스트레스에 영향을 주는 조직 내 위험 요소들을 확인했다(McKay Park. 2004).

위험 요소는 다음과 같다:

▪ 업무량
▪ 통제 관련 문제
▪ 지원
▪ 관계
▪ 업무 변경

개인적인 스트레스와 관련해서는 다음과 같은 증상들이 포함된다:

▪ 과민성
▪ 우선적 업무에 적은 시간을 할애함
▪ 체중 증가
▪ 혈압 상승
▪ 수면 장애
▪ 물질 사용 증가
▪ 등과 목의 긴장

각자의 환경들마다 차이가 있기 때문에, "스트레스 관련 감정"에 기여하는 것과 관련된 일반 원칙과 스트레스를 다루는 전략은 상황에 따라 달리해야 한다. 따라서 당신의 방식대로 수정하면서 스트레스 관리를 위한 다음 도구를 활용해보자.

도구 12.1 : 스트레스 평가 테스트

스트레스는 주관적인 경험이다. 사람마다 스트레스를 받는 상황이 다르다. 연구에 따르면 대부분의 사람들에게 스트레스를 주는 몇 가지 일반적인 삶의 사건이 확인되었다. 이에 대한 깊은 분석은 이 장의 범위를 벗어나지만 초기 개인적 평가가 도움이 될 수 있다.

다음의 일반적인 스트레스 요인을 자세히 살펴보고 각각이 당신에게 얼마나 스트레스를 주는지 0-10의 척도로 평가해보자(0은 "전혀 스트레스를 받지 않음", 10은 "내가 경험한 가장 큰 스트레스"). 주어진 사건을 경험하지 않았다면 단순히 X를 기입하라. 이를 통해 스트레스 유발 요인과 인지해야 할 특정 영역에 대해서 알아볼 수 있다.

_____ 배우자와의 갈등

_____ 동료와의 갈등

_____ 가벼운 법률 위반

_____ 수면 문제

_____ 자녀양육의 어려움

_____ 형편없는 데이트를 함

_____ 배우자의 사망

_____ 주요 질병

_____ 상관과의 긴장

_____ 일상의 변화

_____ 자녀의 행동 문제

_____ 해고됨

_____ 새 직업

_____ 누군가 당신에게 화를 냄

_____ 청구서 지불의 어려움

_____ 이혼/연인과의 이별

_____ 아이들과의 접촉 감소

_____ 취미 문제

_____ 종교생활

_____ 법적 문제

_____ 새로운 관계

_____ 은퇴

_____ 소득의 변화

_____ 사랑하는 사람의 질병

_____ 성(性)적인 어려움

_____ 가족과의 관계 변화

그 외: _____

도구 12.2 : 스트레스의 결과

스트레스는 우리에게 많은 좋지 않은 영향을 줄 수 있다. 연구에 따르면 스트레스가 생리적, 행동적, 정서적 결과를 초래하는 것으로 나타났다. 종종 이것들은 아주 미묘한 방식으로 나타나며 "우리에게 잠입" 한다. 일반적으로 사람들은 특정 문제에 대해 다른 이유가 있을 것이라고 생각하며, 처음에는 스트레스 때문이라고 생각하지 않는다. 다음 도구를 사용하여 각 영역에서 스트레스가 당신에게 어떤 영향을 미칠 수 있는지 고려하여 삶의 다양한 영역에 대한 인식을 환기해보자.

신체/의료적 영역:

_____

_____

감정적인 영역:

_____

_____

영적인 영역:

_____

_____

배우자/연인과의 관계 영역:

_____

_____

친구와의 관계 영역:

_____

_____

자녀와의 관계 영역(각 자녀와의 관계를 별도로 고려):

_____

_____

재정적인 영역:

_____

_____

업무/수행 능력과 관련된 영역:

_____

_____

그 외:

_____

_____

균형 잡힌 생활 방식

균형 잡힌 생활 방식이 스트레스 및 기타 부정적인 감정에 대한 취약성을 줄이는 데 중요한 역할을 할 수 있다는 것은 잘 알려져 있다. 일단 증상이 나타나면 치료가 필요하지만 예방 조치가 될 수 있는 움직임들이 각광받고 있다. 다음 도구 세트는 이와 관련하여 도움이 되는 것으로 입증된 몇몇 분야를 안내해준다.

도구 12.3 : 신체 운동

스트레스는 우리 몸의 생리와 부인할 수 없는 상호 관계가 있다. 즉, 스트레스는 여러 면에서 우리 몸에 부정적인 영향을 미칠 수 있다. 그리고 이를 뒤집어 생각하면, 우리는 스트레스에 대한 취약성을 줄이는 육체적인 활동을 적극적으로 할 수 있다.

몇 가지 예에는 걷기, 달리기, 수영, 자전거 타기, 등산 또는 기타 전통적인 신체 운동이 포함된다. 요가 및 기타 "대체" 수행이나 훈련이 각광을 받고 있다. 연구에서는 이전에 알려지지 않은 다양한 유형의 호흡 운동이 생물학적으로 영향을 미치는 것으로 나타났다. 비타민, 보조제 및 처방 받은 전통 약물을 복용하는 것도 생리학적 측면의 선제적 예방 활동에 포함된다.

다음 도구를 사용하여 스트레스에 대한 취약성을 줄이기 위한 수단으로 신체적 웰빙을 유지하기 위해 선제적으로 매일 시작할 수 있는 운동이나 습관에 대해 생각하고 기록해보자.

도구 12.4 : 수면과 스트레스

양질의 수면을 취하기 위해 노력하는 것은 스트레스와 기타 부정적인 감정에 대한 취약성을 줄이기 위해 할 수 있는 일들 중 하나이다. 많은 사람들이 수면은 100% 생물학적인 것이라서 우리가 통제할 수 없다는 오해를 하고 있다. 수면 연구자들은 이 개념이 사실이 아님을 계속해서 증명하고 있다. 다음 도구는 이 연구에서 지적한 몇 가지 영역을 강조한다. 수면 패턴을 개선하기 위해 고려할 수 있는 잠재적인 변화를 탐색하는 데 다음 도구를 사용해보자.

나는 일반적으로 밤에 _____ 시간의 수면을 취한다.

나는 일을 잘 하기 위해서는 밤에 _____시간의 수면이 필요하다.

나의 수면에 영향을 미칠 수 있는 요인은 다음과 같다(해당되는 모든 상자에 체크 표시)

_____ 침대에 누워 걱정하기   _____ 자기 전 카페인 또는 설탕

_____ 취침 전 음주하기   _____ 실내 온도/조명

_____ 침대에 핸드폰 두기   _____ 나와 함께 자는 사람의 습관

_____ 집안의 소음   _____ 내가 자기 전에 하는 일들

_____ TV, 음악 또는 기타 환경 자극

위에 나열된 항목 중 하나를 대체하기 위해 사용할 수 있는 진정, 이완, 주의 분산 또는 즐거운(그러나 자극적이지는 않은) 활동은 다음과 같다:

_____

새로운 취침 루틴이 다음과 같기를 바란다:

_____

수면 위생 팁

할 것	하지 말아야 할 것
• 실내 온도 모니터 • 매일 같은 시간에 취침 • 매일 같은 시간에 일어나기 • 침대는 수면과 성관계를 위해서만 사용하기 • 잠자는 동안 침실을 조용하게 유지 • 처방에 따라 수면제를 복용 • 이완이 되는 취침전 루틴 정하기 • 피곤할 때 잠자리에 들기	• 의사가 처방하지 않은 알코올이나 약물을 수면에 사용 • 자기 전에 과식하기 • 자기 전에 지나치게 자극적인 활동에 참여하기 • 취침 시간에 카페인 섭취/당분 섭취 • 자기 전에 영화나 잔인한 TV 쇼 보기 • 다른 사람의 수면제 복용 • 잠이 오지 않는데도 1시간 이상 침대에 누워 있기

도구 12.5 : 영적인 웰빙

종교적 참여와 영성이 더 나은 신체적, 정서적 건강과 관련이 있다는 증거가 계속해서 늘어나고 있다. 이 도구를 사용하여 스트레스를 물리치고 삶의 만족도를 높이는 데 신앙을 어떻게 사용할 수 있는지 생각해보자.

나에게 신은...

_____

_____

나에게 영성은...

_____

_____

내 삶의 평화와 만족에 기여하는 습관, 훈련 및 활동은 다음과 같다:

_____

_____

나의 신앙이 깊어지는 데 도움을 주는 사람들은 다음과 같다:

_____

_____

내 믿음이나 영성에 연결되는 데 장애가 되는 사람/상황은 다음과 같다:

_____

_____

내 삶의 스트레스와 싸우기 위해 영적인 건강을 유지하기 위한 계획은 다음과 같다:

_____

_____

도구 12.6 : 스트레스 원

한 연구에서는, 인간이 겪을 수 있는 스트레스 사건 상위 10가지 중 8가지가 인간관계와 관련되어 있었다고 한다. 다음 도구는 스트레스에 기여하는 관계와 스트레스를 줄이는 데 도움이 될 수 있는 관계를 구별하는 데 도움이 되도록 설계되었다. 먼저, 원을 사용하여 현재 당신의 인생에서 중요한 사람을 알아보자. 5장을 보면 우리가 종종 내담자와 이것을 "친밀감(intimacy) 원"이라고 부른다는 것을 알 수 있는데, 친밀감을 나를 들여다보는, 즉 우리의 속마음을 들여다보게 허락해줄 수 있는 정도로 해석하기도 한다. 따라서 원 1에 있는 사람들은 우리 삶에서 가장 가까운 사람들이다. 우리는 그들이 비밀 없이 완전히 "우리를 들여다보게" 할 수 있다. 5번 원에 있는 사람들은 우리가 " 우리를 들여다보는" 것을 전혀 허용하지 않는 사람들이다. 개인적인 것은 거의 공유하지 않는다. 원 2-4는 그 사이에 있는 사람들을 위한 것이다. 당신의 삶에서 관계를 평가하고, 당신이 그 관계를 얼마나 가깝게 인식하는지 표시하기 위해 원들을 완성하고, 스트레스와 관련된 다음 질문에 답해보자.

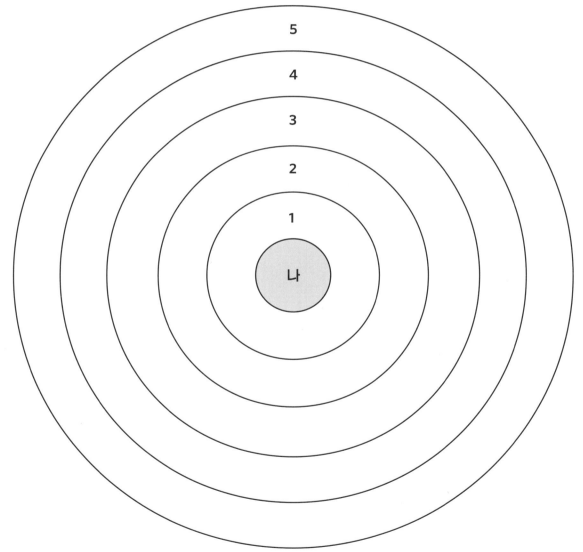

Group Treatment for Substance Abuse, Velasquez, Maurer, Crouch, and DiClemente, 2001 에서 발췌

당신의 원들에 대해 생각해보자. 이번 주에 누군가와 함께 있을 때 스트레스 상황이 발생한다면, 그 사람은 아마 다음과 같은 사람일 것이다:

_____

내가 가장 자주 긴장 관계에 있는 사람은 다음과 같다:

_____

내가 스트레스를 받을 때, 다른 사람들에 대한 나의 행동은 다음과 같은 방식으로 변하는 경향이 있다:

_____

_____

내 삶에서 내가 침착함을 유지하거나 내가 받는 스트레스를 관리하도록 도와주는 사람들은 다음과 같다:

1.

2.

3.

도움이 되는 사람들과 연락하는 빈도를 늘리기 위해 취할 수 있는 조치는 다음과 같다:

1.

2.

3.

내 삶에서 스트레스가 되는 사람들과의 접촉을 줄이기 위해 취할 수 있는 조치는 다음과 같다:

1.

2.

3.

나에게 스트레스를 주는 사람들과 관계를 좀 더 원활하게 하기 위해 취할 수 있는 조치는 다음과 같다:

1.

2.

3.

도구 12.7 : "~해야만 한다(SHOULDING)"를 멈춰라

앞서 언급했듯이 스트레스는 주관적인 경험이다. 생물학적, 환경적, 인지적 요인은 모두 한 사람에게 스트레스를 주는 상황이 다른 사람에게는 그렇지 않은 이유를 설명해준다. 이 도구는 중요한 인지적 요인을 해결해 줄 수 있다.

Albert Ellis는 "해야만 한다" 사고방식과 관련된 많은 문제를 연대기적인 작업으로 개척한 것으로 유명하다. 인지 왜곡에 대한 초기 설명(1장)에서 언급했듯이 우리는 우리 자신이나 다른 사람에 대해 이러한 "해야 할 말"이 있을 수 있다. 7장은 우리가 다른 사람에게 "해야만 한다"고 할 때 주요 감정적 반응은 분노임을 나타낸다(예: "그는 차로에서 나를 방해하지 말았어야 했습니다!").

그러나 우리가 스스로에게 "해야만 한다"고 할 때는 어떨까? 나는 "실용적인 도구 전문가"로 알려져 있기 때문에, 내가 말하려는 것이 약간 바보같이 들릴 수 있다는 것을 알고 있다. 하지만 나와 함께 해보자. 여기서는 인지적 특이성이 중요하다.

시작해보자. 우리 자신에게 하는 "해야만 한다"는 말을 두 가지 범주로 나누는 것이 도움이 되곤 한다.:

1. 과거형 "했어야 한다"
2. 현재형 "해야만 한다"

이 구별은 완전히 다른 감정적 반응을 일으키기 때문에 매우 중요하다. 우리가 과거에 했어야 한다고 믿는 일의 경우 "했어야 한다"의 감정적 반응은 죄책감이다. 잘못의 정도에 관계없이 이러한 사고 과정은 동일하다. 예는 다음과 같다:

- "그 말은 절대 하지 말았어야 했어-그녀의 마음을 상하게 한 것 같아."
- "상사가 물었을 때 내가 나서서 말했어야 했어. 기회를 놓친 것 같아."
- "아이들이 자랄 때 더 많이 도와주었어야 했어."
- "술을 마신 후 차를 몰고 집에 가지 말았어야 했어."

이것들은 모두 최근에 내가 함께 면담했던 사람들의 생각이다. 생각이 "했어야 한다"인지 "하지 말았어야 한다"인지는 중요하지 않다는 것을 알 수 있다. 그들의 공통점이 더 중요하다. 과거의 일부 측면을 바꾸려면 다르게 행동했어야 한다는 것이다. 이런 사고방식은 100% 죄책감으로 이어진다.

따라서 이것은 근본적으로 스트레스에 내포되어 있는 사고 방식은 아니다(과거의 잘못으로 계속해서 자신을 두들겨 패는 것도 그 나름의 스트레스를 유발할 수 있지만). 현재의 스트레스는 다른 사람들(스트레스를 다르게 경험하는)이 하지 않는 정신적 압박을 우리 자신에게 가하는 현재의 "해야만 한다"에 의해 영향을 받는다. 예는 다음과 같다:

- "오늘은 집 청소를 해야만 해."
- "교회 일을 도와야만 해."
- "상사가 시키는 대로 해야만 해."
- "가족이니까 도와줘야만 해."
- "나는 이것을 완벽하게 해야만 해. 실수를 해서는 안 돼."

이러한 유형의 왜곡된 사고는 각각 우리의 믿음에서 비롯된다. 그러나 "해야만 한다"는 말 기저에 있는 믿음을 알아내는 것은 더 깊은 임상 작업이며 코칭에서는 덜 필요하다. 이 수준에서 내담자가 이러한 마음가짐을 인식하도록 돕고 이러한 정신적 압박을 스스로에게 가하는 것을 중단하기 위해 그것들과 협력하는 것이 가장 중요하다. 다음 도구를 사용하여 현재의 "해야만 한다" 사고방식에 대해 내담자와 작업해보자.

나는 다음과 같은 영역에서 나 자신을 압박할 가능성이 가장 크다:

_____

_____

내가 자주 얽매이는 "해야만 한다" 생각은 다음과 같은 것들이다:

_____

_____

내가 "해야만 한다"고 생각하는 일을 "해야만 한다"고 생각하는 시간 안에 "해야만 한다"고 생각하는 방식으로 해내지 못했을 경우, 어떻게 하면 내 생각보다 일이 풀리게 할 수 있을까?

_____

_____

내가 나 자신에게 압박을 가했지만 결국 의미 없었던 경험은 다음과 같다:

_____

_____

생각 기록을 사용하여 "해야만 한다"에 도전해보자.

나에 대한 현재형 "해야만 한다"	합리적 반응/도전

도구 12.8 : 음식과 감정

'음식과 감정'이라는 제목의 책이 있기 한참 전에, 나는 먹기와 감정을 주제로 한 수업을 준비했던 적이 있다. 오늘날 스트레스와 감정적 섭식 사이의 관계에 대한 인식이 증가하고 있다. 스트레스에 대처하는 방법으로 먹는 것을 선택하는 것은 당신만의 행동이 아니다. 다양한 문화권에 걸쳐 수백만 명의 사람들이 감정적인 섭식을 문제라고 보고한다.

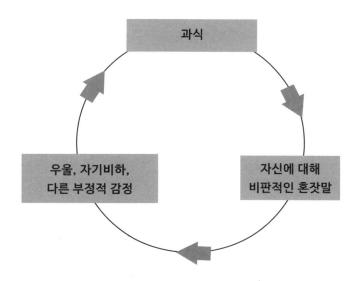

위의 그림은 감정적 섭식과 관련된 악순환을 나타낸다. 스트레스를 겪을 때 많은 사람들은 음식이 스트레스를 풀어줄 것이라고 생각한다. 이러한 생각이나 믿음은 과식에 영향을 미친다. 섭식 "에피소드" 직후 대부분의 사람들은 그 행동을 한 자신에 대해 비판적인 생각을 한다. 정신적으로 자기 자신을 때리는 것은 이어서 더 많은 스트레스 또는 기타 부정적인 감정을 유발한다. 이 도구의 질문은 스트레스와 관련된 식사가 문제인 경우 이 순환에 개입하여 이 장애물을 극복하는 것을 돕도록 고안되었다.

스트레스를 더 잘 관리하여 감정적 섭식으로 이어지지 않기 위하여 어떤 방법(다른 도구 또는 다른 것들)을 사용할 수 있는가?

_____

_____

"스트레스"라는 단어는 일반적으로 광범위한 특정 감정을 설명하는 데 사용된다. 감정적인 식사 직전에 내가 가장 자주 경험하는 특정 감정은 무엇인가? (죄책감, 불안, 분노, 수치심, 기타)

_____

_____

이 감정을 느끼는 것에 대한 인식을 높이기 위해 내가 할 세 가지 일:

1. _____

2. _____

3. _____

음식에 대한 어떤 믿음/생각이 나의 스트레스 섭식에 기여하는가?

_____ "이 감정을 참을 수 없어! 음식은 내가 그것을 느끼지 않도록 도와줄 거야."

_____ "음식은 내가 회식자리에서 '긴장을 풀기' 위해 필요하다."

_____ "먹지 않으면 사람들과 어울리지 못할 거야."

_____ "축하에는 음식이 필요하다."

_____ "내가 괴로움을 당할 때 음식이 나를 위로할 것이다."

_____ "음식은 내 친구이다. 힘든 시기에 항상 의지할 수 있다."

_____ (그 외) _____

일단 내 감정(들)을 인식하고 이름을 지정할 수 있게 되면 감정을 바꾸기 위해 음식을 먹기보다는 내 감정을 참기 위해 할 수 있는 세 가지가 있다:

1. _____

2. _____

3. _____

스트레스에 대한 대처로 먹기를 한 후, 나는 스스로에게 다음과 같이 말한다:

_____ "음식이 나쁘다."

_____ "음식을 먹었기 때문에 나는 나쁜 사람이야."

_____ "먹는 것은 나를 나쁜 사람으로 만든다."

_____ "내가 음식을 먹었으니 살이 찔 것이고 나 자신이 미워질거야."

_____ (그 외) _____

먹기로 푸는 것을 지연시키기 위해 나 자신에게 보상해 줄 수 있는 세 가지 방법은 다음과 같다:

1. _____

2. _____

3. _____

스트레스에 대한 반응으로 감정적인 섭식(먹기)을 하지 않는 것이 가장 좋은 이유는 다음과 같다:

1. _____

2. _____

3. _____

스트레스 섭식에 대한 유혹이 있을 때 "그 순간" 스스로에게 말할 수 있는 좋은 어구 목록을 작성하는 것이 도움이 되기도 한다. "욕망은 지나갈 것입니다", "아이들을 위해 건강해지고 싶어요", "마라톤을 하는 것은 저에게 큰 의미가 있습니다"는 내담자들이 사용한 예시이다. 어떤 어구가 나에게 도움이 될 수 있을까?

_____

_____

스트레스에 대한 반응으로 먹고 싶은 충동을 참을 때 나는 다음과 같은 느낌을 받는다:

_____

_____

다음에 스트레스에 대한 반응으로 먹고 싶은 충동이 들 때 나는 다음과 같이 할 수 있다/자신에게 말할 수 있다:

_____

_____

음식과 감정에 관한 팁

건강한 식생활에는 다음과 같은 것들이 포함된다:
- 좋아하는 것 먹기
- 배고플 때 먹기
- 당신을 지탱해주는 것을 먹기
- 적당량 먹기
- 규칙적인 식사하기

건강에 해로운 식사에는 다음과 같은 것들이 포함된다:
- 식사 거르기
- 폭식하기
- 과자만 먹기
- 화가 나거나 상처받았을 때 과식하기
- 너무 많이 먹기
- 너무 적게 먹기

건강한 식생활의 결과:
- 더 나은 건강
- 더 많은 에너지
- 더 긴 수명
- 개선된 신체적 편안함
- 하고 싶은 일 하기
- 전반적인 삶의 질 향상

건강에 해로운 식사의 결과:
- 비만
- 제2형 당뇨병
- 거식증
- 폭식증
- 빈혈
- 사회적 고립
- 낮은 자존감
- 자기혐오

도구 12.9 : 직장 스트레스 평가하기

앞에서 언급한 모든 "해야만 한다" 사고는 일반적으로 스트레스를 다루는 것과 관련이 있다. 이 도구는 특히 스트레스에 영향을 미치는 환경적 요인 중 하나인 업무 스트레스 상황에 대해 도움을 주기 위해 제작되었다.

직장에서의 스트레스는 다양한 상황에서 올 수 있으므로 먼저 구체적으로 자신에게 스트레스를 주는 것이 무엇인지 파악하는 것이 중요하다. 어려움을 겪고 있는 상황의 상자에 V를 표시해보자:

_____ 내 업무량을 감당할 수 없다.

_____ 내가 어떻게 할 수 없는 영역에서 변화가 찾아오는 것 같다.

_____ 내 일을 완수할 시간이 충분하지 않다.

_____ 내 일을 하는 데 필요한 교육을 받지 못했다.

_____ 내 동료들이 내 일을 하는 것을 어렵게 만든다.

_____ 세세하게 관리 받는 느낌이 든다. 더 많은 자유가 있었으면 좋겠다.

_____ 의문점이 생길 때 더 많은 도움을 받았으면 좋겠다.

_____ 갈등이 처리되는 방식이 마음에 들지 않는다.

_____ 내 역할이 무엇인지 명확하게 이해하지 못하겠다.

_____ 조직이 좀 더 명확하게 소통했으면 한다.

위에 표시한 각 V에 대해 다음 질문에 답해보자:

상황의 팩트(사실)만을 설명해보자. 내 의견을 추가하거나 뒷담화로 가면 안 된다.

_____

_____

신뢰할 수 있는 친구, 동료 또는 가족(내가 듣고 싶은 말만 해주는 사람이 아닌)이 이러한 사실을 확인한 후 다음과 같은 것들을 나에게 추천했다:

_____

_____

이제 내 관점에서 문제를 명확하게 설명하고 논의했으므로 문제에서 잠재적 해결책으로 전환해야 한다. 상황을 해결하는 데 도움이 될 수 있는 방법은 다음과 같다:

_____

_____

상황에서 나의 역할은 무엇인가? 내 마음가짐이나 행동에서 무엇을 바꿀 수 있는가?

_____

_____

어떤 문제를 동료에게 직접 전달할 수 있는가?

_____

_____

직장 상사에게 어떤 문제를 전달해야 하는가?

_____

_____

인사팀에 전달해야 하는 문제는 어떤 부분인가?

_____

_____

위의 항목 중 어느 것도 해결 방법으로 발전할 수 없는 경우, 다음과 같은 경우에 직장을 그만두는 것을 고려해야 될 수 있다:

_____

_____

직장 스트레스를 개선하기 위한 나의 계획은 다음과 같다:

_____

_____

도구 12.10 : 나의 스트레스 전략

이제 스트레스를 예방, 생성, 유지 및 완화할 수 있는 것들의 종류를 더 잘 이해하게 되었다. 또한 다양한 도구가 각각 사람들을 위해 활용될 수 있으므로 이제 자신만의 개별화된 스트레스 전략 도구를 습득해보자. 이 마지막 도구를 사용하여 스트레스를 넓은 관점에서 보고 스트레스를 해소할 전략을 수립해보자.

내가 현재 인생에서 다루고 있는 스트레스 상황은 다음과 같다:

_____

_____

스트레스를 유지하는 데 기여할 수 있는 나의 생각이나 선택은 다음과 같다:

_____

_____

스트레스에 대한 취약성을 줄일 수 있는 예방 습관은 다음과 같다:

_____

_____

스트레스를 다루는 나의 개인적인 "상위 10가지" 전략 목록은 다음과 같다:

1. _____

2. _____

3. _____

4. _____

5. _____

6. _____

7. _____

8. _____

9. _____

10. _____

CHAPTER 13

까다로운 사람 상대하기

김숙진

사람들은 종종 우리가 마땅히 그래야 한다고 생각하는 방식으로 행동하지 않는다. 그리고 그렉 레스터(Greg Lester)가 말했듯이 "모든 사람은 때때로 나쁘게 행동한다. 또 어떤 사람들은 자주 나쁘게 행동한다."

"나쁜 행동"을 하는 다양한 방법이 있기 때문에 항상 효과를 내는 대처방법은 없다. 그렇기에 대부분의 자기계발서는 치명적인 한계가 있다고 하겠다. 책에는 마치 그것이 항상 통하는 방법인 것처럼 "자기 주장"과 같은 것을 가르친다. "집단치료에서 선생님이 가르쳐 주신 자기주장법을 기억했지만, 경찰이 저를 멈춰 세웠을 때 사용해보니 효과가 없었어요!"라고 말한 내담자가 생각난다.

이 책이나 다른 책에서 가르치는 다른 모든 "도구"와 마찬가지로 자기 주장은 어떤 상황에서는 도움이 되고 다른 상황에서는 도움이 되지 않는다. 도구가 한 상황에서 "효과가 있다"고 해서 다른 상황에서도 항상 효과가 있는 것은 아니다. 그리고 많은 코칭 및 치료 내담자들이 듣는 얘기처럼 특정 상황에서 도구가 작동하지 않는다고 해서 다른 상황에서도 작동하지 않는다는 것은 아니므로 여전히 시도해 볼 가치가 있다!

모든 상황에 동일한 기술을 적용할 수는 없기 때문에, 우리는 어떤 도구를 어떤 사람과 어떤 상황에서 사용해야 하는지 알아야 한다.

모든 사람을 이해하기 위한 비밀

까다로운 사람들을 잘 다루는 능력은 인생의 어려운 상황을 헤쳐 나가기 위한 필수 조건이다. 여기에는 비결이 있다. 그러나 일부 유명인사들이 우리에게 말하려고 하는 것과는 달리, "생각하는 대로 이루어지는 것"은 아니다.

그 비결은 바로 인간의 행동 패턴을 인식하면 얻을 수 있는 힘을 이해하는 것이다. 왜냐하면 사람들은 '우리가' 그들이 그렇게 해야만 한다고 생각하는 방식이 아니라 '그들의' 학습된 행동 패턴에 따라 그들의 방식대로 행동하기 때문이다. 그러므로 일단 우리가 (1) 우리가 상호 작용하는 사람의 행동 패턴을 인식하고 (2) 우리가 생각하는 것과 상관없이 그들이 그렇게 행동할 것이라는 것을 받아들이면 우리는 이미 반쯤 온 것이다. 왜 그럴까? 왜냐하면 그러면 우리는 더 이상 믿을 수 없는 사람들이 우리의 신뢰를 지킬 것이라고 기대하거나, 자기 중심적인 사람들이 우리의 최선의 이익을 지켜 줄 것이라고 기대하거나, 줏대가 없는 사람들이 원칙을 지킬 것이라고 기대하지 않기 때문이다. 우리의 욕망, 조직의 정책, 특정 사람들의 복지 또는 사회 규범이 아닌 그들의 확립된 행동 패턴을 기반으로 그들에게서 무엇을 기대해야 하는지를 알면 특정 개인을 보다 효과적으로 다루기 위한 전략을 고안할 수 있다.

무엇이 사람들을 까다로운 사람으로 만드는가?

이것은 사람들이 전적으로 까다롭거나 그렇지 않다는 것이 아니다. 당신은 아마 어느정도 자기 중심적인 사람들도 알고 있고 완전히 자기애적인 사람들도 알고 있을 것이다. 당신은 약간 의심이 많은 사람들을 알 수 있으며, 완전히 편집증적인 사람을 알고 있을 수도 있다. 현실은, 사람들은 성격 스펙트럼 상의 어떤 성격적 특성을 어느 정도는 가지고 있다는 것이다. 이것은 DSM-5(정신과 진단 편람)의 인격 장애에 대한 역사적 분류의 문제점 중 하나이다. 우리에게 어떤 성향이 있거나 없는 것이 아니다. 우리 모두는 다양한 성격 스펙트럼마다 어딘가에 위치한다. 우리가 다른 사람들의 관심을 끌고 싶어하거나 끌고 싶어하지 않는 것이 아니다. 우리는 많거나 적게 어느 정도의 특성을 가지고 있다. 그렇다고 해서 "정상적인" 것이 없거나, 아마 더 나은 단어로 기능적으로 "적응적인" 성격이 아니라는 것이 아니다. John Oldham은 이것을 "대단히 다양한 병적이지 않은 행동들"과 같이 정의했다. 반면 까다로운 사람들은 주로 세 가지 이유로 살면서 일어나는 다양한 상황에서 적합한 행동을 보여줄 능력이 부족하다: 극단적인 사고, 융통성 없는 행동, 그리고 인식 부족을 들 수 있다.

인지 모델에 대한 간략한 복습으로 이러한 상황을 명확히 볼 수 있다:

사건 ➡ 생각 ➡ 감정 ➡ 행동 ➡ 결과

인생의 사건에 대한 반응으로, 사람이 "까다로울수록" 더 극단적인 생각을 하게 되며, 따라서 그들은 감정을 더 격렬하게 느낄 것이고, 그들의 행동은 더 융통성이 없을 것이다. 이것의 마지막 부분은 그들의 행동이 결과에 어떻게 기여하는지에 대한 인식이 부족할 것이라는 것이다.

극단적인 사고

까다로운 사람들은 극단적인 생각을 한다. 임상 CBT(인지행동치료) 용어에서 우리는 이것을 "흑백 사고"라고 부른다. 당신이 임상 치료자라면, 이들은 일반적으로 장기적인 도식치료나 믿음 수정 작업을 필요로 할 것이다. 비임상적 환경의 코치 또는 이러한 사람들과 함께 일하는 누군가라면, 이 사고 패턴을 인식하고 적절하게 대응할 수 있는 것이 중요하다. 이 사고를 인식하는 가장 쉬운 방법은 그들의 말에서 과장된 언어를 찾는 것일 것이다. "항상", "절대", "가장 좋은", "최악의", "사랑한다", "싫어한다" 같은 말은 극단적인 사고의 표시이다.

융통성 없는 행동

행동 단계에서 당신은 상황에 부적절한 반응을 찾고 있다. 격렬한 감정 반응, 잦은 의견 충돌, 과잉 반응, 그리고 타협하지 못하는 것은 까다로운 성격의 흔한 표현이다.

인식의 부족

극단적인 사고와 융통성 없는 행동을 다루는 것만 해도 충분히 어렵지만, 이 마지막 특성이 아마도 가장 좌절스러울 것이다. 까다로운 사람들은 그들의 선택이 어떻게 곤란한 상황에 기여하는지 인식하는 능력이 거의 없다. 게다가, 주변 사람들에게 골칫거리인 상황이 보통 그 행동을 일으킨 사람에게는 조금도 거슬리지 않는 경우가 많다. 이러한 현상은 동기부여를 더욱 어렵게 만들며, 까다로운 사람들을 대하는 것이 왜 그렇게 어려운 일인지에 대한 가장 큰 원인일 것이다. 또한, 이 사람들은 '다른 사람들이 나에게 그렇게 행동하지 않았으면' 하는 일이 일어날 만한 방식으로 행동하는 경향이 있다. 일부 전문가들이 "자기 충족적 예언"으로 부르는 이것은, 개입의 대상이 되지 않으면 시간이 갈수록 더욱 패턴이 강화된다.

이 세 가지 특성은 모든 "까다로운" 사람들에게 어느 정도는 존재하지만 그들은 각각 다른 형태를 취할 수 있다. 당신이 상대하는 사람의 유형을 식별하는 것이 중요하다. 곧 출간할 일반인 및 전문가들을 위한 서적에서 나는 어려운 사람들의 여러 유형을 식별했다. 그 중 다섯 가지는 "독재자", "드라마 퀸", "예스맨", "시한폭탄", "완벽주의자"이다. 아래는 각각에 대한 짤막한 묘사이다.

독재자의 연속선

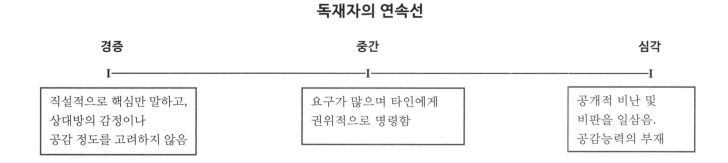

사고방식

"소수의 민감한 사람들이 부수적인 피해를 입더라도 해야 할 일은 해야 한다."

일반적인 행동

주위 사람들에게 명령하기, 소리지르기, 행동하기, 욕하기

위에서 언급했듯이 이러한 캐릭터화는 강점과 약점을 모두 가진 성격 스타일의 극단적인 표현이다. "독재자"는 임상 용어로 자기애적 특성을 가지고 있다. 이것은 DISC 성격 유형 중 "D"(Dominant: 주도형) 타입의 극단적 버전을 나타낸다. 이러한 특성을 잘 절제하면 훌륭한 리더가 된다. 그들은 주도적인 역할을 하는 방법을 알고 있다. 그들은 훌륭한 의사 결정권자이다. 그들은 결단력 있고 탄력적이며 생산적이다. 그들은 일을 시작하고 결국 일을 완수한다.

단점으로, 성취에 대한 강렬한 욕구는 지나치게 직접적이고 때로는 부담스럽고 가혹하며 궁극적으로 다른 사람들의 감정과 필요에 둔감해지도록 할 수 있다.

드라마 퀸의 연속선

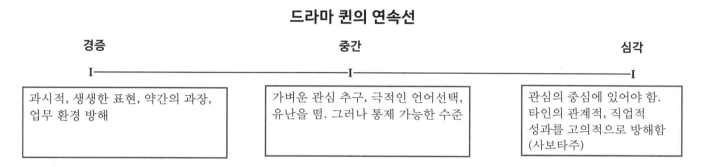

경증	중간	심각
과시적, 생생한 표현, 약간의 과장, 업무 환경 방해	가벼운 관심 추구, 극적인 언어선택, 유난을 떰. 그러나 통제 가능한 수준	관심의 중심에 있어야 함. 타인의 관계적, 직업적 성과를 고의적으로 방해함 (사보타주)

사고방식

"인생은 파티이다. 파티 한 번 열어 보자! (생각대로 다 되지 않더라도)"

일반적인 행동

즉흥적인 행동, 극적인 감정 표현, 관심 추구

"드라마 퀸"은 임상용어로 연극성 성향을 갖고 있다. 이것은 DISC 성격 유형 중 "I"(Insipiring: 사교형) 타입의 극단적 버전을 나타낸다. 적당한 선에서 이러한 유형의 사람은 매우 재미있을 수 있다. 그들은 파티와도 같은 삶을 살 수 있고 다른 사람들이 즐길 수 있도록 도울 수 있다. 그들은 영감을 주고 즉흥적이며 활력이 넘친다. 그들은 가장 평범한 프로젝트나 요구 사항도 재미있어 보이도록 만들 수 있다.

반면에 인생에는 진지함이 필요한 상황이 있다. 그들은 집중력을 잃고 마감일을 놓치는 경향이 있다. 심각한 상황에서 불필요한 드라마가 삽입되면 완수해야만 할 일을 해내지 못하거나 때로는 안전을 위협할 수도 있다.

예스맨의 연속선

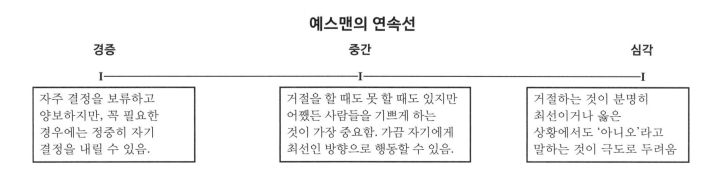

경증	중간	심각
자주 결정을 보류하고 양보하지만, 꼭 필요한 경우에는 정중히 자기 결정을 내릴 수 있음.	거절을 할 때도 못 할 때도 있지만 어쨌든 사람들을 기쁘게 하는 것이 가장 중요함. 가끔 자기에게 최선인 방향으로 행동할 수 있음.	거절하는 것이 분명히 최선이거나 옳은 상황에서도 '아니오'라고 말하는 것이 극도로 두려움

사고방식
"필요한 것을 이루지 못하더라도 모두가 편안함을 느껴야 한다."

일반적인 행동
보살피고, 희생하고, 돌보는 행동. '아니오'라고 말하는 것이 그들에게 최선의 이익일 때 '예'라고 말하는 것.

"예스맨"은 임상용어로 의존적인 특성을 가지고 있다. 이것은 DISC 성격 유형 중 "S"(Supporitve: 지지형) 타입의 극단적 버전을 나타낸다. 이러한 특성을 절제하면 사람들이 편안함을 느끼게 된다. 이 사람들에게 있어서 관계는 전부를 의미한다. 그들은 사회적이다. 그들은 충성스럽고 친절하며 다른 사람들의 복지를 위해 자신의 필요를 희생한다. 이러한 특성은 그들을 훌륭한 배우자, 친구 및 동료로 만들 수 있다.

많은 사람들이 갈등과 관련된 불편한 감정을 피하는 데 전념하는 사람이 어떻게 "까다로운" 사람들의 목록에 있는지 궁금해한다. 이것은 좋은 질문이지만 이 스타일의 단점은 이러한 특성을 가진 사람들은 정말로 필요할 때 거절하는 데 어려움을 겪는다는 것이다. 주어진 상황에서 '아니오'가 최선일 때 '예'라고 말하면, 좋지 않은 파트너나 친구와 지내게 되거나, 조화를 이루기 위해 도덕적 가치를 포기하거나, 다른 사람을 맞춰주느라 자기 할 일은 기한을 못 지키는 결과를 초래할 수 있다. 사실, 많은 상급자들이 그들의 가장 큰 골칫덩이는 밀어붙이는 사람이 아니라고 한다. 적어도 그들은 자신이 서 있는 위치를 알고 있다면서 말이다. 오히려, 자신의 얼굴에 '예'라고 말하면서도 주어진 작업을 완료하지 않는 경우가 더 큰 골칫덩이라고 한다.

시한폭탄의 연속선

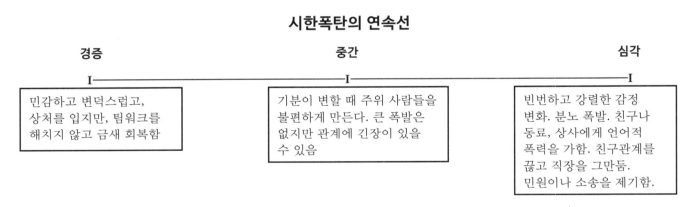

경증	중간	심각
민감하고 변덕스럽고, 상처를 입지만, 팀워크를 해치지 않고 금새 회복함	기분이 변할 때 주위 사람들을 불편하게 만든다. 큰 폭발은 없지만 관계에 긴장이 있을 수 있음	빈번하고 강렬한 감정 변화. 분노 폭발. 친구나 동료, 상사에게 언어적 폭력을 가함. 친구관계를 끊고 직장을 그만둠. 민원이나 소송을 제기함.

사고방식
"나는 당신이 싫지만 날 떠나지는 말아야 한다.", "내가 내키지 않으면 그 프로젝트를 관둬야 한다."

일반적인 행동
혼자 있거나 혼자 일하는 것이 어려움, 사람이나 상황을 미화하기, 자신이 싫어하거나 마음 상한 사람들을 뒷담화하거나 따돌림.

"시한폭탄"(Eggshells)은 임상 용어로 경계성 인격장애의 특성을 가지고 있다. 이 이름은 국제 베스트셀러 <눈치보기를 멈춰라(Stop Walking on Eggshells): 경계성 인격장애의 가족을 위한 책> 에서 따왔다. 시한폭탄은 크게는 DISC 성격 유형 중 "S"(지지형) 타입의 지나친 버전을 나타내지만 "D"(주도형)와 "I"(사교형) 타입의 요소도 가지고 있다. 이런 의미에서 이 사람의 성격유형은 조금 더 복잡하다.

이러한 특성을 절제하면 대인 관계에서 상호작용을 강화하고 훌륭한 팀 구성원이 된다. 이러한 특성을 가진 사람들은 열정적이고 창조적이고 지적일 수 있다. 그들은, 일반적으로 그들이 좋아하는 사람들과 일한다는 전제 하에, 사람들과 함께 일하는 것을 좋아한다.

단점은 어떤 발언이 잘못 받아들여졌을 때 쉽게 "분노"할 수 있기 때문에 팀에서 "지나치게 민감한" 사람으로 알려져 있다는 것이다. 그들은 또한 자신이 예전에 높게 평가했던 사람들을 아주 빨리 싫어하게 될 수도 있다. 그 사람은 시한폭탄의 삶에서 비난의 대상이 될 수 있으며 그로 인한 강렬한 감정은 불편하고 긴장된 작업 환경을 만들 수 있다. 때때로 그들은 독해지기도 하며 고충제기와 소송으로 이어질 수 있다.

완벽주의자의 연속선

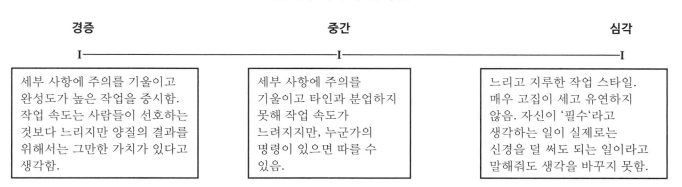

경증	중간	심각
세부 사항에 주의를 기울이고 완성도가 높은 작업을 중시함. 작업 속도는 사람들이 선호하는 것보다 느리지만 양질의 결과를 위해서는 그만한 가치가 있다고 생각함.	세부 사항에 주의를 기울이고 타인과 분업하지 못해 작업 속도가 느려지지만, 누군가의 명령이 있으면 따를 수 있음.	느리고 지루한 작업 스타일. 매우 고집이 세고 유연하지 않음. 자신이 '필수'라고 생각하는 일이 실제로는 신경을 덜 써도 되는 일이라고 말해줘도 생각을 바꾸지 못함.

사고방식
"제대로 하던가 아니면 아예 하지 말아야 한다. 완벽해질 때까지 그만두지 말아야 한다."

일반적인 행동
과도한 리허설, 시작을 미루기, "적절한 시간"이 될 때까지 그만두지 못함, 기타 완벽주의적 행동.

"완벽주의자"는 임상용어로 강박적인 성격 특성을 가지고 있다. 이것은 DISC 성격 유형 중 "C"(Cautious: 신중형) 타입의 극단적 버전을 나타낸다.

세부 사항에 주의를 기울이는 것을 중요시하는 이 특성을 자제하면서 유지하면 회사와 조직에 도움이 될 수 있다. 완벽주의자는 일반적으로 지능이 높다. 그들의 두뇌 특성 상 독재자, 드라마 퀸, 시한폭탄 직원 사이의 감정의 균형을 맞출 수 있다. 분석적이고 사려 깊고 철저하며 양질의 작업을 가치 있게 여기는 사람들은 대부분의 산업에서 확실히 역할이 있다. 일반적으로 이러한 기능과 관련이 없는 제품이나 서비스를 제공하는 회사일지라도 최소한 재무팀에서는 필요하다.

단점은 이 스타일을 가진 사람들은 일반적으로 비효율적이며 종종 일을 완료하는 데 어려움을 겪는다. "업무가 마비될 정도로 분석하는" 그들의 특성이 생각만 과도하고 실적은 저조하도록 만들기 때문이다. 절대적으로 완벽해야 하고 어떤 조치를 취하기 전에 9번을 생각해야 하는 경우라면 확실히 일이 느려질 수 있다. 또한 이러한 스타일을 가진 사람들은 "다른 사람들이 그것을 망칠 것"이라는 두려움 때문에 일을 맡기는 데 어려움을 겪는다. 그들은 고품질의 작업을 수행하지만 더 큰 그림이나 비전을 보는 데는 어려움을 겪을 수 있다. 가장 가까운 나무에 집중하는 이러한 특성을 가진 사람들에게는 숲을 이해하는 것이 어렵다.

까다로운 사람들을 대하는 몇 가지 기본 사항
까다로운 사람들의 유형을 이해하면 전투에서 반은 이긴 것이다. 당신이 대화하고 있는 사람의 스타일을 알게 되면 그들에게 접근하는 방법에 대해 전략적으로 생각할 수 있다. 무엇을 할지 아는 것도 중요하지만 왜 그렇게 해야 하는지 아는 것이 중요하다.

다음 장에서는 까다로운 사람들이 당신의 말을 듣도록 말하는 방법, 즉, 우리의 말하는 방식을 각 유형에 맞게 어떻게 전략적으로 바꿀지에 대해 자세히 설명한다. 그러나 특정한 말 자체를 생각하기 전에 삶에서 만나는 까다로운 사람들을 대하는 데 도움이 되는 기본적인 도구를 사용하라. 다른 유형의 도구가 서로 다른 유형의 사람들에게 더 도움이 될 수 있음을 기억하라. 당신이 더 넓은 범위의 도구를 배울수록, 더 다양한 유형의 까다로운 사람들을 다룰 수 있게 될 것이다.

도구

이 섹션에서는 까다로운 사람들을 대하기 위한 몇 가지 기본적인 도구에 대해 설명한다. 이러한 도구가 필요한 사람들이 까다로운 사람의 삶에서 맡은 역할이 다르기 때문에 도구는 두 가지 범주로 나뉜다:

1. 변화 기반 전략 – 까다로운 사람을 치료하는 임상가들이 그들의 인식을 계발하고 장기적인 변화를 촉진하도록 돕는 도구.

2. 상황 관리 전략 - 상사, 직원, 위원회 멤버 등, 까다로운 사람의 장기적 변화에 꼭 초점을 맞출 필요는 없지만 일상의 상황을 보다 효과적으로 다루는 것이 필요한 사람들을 위한 도구.

도구 13.1 : 나의 주변사람 평가하기

만약 당신이 이 책의 앞부분도 읽었다면, 이 관계 원에 익숙할 것이다. 이 원은 다양한 용도로 사용할 수 있다. 이 연습의 목적을 달성하기 위해 원을 사용하여 인생에서 중요한 사람을 구분해보자. 만약 당신이 이 연습을 한 번도 해본 적이 없다면, 당신과 가장 가까운 사람들을 1번 원에, 당신의 삶에서 (좋든, 싫든) 일정 부분을 차지하고 있지만 당신이 신뢰하지 않고 개인적인 것은 아무것도 공유하지 않는 사람들은 5번 원에, 그리고 중간 원은 그 사이에 다양한 수준의 친밀감을 가진 사람들을 적으면 된다. 당신은 곧 그들의 유형을 확인하게 될 것이므로 당신이 "까다롭다"고 생각하는 사람들에 특히 주목해라. 사적인 관계, 업무적 관계, 그 외 까다로운 사람이 포함될 수 있는 다른 영역에 있는 사람들을 포함해라. 그런 다음 이어지는 질문에 답해보자.

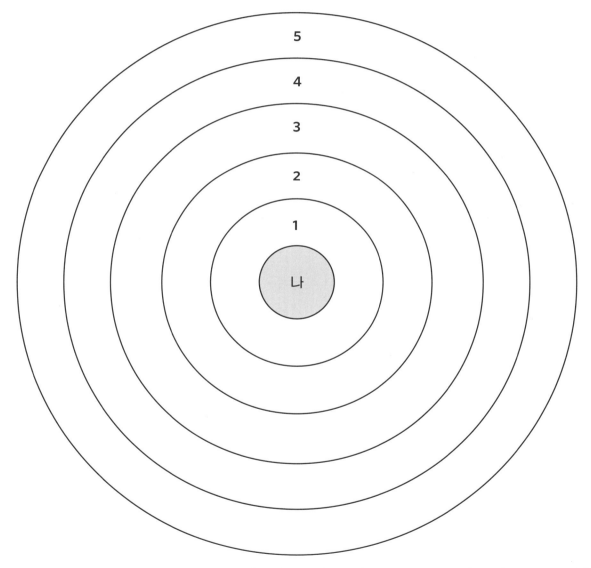

Group Treatment for Substance Abuse, Velasquez, Maurer, Crouch, DiClemente, 2001 에서 인용

당신의 인생의 사람들을 써보았으니, 이제 당신의 모든 고객, 잠재적 고객(영업직에 종사하는 경우), 개인적으로 관련 있는 사람들을 당신이 식별한 유형과 함께 목록에 나열해보자. 이것은 앞으로 당신이 그들과 상호 작용하는 방법을 생각하는 데 도움이 될 것이다.

(유형/타입: 위의 독재자, 드라마 퀸, 예스맨, 시한폭탄, 완벽주의자 등)

이름	유형/타입
1. _____	_____
2. _____	_____
3. _____	_____
4. _____	_____
5. _____	_____
6. _____	_____
7. _____	_____
8. _____	_____
9. _____	_____
10. _____	_____

도구 13.2 : 위험신호 식별하기

까다로운 사람을 효과적으로 관리하는 첫 번째 단계는 당신이 그 사람을 어떨 때 마주하게 되는지를 인식하는 것이다. 많은 사람들이 까다로운 사람들에게 "넋 놓고 있다 당했다"고 한다. '뜬금없이 일이 벌어졌다', '그는 갑자기 완전히 달라졌다'는 말을 얼마나 많이 들었는지 모르겠다. 이런 경우는 거의 없다. 거의 항상 "위험 신호"는 처음부터 존재했지만 이런저런 이유로 간과되거나 최소화되거나 완전히 무시되었다. 각 유형의 까다로운 사람에 대한 연속선을 참조하여 당신이 다루고 있는 특정 사람들에 대한 잠재적 위험 신호, 당신이 그것들을 간과하도록 영향을 주는 사고방식의 문제점을 식별하고, 앞으로 나아갈 수 있는 계획을 개발해보자.

내 인생에서 잠재적으로 대하기 "까다로운 사람"은 다음과 같다:

_____

_____

나와 그들의 관계는 다음과 같다:

_____

_____

나는 그들을 다음과 같은 까다로운 사람들의 카테고리에 넣을 것이다:

_____

_____

내가 관찰한 까다로운 사람들의 극단적인 성향은 다음과 같다:

1. _____

2. _____

3. _____

나는 다음과 같은 상호 작용/상황에서 이러한 특성이 나타나는 것을 보았다:

_____

_____

이것은 그렇게 큰 문제가 아니라고 내가 스스로에게 말한 변명은 다음과 같다:

_____

_____

내가 믿을 수 있는 사람 한 명은 다음과 같다:

_____

_____

정신치료 연구는 치료 동맹의 중요성을 몇 번이고 입증해왔다. 이는 치료 중단율 감소, 내담자의 편안함 수준 및 전반적인 긍정적 결과와 관련이 있다. 이러한 임상적인 요인 외에도 우리 모두는 우리가 신뢰하는 관계 속에서 더 잘할 수 있다. 다른 사람들과 관계를 쌓는 능력은 연애, 우정, 비즈니스 등 에서 가장 중요한 요소일 수 있다. 관계 쌓기는 사람들과 관계를 맺고 당신의 영향력을 증가시키는 방식으로 그들과 교감을 갖는 능력이다. 다음 도구를 사용하여 인생에서 까다로운 사람과 관계를 쌓을 수 있는 몇 가지 방법에 대해 생각해보자.

내가 더 잘 관계를 쌓고 싶은 사람은 다음과 같다:

_____

나는 다음과 같은 이유로 그들과 더 좋은 관계를 쌓고 싶다:

_____

_____

좋은 관계를 쌓기 위한 시작 단계로, 내가 쓸 수 있는 그들과 나 사이의 공통점은 다음과 같다:

_____

_____

내가 개인적으로는 그들에게 동의하지 않거나 그들을 좋아하지 않는 것과 상관없이, 내가 진정으로 그들의 말을 들을 때, 나는 그들의 진정한 욕구와 필요가 다음과 같다는 것을 알게 되었다:

_____

내가 진심으로 칭찬할 수 있는 그들의 긍정적인 성향은 다음과 같다:

_____

그들에 대한 부정적인 감정을 갖지 않기 위해 싸워야 하는 나의 가정이나 편견은 다음과 같다:

_____

그들이 나에게 마음을 열 수 있는 기초를 다지기 위해서 약간 부담이 되더라도 취할 수 있는 안전한 방법은 다음과 같다:

_____

_____

내가 매일 그들과 관계를 쌓을 수 있는 한 가지 방법은 다음과 같다:

_____

_____

도구 13.4 : 초석 쌓기 (예제)

이 장의 앞부분에서 강조했듯이 누군가를 "까다롭게" 만드는 특징 중 하나는 인식의 부족이다. 즉, 그들의 행동은 그 행동이 그들에게 문제를 일으키고 있다는 것을 깨닫기도 전에 그들이 상호 작용하는 다른 사람들에게 문제를 일으킨다. 이러한 이유로 그 사람이 특정 문제에 대해 다룰 준비가 되기 전에(그 사람에 대한 당신의 역할에 따라) 그 사람이 바뀔 수 있는 초석을 놓을 수 있도록 돕는 것이 필요할 수 있다. 이 도구는 내담자가 자신의 삶에서 특정 행동에 대해 우려를 표한 사람이 있는지, 그리고 그렇다면 그 이유를 확인할 것을 요구한다. 그리고 마지막으로 그들의 관점이 타당한지 보기 위해 다른 사람의 입장이 되어보도록 한다.

때때로 이러한 유형의 연습은 이전에 자신에게 상처를 줄 수 있는 삶의 특정 영역이나 행동에 대해 생각해본 적이 없는 사람들에게 동기를 부여할 수 있다.

시작하는 데 도움이 되도록 아래 예를 참조한 다음, 당신의 치료자와 함께 다음 빈 표를 채워보자. '이유' 칸에는 의학적, 재정적, 관계적, 영적, 감정적, 직업적, 법적 영역이 포함될 수 있음을 기억해라.

내게 우려를 표한 사람	그의 우려 사항	우려의 이유
상사	팀원들에게 비판적인 것	우리 팀에 해가 될 수 있다. 승진이 어려워질 수 있다
엄마	아이들에게 소리 지르는 것	아이들의 자존감에 나쁜 영향이 될 수 있다. 나와 아이들 사이의 신뢰가 무너질 수 있다.
남편	남편에게 항상 뭘 하라고 시키고, 내 방식대로 하지 않으면 화를 내는 것	결혼생활이 파탄 날 수 있다

위의 내용 중 내가 타당하다고 생각하는 우려 사항은 다음과 같다:

내 상사가 내가 팀원들에게 비판적이라고 말한 것

성공 가능성을 높이기 위해 포기하는 것이 내게 이득이 될 행동은 다음과 같다:

나는 팀원들이 하는 일을 더 많이 받아들이도록 노력하겠다. 비판적인 생각을 하고 있을 때 이를 인식하고 그런 말을 하지 않도록 노력하겠다. 그래도

다음날 더 말해야 할 것들이 생각난다면? 전체 팀에게 말하기 전에 동료 중 한 명과 상의를 할 것이다.

도구 13.4 : 받아들이기

내게 우려를 표한 사람	그의 우려 사항	우려의 이유

내가 타당하다고 생각하는 우려 사항은 다음과 같다:

_____

_____

_____

성공 가능성을 높이기 위해 포기하는 것이 내게 이득이 될 한 가지 행동은 다음과 같다:

_____

_____

_____

도구 13.5 : 인식 키우기

이 도구는 이전 도구에서 얻은 인식을 높이는 것을 목표로 한다. 대부분 사람들이 실제보다 자신이 인식을 잘한다고 믿는다. 인간으로서 우리는, 자신이 하고 있는 것에 실제로 주의를 기울이지 않고 행동하는 "자동 조종" 모드로 쉽게 빠져들 수 있다. 이것은 우리가 하는 일이 해로운 결과를 초래하는 경우 특히 치명적일 수 있다. 사람은 누구나 사각지대가 있다. 그러나 까다로운 사람들은 더 많은 사각지대를 가지고 있다.

인식을 키울 때는, 하품, 미소, 화장실 가는 횟수처럼 당신이 딱히 바꾸려는 게 아닌 단순한 행동을 관찰하는 것으로 시작하는 것이 도움이 될 수 있다. 일단 당신이 그런 일을 잘 인식할 수 있게 되면, 다음으로 바꾸고 싶은 행동에 주의를 기울여 볼 수 있다. 이 도구의 첫 번째 부분에서는 당신이 한 행동에 주의를 기울이고 일주일 동안 그 행동을 얼마나 자주 하는지 기록하도록 요청할 것이다. 두 번째 부분은 이러한 행동의 가능한 결과를 확대시켜보는 것이다.

Part 1

내가 한 행동:

_____

_____

요일	행동을 한 시간
일	
월	
화	
수	
목	
금	
토	

결론:

_____

_____

■

다른 사람이 우려를 표한 나의 행동	나에게 미치는 악영향	
행동1:	**신체적:**	
	감정적:	
	관계적:	
	영적:	
	경제적:	
	법적:	
행동 2:	**신체적:**	
	감정적:	
	관계적:	
	영적:	
	경제적:	
	법적:	

도구 13.6 : 유연성 키우기

누구에게나 각자의 성격 특성이 있다. 사실, 모든 사람은 이 장에서 다루는 다섯 가지 문제 영역 각각의 특성을 어느 정도 가지고 있다.

예를 들어, "독재자"는 DISC 프로필에 있는 "D"의 극단적인 버전이며 일반적으로 자기애적 특성을 가지고 있다. 하지만 스펙트럼 극단에 있지 않은 'D'는 어떠한가? 예를 들자면 자신을 높게 평가하는 스타일의 사람일 수 있다. 특정 분야에 대한 훈련이나 지식을 습득하고 전문성을 키웠다면, 자신을 해당 분야의 전문가로 보고 자신감을 갖는 것이 적절할 것이다. 그러나 나르시시즘은 사람들이 자신을 실제로는 그렇지 않은 분야의 전문가로 여기고 오만한 태도를 취하고 타인에 대해 낮은 공감을 보일 때 문제가 된다.

또 다른 예는 이 장의 앞부분에서 지적한 바와 같이 DISC에 있는 "I"의 극단적인 버전이며 연극성 성격장애의 특성 중 일부를 소유한 "드라마 퀸"이다. 이 성격장애는 지나치게 추파를 던지거나, 성적으로 행동하거나, 극적인 언사를 하는 것으로 특징 지을 수 있다. 어떤 사람이 싱글이며 누군가와 사귀려 할 때, 연설을 해야 할 때, 또는 연극배우라면 약간의 연극성 특성을 갖는 것이 도움이 될 수 있다. 특정 상황에서 "극적"으로 되는 것은 다른 사람들에게 영감을 주고 목표를 달성하는 능력을 향상시킬 수 있다. 그러나 직장에서 기혼인 사람과 성관계를 하거나, 교회에서 기도 중에 노래를 부르거나, 관심의 대상이 되고 싶어서 회의 중에 크고 충동적인 행동을 하는 경우 이는 문제 행동이 된다.

이 장에서 다루는 세 가지 유형으로 이 작업을 수행할 수 있다. 다시 말하지만, 우리 모두는 이러한 특성 중 일부를 가지고 있다. 그러나 우리 대부분은 주어진 상황에 적절한 것이 무엇인지에 따라 "이러한 특성을 켜고 끌" 수 있다. 우리는 장례식에 갈 때와 클럽에 있을 때 다르게 행동할 수 있어야 한다.

생각이 극단적일수록, 또 행동이 경직되어 있을수록 작업은 더 어려울 수 있다. 다음 도구는 당신이 가지고 있는 특성과, 그것이 당신에게 도움이 될 수 있는 영역 및 해가 될 수 있는 영역을 식별하기 위한 것이다. 많은 사람들이 자신의 이런 부분을 아예 없앨 필요는 없다는 말을 들으면 안도한다. 좀 더 유연해진다면, 문제를 일으키기보다는 자신에게 도움이 될 만한 상황에서 그 성격 특성을 더 전략적으로 작동시킬 수 있을 것이다. 다음 예를 읽어보고 자신의 것을 써보자.

특징	도움의 되는 부분	방해가 되는 부분
비판적 성향	내 정비소에 맡겨진 차에 무슨 문제가 있는지 분석할 수 있다	집에서 아내와 아이들에게 비판적이다
감정적임	관계를 맺는데 열정적이다. 잘될 때는 너무나 좋다.	사람들에게 쉽게 상처를 받고, 쉽게 화를 낸다.

나의 유연성 도구

특징	도움의 되는 부분	방해가 되는 부분

내 성향이 방해가 되지 않도록 이번 주에 내가 바꿀 한 가지는:

_____

_____

내 성향이 나에게 도움이 최대한 될 수 있도록 이번 주에 내가 바꿀 한 가지는:

_____

_____

■

도구 13.7 : 긍정적인 부분에 집중하기

이번 것은 이번 장 도구들 중 가장 단순해 보일 수 있다. 그러나 이것을 딱 필요한 순간에 사용한다면 SNS에 긍정적인 생각에 대한 예쁜 게시물을 올리는 것 보다 나을 수 있다. 이 도구는 연습할 땐 어렵게 느껴지겠지만, 긴장된 순간에서 살아남는 데 큰 도움이 될 수 있다.

내 인생에서 더 잘 다루어 보려고 노력하고 있는 (까다로운) 사람은:

_____

_____

내가 그를 좋아하는/존경하는 세 가지 긍정적인 성격 특성은 다음과 같다:

1. _____

2. _____

3. _____

내가 인정하는 그의 세 가지 업적/성취는 다음과 같다:

1. _____

2. _____

3. _____

내 관점에서 그 사람에 대한 가장 긍정적인 점은:

_____

_____

그 사람이 나를 가장 힘들게 하는 부분:

_____

_____

다음에 그 사람이 나를 힘들게 할 때, 나는 그 순간에 의식적으로 그 사람의 이러한 점에 집중할 것이다:

_____

_____

도구 13.8 : 경계 설정하기

경계란 한 항목이 끝나는 지점과 다른 항목이 시작되는 지점을 구분하는 선이다. 경계는 지리학적, 육체적, 정서적, 관계적, 성적, 영적일 수 있다. 까다로운 사람들을 다루는 측면에서 경계는, 서로 간의 한계를 설정하는 것을 의미한다. 관계 원 연습에서 경계는 사람들이 중심과 얼마나 가까이 있도록 허용하는지 결정한다.

까다로운 사람들은 종종 경계를 존중하지 않는다. 서로 다른 유형의 까다로운 사람들은 다른 이유로 경계를 넘을 수 있다. 예를 들어, 완벽주의자는 승인되지 않은 초과 근무를 여러 시간 동안 수행할 수 있다. 그는 완벽함이나 마음에 드는 자기 기준을 추구하느라 허락된 것보다 더 많은 시간을 일 할 수 있다. 이는 회사에서 직원에게 허용한 근무 시간에 대한 경계 위반이다. 몇 번을 말해도 노크도 하지 않고 사무실에 뛰어드는 독재자나 하루에 15번이나 전화를 걸어 도움을 청하는 시한폭탄과는 어떻게 보면 사뭇 다르다. 그들의 문제의 유형은 다르지만, 그것은 모두 경계와 관련된 문제이다.

극단적인 사고와 경직된 행동을 하는 사람들은 자신이 할 수 있는 것과 할 수 없는 것에 대해 말하는 것을 좋아하지 않는다. 그러나 이러한 사람들과 함께 지내려면 적절한 경계를 유지하는 것이 중요하다. 당신은 "*우리 자신이 사람들에게 우리를 대하는 방법을 가르친다*" 는 말을 들어본 적이 있을 것이다. 통화할 수 없다고 말한 시간에 전화가 오는 것을 받아 줄 때, 문을 부순 것에 대한 책임을 묻지 않을 때, 언어 폭력에 대한 반발을 하지 않을 때, 우리는 까다로운 사람에게 "내가 말했던 요구사항은 진심이 아니었어요. 당신이 내키는 대로 저를 대해도 돼요."라는 메시지를 보내는 것이나 마찬가지이다. 다음 도구를 사용하여 직장에서 까다로운 사람들을 다루기 위해 경계를 어떻게 효과적으로 사용할 수 있을 지 생각해보자.

내 인생에서 내가 더 확고한 경계를 설정하는 것을 고려해야 하는 사람은:

_____

_____

더 일찍 경계를 설정하지 못하게 했던 원인은:

_____

_____

내가 계속해서 보낸 메시지는: _____, 이었는데,

나는 이것이 _____(이렇게)_____ 되었다는 것을 깨닫지 못했다.

다음과 같은 이유로 한계를 정해야 할 때라는 것을 안다:

_____

_____

이전에는 하지 못했으나 이제 설정하고 싶은 경계선은:

_____

_____

경계가 위반되었을 시 취할 조치:

_____

_____

경계선 팁

건강한 경계선을 가진 사람

- 효과적으로 소통함
- 관계 속에서 자주 원하는 것을 얻어냄
- 무엇을 하고 하지 않을지 앎
- 타인에게 무엇을 허용하고 불허할지 앎
- 경계를 설정하고도 여전히 사랑할 수 있음
- 타인의 개인 공간을 침해하지 않음
- 타인을 대신해 책임지지 않음
- 책임감을 느끼지 않으면서 책임을 다할 수 있음
- 안정적임
- 건강한 인맥

건강하지 않은 경계선을 가진 사람

- 인간관계에 어려움을 느낌
- 관계 속에서 원하는 것을 쟁취하지 못함
- 잘못된 사람들을 쉽게 신뢰하고 개인정보를 많이 공유함
- 쉽게 신뢰하지 않으며 마음을 열 수 있는 상대가 없음
- 타인의 개인 공간을 침해함
- 잘 모르는 사람에게 지나치게 개인적인 질문을 함
- 타인의 행동이나 감정에 대한 책임을 느낌
- 죄책감을 동기로 삼음
- 소신없이 타인을 만족시키기 위한 행동을 함
- 타인의 부적절한 언행에 관대함
- 관계 속에서 안전하다고 느끼지 않음
- 건강하지 못한 인맥

도구 13.9 : 압박수단(레버리지)

이제 우리는 최후의 수단으로 이동하고 있다. 극단적인 생각과 행동은 때때로 극단적인 조치를 요구한다. 이 도구는 종종 독재자에서 가장 유용하지만 논의된 모든 유형에서 작동할 수 있다. 그러한 조치 중 하나는 인생에 많이 관여했던 중요한 사람(significant other)을 참여시키는 것이다. 이 사람은 까다로운 사람의 성공에 어느 정도 기여한 사람이면서 동시에 문제 행동에 영향을 미쳤던 독특한 위치에 있다. 그 사람은 이혼을 고려하고 있는 배우자일 수도 있고, 해고를 고려 중인 상사일 수도 있고, 재정적으로나 기타 형태의 영향을 미치는 부모일 수도 있다. 이 접근 방식은 까다로운 사람에게 솔직해지는 것을 포함한다. 바꿔야 할 문제 행동과 증가시켜야 할 바람직한 행동을 식별하고, 문제 행동이 발생하면 이에 대해 부드럽게 직면시키고 책임감을 갖도록 중요한 사람(significant other)을 참여시킨다. 이 작업을 시작하려면 다음 도구를 사용해보자.

내가 대하고 있는 까다로운 사람:

_____

그들에게서 내가 줄이기 위해 노력하고 있는 문제 행동은:

_____

그들에게 최선의 이익이 되는 바람직한 행동은:

_____

그들에게 레버리지(더 큰 이익을 얻기 위한 압박)를 가하도록 도움을 요청할 수 있는, 그들에게 영향력 있는 1인은:

_____

까다로운 사람에게 따뜻하게 직면시키면서 바꾸도록 권고했으면 하는 행동은:

_____

영향력 있는 사람이 까다로운 사람에게 부과할 수 있는 의미 있는 결과는:

_____

까다로운 사람이 이 방식에 동의하더라도 처음에는 '직면의 순간'에 잘 반응하지 않을 것이다. 이러한 반응에 대응하여 참여한 중요한 사람(significant other)이 사용할 전략은:

_____

_____

압박수단(레버리지) 전략이 효과가 있는 경우는:

_____

_____

도구 13.10 : 도움 요청하기

마지막으로, 다른 모든 방법이 실패하면 도움을 요청해라. 그리고 그렇게 하는 것을 나쁘게 생각하지 말자. 까다로운 사람들을 상대하려면 종종 팀이 필요하다. 상황에 따라 팀원, 경영진 또는 개인적인 친구나 가족을 참여시켜보자. 이때 동기와 의도를 분명히 해야 한다. 문제를 해결하기 위해 이전에 시도한 사항을 알리기 위해 노력해라. 마지막으로, 상황에 따라선 다른 사람들을 데려오는 것이 더 적절하고 효과적일 것이다. 도움을 요청하는 과정을 진행하는 데 도움이 되도록 다음 도구를 사용해보자.

내 인생에서 다른 사람에게 도움을 요청하는 것을 고려하고 있는 사람은:

_____

_____

이 사람과의 상호 작용은 어떤 상황에서 이루어지는가?

_____

_____

이 사람과 관련된 문제를 해결하기 위한 나의 이전 시도는:

_____

_____

내가 다른 사람과 상의하고 있다는 사실을 그 사람에게 미리 알리는 것이 좋을까 아닐까? 그 이유는?

_____

_____

더 빨리 도움을 요청하지 않은 이유는:

_____

_____

나는 다음과 같은 이유로 이제 도움을 요청할 때임을 안다:

_____

_____

내가 이 상황에서 상의하기 위해 데려오는 것이 가장 좋을 것 같은 사람들은 다음과 같다:

_____

_____

독재자

- 진정한 관계를 만들기 위해 노력하십시오.
- 그들의 리더십이나 성취에 대해 자주, 그리고 진심으로 칭찬하십시오.
- 언제 그 사람과 부딪혀야 할지 선택하십시오.
- 필요할 때는 직설적으로 말하십시오.
- 손해보지 않을 땐 복종하십시오
- 공통의 목표를 찾으십시오. 그들이 가치 있어 하는 목표를 달성하기 위해 함께 할 것임을 분명히 하십시오.
- 필요하고 가능한 경우 압박수단(레버리지)를 적용하십시오.
- 필요한 경우 지원을 요청하거나 도움을 요청하십시오.

드라마 퀸

- 진정한 관계를 만들기 위해 노력하십시오.
- 자주, 진심으로, 공개적으로 칭찬하십시오.
- 그들이 나에게 영감을 준 부분을 전달하십시오.
- 그들을 즐겁게 할 수 있는 방법을 찾으십시오.
- 그들이 루틴을 유지할 수 있도록 책임질 거리를 주십시오.
- 합리적인 경우에 한해 즉흥적인 제안에 열린 마음으로 임하며 유연성을 보여주십시오.
- 그들의 "드라마"가 어떻게 그들이 원하는 것과 반대되는 의견을 만들어 내는지 부드럽게 지적하십시오.
- 그들이 잘되기를 바라는 마음을 전하십시오.
- 감정을 강점으로 활용할 수 있는 적절한 지점을 찾으십시오.
- 필요한 경우 지원을 요청하거나 도움을 요청하십시오.

예스맨

- 진정한 관계를 만들기 위해 노력하십시오.
- 그들의 감정을 확인하십시오.
- 친절하고 보살피는 어투를 사용하십시오.
- 그들이 다른 사람을 잘 공감하는 데 대해 의미부여를 해주십시오.
- 그들이 팀에서 일할 수 있는 기회를 찾아주십시오.
- 그들이 일을 완수하지 못하는 것이 당신과의 관계에 부정적인 영향을 미친다는 것을 전달하여 문제 행동에 직면하도록 하십시오.
- 잘 수행한 작업에 대해 여러 번 긍정적인 제스처를 해주십시오.
- 필요한 경우 지원을 요청하거나 도움을 요청하십시오.

시한폭탄

- 진정한 관계를 만들기 위해 노력하십시오.
- 그들의 감정을 확인하십시오.
- 안정적인 롤 모델을 두십시오.
- 그들의 "핫 버튼(뚜껑이 열리는 버튼)"을 알아두십시오.
- 가능하면 버튼을 누르지 말되, 부정적인 결과 없이 그렇게 하십시오.
- 자주 그리고 진심으로 칭찬하십시오.
- 그들이 화가 났을 때, 그 이유에 대한 설명을 진심으로 요청하십시오.
- 당신이 의도하지 않은 방식으로 그들이 이해했을 경우, 당신의 의도를 명확하게 전달하십시오.
- 관계나 업무 환경을 해치는 행동의 경우는 용납하지 않는 선에서 그들의 강한 감정을 인정해주십시오.
- 그들이 '(뚜껑이 열린)그 순간' 당신을 믿지 않는 걸 허락하십시오. 좌절하거나 논쟁하지 마십시오. 당신의 의도를 전달하고 인간적인 지지를 보낸 후에는 그들이 당신에게 만족하지 않더라도 물러나는 것이 좋습니다. 아마 그들은 내일은 다른 것을 느낄 것입니다.
- 필요한 경우 지원을 요청하거나 도움을 요청하십시오.

완벽주의자

- 진정한 관계를 만들기 위해 노력하십시오.
- 양질의 작업에 대한 감사를 말로 표현하십시오.
- 대부분의 사람들은 그들만큼 세부 사항을 신경 쓰지 않는다는 것을 확인해주십시오.
- 당신과의 관계나 조직에서 그의 스타일이 갖는 가치를 말해주십시오.
- 당신의 관계나 조직을 개선하기 위해 완벽주의적인 자질을 활용할 기회를 찾으십시오.
- 필요할 때 "나무를 위한 숲" 토론을 하십시오. 세부사항에 집중을 둘 필요가 있을지와 특정상황에서의 결과를 지적하십시오. 회사, 사랑하는 사람 또는 그들 자신에 대한 부정적인 영향을 지적하십시오. 그들이 무엇을 "해야만 하다"고 생각하든, 그 융통성 없는 행동을 계속한다면 일어날 결과를 분명히 알려주십시오.
- 필요한 경우 지원을 요청하거나 도움을 요청하십시오.

CHAPTER 14

믿음에 기초한 의사소통

전종욱

사람 간의 차이를 만드는 데 있어 믿음의 역할을 이해하는 것은 우리가 가질 수 있는 가장 강력한 지식일 것이다. 마지막 단계는 해당 정보를 활용하여 관련된 믿음 체계를 기반으로 사람들과 보다 효과적으로 의사 소통하는 데 도움이 되는 방식으로 정보를 사용하는 것이다. 다음 도구를 사용하여 바로 시작해보자.

나에게 의사소통이란?

_____

_____

나에게, 효과적인 의사소통을 방해하는 가장 큰 장애물은?

_____

_____

내 인생에서, 의사소통 장애로 인해 안 좋게 진행된 상황이나 관계는?

_____

_____

의사소통하기에 가장 힘들었던 상대는?

_____

_____

그들과 의사소통하기 힘들었던 이유는?

_____

_____

의사소통에 대해 자세히 분석하기

초기 의사소통 설문지를 작성하면서 깨달은 것이 있는가? 그것은 당신이 이 마지막 주제에 대한 생각을 시작하도록 하기 위한 것이었다.

의사소통 기술을 다루는 방법은 수천 가지가 있는 것 같다. 이 마지막 장은 믿음에 대한 인지 행동적 이해에 기반을 둔 모델을 제시한다.

첫째, 의사소통이란 보낸 메시지와 받은 메시지를 합친 것과 같다는 옛 격언을 들어보았을 것이다. 이 격언을 공식으로 보여주면 도움이 될 수 있다:

의사소통 = 보낸 메시지 + 받은 메시지

New York Times의 베스트 셀러 작가인 John C. Maxwell은 자신의 저서인 <*누구나 대화하지만 소통은 극소수(Everyone Communicates, Few connect)*>에서, 평균적으로 한 사람이 하루에 16,000단어를 말한다고 했다! 그 단어들을 옮겨 적으면 매일 300페이지 분량의 책을 채울 것이다!

그러나 얼마나 자주 우리는 소 귀에 경읽기라고 느끼는가? 얼마나 자주 우리의 말이 실제로 의도한 목표를 달성하는가?

반대로, 우리는 얼마나 자주 다른 사람들이 우리에게 진정으로 전달하고자 하는 바를 알아듣는가?

이 비밀을 통해 얼마나 많은 상처받은 감정, 손상된 관계, 비참한 작업 환경을 바꿀 수 있을지 생각해보라. 이 장은 우리에게 그 길의 올바른 방향을 제시하는 것을 목표로 한다.

먼저, 우리는 도움이 되지 않는 방식으로 메시지를 전달하거나 받았을 때, 의사소통이 단절될 수 있음을 명심해야 한다. 우리의 믿음이 메시지를 보낼 때뿐 아니라 받을 때도 영향을 미친다는 것을 모르는 경우가 많다. 또한, 하루의 수많은 의사 소통 속에서 우리는 메시지를 받는 사람이기도 하고 주는 사람이기도 하다는 점을 기억해야 한다. 이 점이 어떻게 작용하는지 살펴보자.

외래 환자 서비스 책임자로서 나는 직원들의 휴가 요청을 승인하는 책임을 맡았었다. 모두 같은 요청을 하고 있지만 접근방식이 다른 직원 4명의 차이를 살펴보자.

직원 1:
"선생님, 큰 문제가 되지 않는다면, 다음 달에 며칠 쉴 수 있는 날이 있을까요? 다들 정말 열심히 하고 있다는 걸 알아요. 그래서 물어보기 싫지만… 저는 정말로 지쳐가고 있어요."

직원 2
"저는 이 팀을 3개월 동안 이끌었습니다. 내일부터 5일 동안 휴가를 보내달라는 휴가원을 올렸습니다."

직원 3:
"이번 주에 저는 다른 사람의 세 배는 더 일한 것 같아요. 연약한 제가 나가 떨어져버리기 전에 선생님이 가장 좋아하는 직원인 저에게 약간의 휴식을 주는 것에 대해 어떻게 생각하세요?"

직원 4:

"선생님, 평가 기간 중이니 의무 기록이 제대로 되어있는지 최종적으로 살펴보고 싶습니다. 경과 기록, 치료 계획 및 보험청구자료를 다시 확인하는 데 며칠이 걸릴 수 있습니다. 그런데 그걸 다 하고 나면 다음 일을 시작하기 전에 며칠 쉴 수 있을까요?"

어떤 것을 알게 되었는가? 모두 같은 질문을 했지만 완전히 다른 단어를 사용했다. 당신이 인간 행동의 DISC 모델(13장 서론 참조)에 익숙한 코치라면 첫 번째 직원이 "S"(지지형)이고 두 번째 직원이 "D"(주도형)인 것을 알았을 것이다. 세번째 직원은 "I"(사교형/감정형)이고 마지막 직원은 "C"(신중형) 이라는 것을 알아차렸을 것이다. 당신이 임상 경험은 있지만 DISC에 익숙하지 않다면, 분류하는 것은 큰 의미가 없을 수 있다. 그러나 첫 번째 직원은 자기희생적 믿음을 갖고 있고, 두 번째 직원은 권리를 주장하는 성향을 가지고 있으며, 세 번째 직원(자신이 "주목할 만한 사람"이라고 믿는)은 말투와 행동에서 약간 극적인 스타일을 보이며, 네 번째('완벽함'을 중요시하는)는 강박적인 성격 특성을 가지고 있는 것을 관찰할 수 있었을 것이다.

그럼 믿음이 앞에 나오는 공식의 "보낸 메시지" 부분에 어떻게 영향을 미치는지 알아보기 위해 다음 장의 '보낸 메시지' 도구를 사용해보자.

도구 14.2 : "보낸 메시지"

사람	DISC profile	믿음	언어
직원1:	S	자기희생	*"선생님, 만약 큰 문제가 되지 않는다면, 다음 달에 며칠 쉴 수 있는 날이 있을까요? 다들 정말 열심히 하고 있다는 걸 알아요. 그래서 물어보기 싫지만… 저는 정말로 지쳐가고 있어요."*
직원2:	D	권리주장	*"저는 이 팀을 3개월 동안 이끌었습니다. 내일부터 5일 동안 휴가를 보내달라는 휴가원을 올렸습니다"*
직원3:	I	"나는 주목 받을 만해"	*"이번 주에 저는 누구보다도 세 배는 더 일한 것 같아요. 연약한 제가 나가 떨어져 버리기 전에 선생님이 가장 좋아하는 직원인 저에게 약간의 시간을 주는 것에 대해 어떻게 생각하시나요?"*
직원4:	C	"완벽함이 필요해"	*"선생님, 평가 기간 중이니 의무 기록이 제대로 되어있는지 최종적으로 살펴보고 싶습니다. 경과 기록, 치료 계획 및 보험청구자료를 다시 확인하는 데 며칠이 걸릴 수 있습니다. 그런데 그걸 다 하고 나면 다음 일을 시작하기 전에 몇 일 쉴 수 있을까요?"*

어떤 요청을 위한 말을 할 때, 어떻게 믿음이 그 말에 영향을 미치는 필터로 작용했는지 보이는가? 이를 염두해가면서 보다 전략적인 의사소통을 위해서 다음 영역들을 고려하는 것이 도움이 될 것이다.

당신 자신을 알아라.

이 네 명의 직원 중 누구도 *인위적인 방식*으로 요청을 한 게 아니다. 그들은 그들 본연의 의사 소통 방식대로 말했을 뿐이다. 다른 사람들과 공감하며 말하려면, 우리 자신의 믿음과, 그 믿음이 우리의 의사소통 방식에 어떻게 자연스럽게 스며들었는지를 이해해야 한다. 다음 장에 나올 도구는 우리의 의사소통 방식을 바꾸는 것을 도와준다. 그러나 우리가 어떻게 우리 본연의 방식에 도달했는지를 알지 못한다면, 우리는 우리가 무엇으로부터 바뀌는지를 이해하지 못한다. 우리 자신을 아는 것이 첫 번째 단계이다.

이 도구를 사용하여 *당신이* 최근에 한 의사소통을 돌아보고, 당신이 사용한 언어에서 당신의 믿음이 수행한 역할에 주목해보라. 위에 사용된 네 가지 이외의 다른 믿음이 당신의 말에 영향을 미쳤다고 생각한다면, 더 많은 믿음 목록을 참고하기 위해 이 책의 1장을 찾아보라.

상황	
믿음	
내가 말한 것	
나의 말이 결과에 어떻게 영향을 미쳤을 지에 대해서	

도구 14.4 : "받은 메시지"

당신 자신을 알아라.

나는 위의 휴가 요청의 예시 상황에서 메시지를 받는 쪽에 있었다. 그러나 다른 감독자는 분명히 다른 믿음을 가지고 있을 것이다. 우리 본연의 메시지를 보내는 방법을 이해하고 나면, 우리가 선택한 단어들이 거치는 "필터"를 고려하는 것이 중요하다; 그것이 "수신자"가 메시지를 받는 경향성을 결정하기 때문이다. 간단하게 하기 위해서, 이번 연습에서는 "보낸 메시지" 도구 중에서 직원 1번의 요청이 4명의 다른 부서장에게 어떻게 받아들여졌는지 생각해보자.

"S" 스타일의 사람으로부터의 요청	상사의 스타일/믿음	상사에 의해 이해된 메시지
"선생님, 만약 큰 문제가 되지 않는다면, 다음 달에 며칠 쉴 수 있을 만한 날이 있을까요? 다들 정말 열심히 하고 있다는 걸 알아요. 그래서 물어보기 싫지만, 하지만 저는 정말로 지쳐가고 있어요."	D(주도형) / 권리를 주장하는	"왜 그녀는 요점부터 말하지 않지? 그 때 그녀가 없어도 되고 그녀가 그럴 자격이 된다면 나는 그녀에게 휴가를 줄 텐데. 내 인생의 30초가 허비되었고 그 시간은 돌아오지 않는다고!"
	I(사교형/감정형) / "나는 주목받을 만해"	"물론이지 그녀는 지금 당장 쉴 수 있어. 우리는 그녀 없이도 할 수 있어!"
	S(지지형) / 자기희생	"오 이런, 그녀는 정말 지쳐버린 것 같아. 그녀가 괜찮기를 바라... 지금 당장 쉬는 것이 낫겠어. 그녀가 없는 동안 내가 그 빈틈을 메우면 돼."
	C(신중형) / "완벽함이 필요해"	"일정을 체크해서 다른 사람의 휴가와 중복되지는 않는지, 일정 중에 가능한 휴가 기간이 있는지 알아봐야겠어. 모든 것을 고려한 다음에 그녀의 요청을 결정할 거야."

믿음이 우리가 보낸 메시지를 '이해하는' 데 어떤 영향을 미치는지에 대한 예시를 보았으므로, 다음 도구를 사용하여 이러한 이유로 당신이 말한 내용이 목표를 달성하지 못 하는 예시를 찾아보라.

도구 14.5 : 그들이 "받은 메시지"

보낸 메시지 (내가 말한 것)	상대방의 믿음	받은 메시지 (상대방이 내가 말한 것을 어떻게 이해했는지)

듣는 사람의 필터가 내가 원래 말하려고 했던 바를 어떤 식으로 바꾸었는지 써보자.

_____

_____

도구 14.6 : 다른 누군가의 "보낸 메시지"

이제 메시지를 보내는 사람으로서의 자신의 역할을 알아 보았으므로(당신의 말과 받은 상대방의 "필터"를 인식하는 것), 이제 메시지를 받는 사람의 입장이 되어볼 때이다. 수정된 버전의 보낸 메시지 도구(도구 14.3 참조)를 사용하여 다른 사람의 믿음과 그에 상응하는 언어가 그들이 당신에게 말하는 방식에 영향을 주었다고 생각하는 상황을 분석해보자.

상황	
상대방의 믿음	
상대방이 말한 것	
상대방의 말이 결과에 어떻게 영향을 미쳤을지에 대해서	

이제 수정된 버전의 받은 메시지 도구(도구 14.5 참조)를 사용하여, 다른 사람의 말을 해석하는 데 사용된 당신의 필터와, 다른 사람의 말을 "듣는" 능력을 생각해보자.

보낸 메시지 (상대방이 말한 것)	나의 믿음	받은 메시지 (내가 상대방이 말한 것을 어떻게 이해했는지)

다른 사람이 원래 말하려고 했던 바를, 나의 필터가 어떤 방식으로 바꾸었는지 써보자.

_____

_____

그러한 왜곡된 해석이 나의 감정과 반응에 어떻게 영향을 미쳤는지 써보자.

_____

_____

도구 14.8 : 당신의 "메시지 받기"에 도전해보자.

상황을 묘사해보라. 사실만을 적어야 한다:

_____

_____

그 사람의 말을 말 그대로 적어보자.

_____

_____

나는 그 말을 어떻게 들었는가?

_____

_____

내가 들은 것들을 사실에 더 가깝게 재정리하려면 어떻게 해야 하는가?

_____

_____

그 사람이 실제로 말한 내용이 여전히 상처를 주는 것 같다면, 다른 가능한 설명이 있는가?

_____

_____

그들이 실제로 _____, 라고 말했지만, 또 다른 의미가 있을 수 있을까?

_____

_____

내가 메시지를 이해한 대로, 실제로 그들이 나쁘거나/비열하거나/상처를 주기 위한 의도로 말했다 해도, 이를 떨쳐내기 위해 내가 생각할 수 있는 가장 도움이 되는 방법은 무엇인가?

_____

_____

팩트 체크(사실 확인)는 미국의 선거 기간 동안 매우 흔해졌다. 그들의 임무는 선거운동 과정에서 후보자가 선거 연설 중 주장하는 사실을 확인하는 것이다. 이것은 이론적으로는 좋은 생각이다. 문제는 이러한 소위 "팩트 체커" 중 상당수가 의도를 가지고 있다는 것이다; 즉 그들은 자신의 인식에 의해 편향되어 있다.

유사하게, 우리의 "메시지 받기"를 테스트할 때 편견을 제거하고 사실을 얻는 것이 매우 어려울 수 있다. 다른 사람들에게 그들이 보낸 메시지가 실제로 의미하는 바를 묻는 것은 도움이 되는 방법 중 하나가 될 수 있다. 그렇게 해보면, 어떤 사람들은 실제로는 사실이 아닌데도 다른 사람이 진실을 말할 것이라고 믿는다. 그리고 반대의 사람들은 누군가가 진실을 말할 리가 없다고 생각하지만, 실제로는 사실인 경우가 있다.

항상 성공적으로 작동하는 도구는 없다. 그러나 우리의 인식에서 진실이 외면 받을 때 사실을 확인(팩트 체크)하는 것이 도움이 될 수 있다.

도구 14.9 : 의사소통 사실 확인(팩트체크)

다음과 같은 경우 내 인식에 대해 사실 확인을 해보는 것이 좋다:

_____

_____

내가 그 말을 한 사람을 의식했기에, 다음과 같은 방식으로 내 사고 과정이 바뀌었을 수 있다:

_____

_____

내 감정이 아직 좋지 않은가? 다음 날에도 여전히 나를 괴롭히는가? 그렇다면 얼마나 심하게 괴롭히는가?

_____

_____

그 말을 했던 사람과 나와의 관계는 어떠한가? 이 사람은 내가 계속해서 관계를 유지해야 하는 사람인가
(예: 그들과 함께 일하고, 위원회에서 함께 일하고, 함께 교회에 다니고, 자녀들이 함께 활동을 하는가?)?

_____

_____

사실 확인을 하기로 선택하면 잠재적으로 무엇을 잃게 되는가?

_____

_____

나는 _____ 때문에 _____ 을 사실 확인(팩트체크) 하기로/또는 하지 않기로 결정했다.

사실 확인 카드

"난 이것이 당신이 의도한 바인지 확신하지 못하겠지만, 우리가 _____에 대해서 의논했던 날, 당신이 나에게 _____라고 말하는 것처럼 느껴졌어.

그 말이 정말 이런 의미로 말한 것이 맞아?"

당신의 믿음이 메시지를 보내고 받는 데 어떤 영향을 미치는지 살펴보았으므로, 이제 당신이 상대하는 사람의 믿음이 그들이 메시지를 보내고 받는데 어떤 영향을 미치는지에 대해서도 범위를 넓혀야 할 때이다(추측해야 한다 하더라도).

내 인생에서 내가 상대하려고 하는 사람은 다음과 같다:

_____

내 생각에 그들의 성격 유형은 다음과 같다:

_____

_____

내 추측은 다음과 같은 그들의 행동을 기반으로 한다:

_____

_____

그들의 스타일을 알고 있기 때문에 나는 그들에 대해 다음과 같은 정보를 알고 있다:

_____

_____

나는 다음과 같은 믿음/사고 과정이 그들의 행동을 주도한다고 생각한다:

_____

_____

이러한 지식을 바탕으로, 그들이 다음과 같은 것에 의해 동기를 부여된다는 점을 이해한다:

_____

_____

이것을 알고 있기 때문에 그들과 소통하려면 다음과 같은 방식으로 의사 소통을 조정해야 한다:

_____

_____

전략적 의사소통

자신을 이해하고 다른 사람을 이해하는 순간, 상호 작용의 역학이 작동한다. (1) 다른 사람이 정보를 받는(필터링 하는) 방식을 알 때, (2) 내가 정보를 보내는 경향성이 어떤지 알 때, 당신은 (3) 그 특정 사람과 전략적으로 의사 소통하기 위해 접근 방식을 조정할 수 있을지 여부와 그 방법을 알 수 있다. 나는 사람들이 "이 세상 누구도 자기가 하는 방식을 바꾸려 하지 않을 거예요! 왜 내가 접근 방식을 바꿔야 하죠?"라고 말하는 것을 듣곤 한다. 나는 항상 이렇게 대답한다; "왜냐하면 당신이 결과를 좌우하는 사람을 대하고 있기 때문이죠!"

좋은 소식은 위에 나열된 정보로 무장하여 이제 이 작업을 수행하는 방법을 알 수 있다는 것이다! 당신 본연의 "보내기"와 그들 본연의 "받기"에 기초하여, 의도한 바대로 메시지가 전달될 수 있도록 전략적으로 "보내기"를 수정해보라.

도구 14.11 : 접근 방식 바꾸기

이 도구를 사용하여 까다로운 사람과 보다 효과적으로 의사 소통하기 위해 접근 방식을 전략적으로 변경할 수 있는 방법을 알아보자.

내가 소통하고 싶은 사람은 다음과 같다:

_____

_____

다음과 같은 과거의 이유들 때문에 나 또는 다른 사람들이 그 사람을 대하기 어려웠다:

_____

_____

나는 그 사람의 성격 스타일을 다음과 같이 설명할 것이다:

_____

_____

믿음에 따라서, 그 사람은 다음과 같은 방식으로 정보를 받는 경향이 있다:

_____

_____

이 상황에서 내가 진정 원하는 것은 무엇인가?

_____

_____

그 사람의 성격 스타일을 고려할 때 그들에게 무언가를 부탁하는 가장 좋은 방법은 무엇인가?

_____

_____

이를 위해서는 내 본연의 의사소통 스타일을 다음과 같은 방식으로 변경해야 한다:

_____

_____

도구 14.12 : 의사 소통 요약

학습 내용을 요약하고 몇 가지 특정 커뮤니케이션 관련 포인트를 학습하라.

내 인생에서 내가 가장 의사 소통하는 데 어려움을 겪는 사람들은 다음과 같다:

_____

_____

나의 메시지 "보내기"에 가장 자주 영향을 미치는 핵심 믿음은 다음과 같다:

_____

_____

나는 다음과 같은 방식으로 의사소통 시의 내 언어를 변경하기 위해 노력할 것이다:

_____

_____

비언어적 표현이 의사소통의 90%이기 때문에 다음과 같은 방법으로 내 비언어적 표현을 염두에 둘 것이다:

_____

_____

상대방의 메시지 "받기"에 가장 자주 영향을 미치는 핵심 믿음은 다음과 같다:

_____

_____

그 믿음에 대해 내가 알고 있는 바에 따르면, 나는 어떤 종류의 오해를 경계해야 하는가?

_____

_____

누군가가 내 버튼을 누르고 화나도록 한다면, 다음 방법을 사용하여 빠르게 진정할 수 있다:

_____

_____

내가 이 방법을 연습할 첫 번째 사람은 다음과 같다:

_____

_____

Abelson, J. L., Liberzon, I., Young, E. A., & Khan, S. (2005). Cognitive modulation of endocrine stress response to a pharmacological challenge in normal and panic disorder subjects. *Archive of General Psychiatry*, 62(6), 668–675.

Ameli, R. (2014). *25 lessons in mindfulness: Now time for healthy living* (1st ed.). Washington, DC: American Psychological Association.

Antony, M. (2009). *When perfect isn't good enough: Strategies for coping with perfectionism.* New Harbinger Publications.

Antony, M., & Norton, P. J. (2008). *The anti-anxiety workbook: Proven strategies to overcome worry, phobias, panic, and obsessions.* Guilford Press.

Beattie, M. (1986). *Codependent no more: How to stop controlling others and start caring for yourself.* Hazelden Foundation.

Beck, A. T. (1967). *The diagnosis and management of depression.* Philadelphia, PA: University of Pennsylvania Press.

Beck, A. T. (2000). *Prisoners of hate: The cognitive basics of anger, hostility, and violence.* HarperCollins.

Beck, A. T. (2015). *Cognitive therapy of personality disorders* (3rd ed.). Guilford Press.

Beck, A. T., & Clark, D. (2011). *The anxiety and worry workbook: The cognitive behavioral solution.* Guilford Press.

Beck, A. T., Rector, N. A., Stolar, N., & Grant, P. (2011). *Schizophrenia: Cognitive theory, research,* and therapy. Guilford Press.

Beck, A. T., Rush, A. J., Shaw, B. F., & Emery, G. (1987). *Cognitive therapy of depression* (1st ed.). Guilford Press.

Beck, J. S. (2005). *Cognitive therapy for challenging problems* (1st ed.). Guilford Press.

Beck, J. S. (2011). *Cognitive therapy: Basics and beyond* (2nd ed.). Guilford Press.

Burns, D. D. (1999). *The feeling good handbook.* Plume.

Cloud, H., & Townsend, J. (1992). *Boundaries: When to say yes, how to say no to take control of your life.* Zondervan.

Connors, G. J., DiClemente, C. C., Velasquez, M. M., & Donovan, D. M. (2004). *Substance abuse treatment and the stages of change: Selecting and planning interventions* (2nd ed.). Guilford Press.

DeRubeis, R. J., Siegle, G. J., & Hollon, S. D. (2008). Cognitive therapy versus medication for depression: Treatment outcomes and neural mechanisms. *Nature Reviews Neuroscience*, 9(10), 788–796.

De Shazer, S. (1985). *Keys to Solution in Brief Therapy.* Norton.

Edwards, D. J. A. (2014). Schemas in clinical practice: What they are and how we can change them. *Independent Practitioner*, 34(1), 10–13.

Edwards, D. J. A. (2015). Self-pity/victim mode: A surrender schema mode. *Schema Therapy Bulletin*, 1(1), 3–6.

Ellis, A., & Harper, R. A. (1975). *A new guide to rational living.* Wilshire Book Co.

Ellis, T. (Ed.). (2006). *Cognition and suicide: Theory, research, and therapy.* American Psychological Association.

Gilbert, P., & Leahy, R. L. (2017). *The therapeutic relationship in cognitive behavioral psychotherapies* (1st ed.). Routledge.

Greitens, E. (2016). *Resilience: Hard-won wisdom for living a better life.* Mariner Books.

Hackman, A., Bennett-Levy, J., & Holmes, E. A. (2011). *Oxford guide to imagery in cognitive therapy.* Oxford University Press.

Hayes, S., & Smith, S. (2005). *Get out of your mind and into your life: The new acceptance and commitment therapy.* New Harbinger Publications.

Kahl, K. G., Winter, L., & Schweiger, U. (2012). The third wave of cognitive behavioural therapies: What is new and what is effective? *Current Opinion in Psychiatry, 25*(6), 522–528.

Kuyken, W., Padesky, C. A., & Dudley, R. (2009). *Collaborative case conceptualization: Working effectively with clients in cognitive-behavioral therapy.* Guilford Press.

Leahy, R. (2003a). *Cognitive therapy techniques: A practitioner's guide* (1st ed.). Guilford Press.

Leahy, R. (2003b). *Overcoming resistance in cognitive therapy* (1st ed.). Harmony Books.

Leahy, R. (2006). *The worry cure: Seven steps to stop worry from stopping you.* Harmony Books.

Leahy, R. (2019). *Emotional schema therapy.* Routledge.

Leahy, R., & Gilbert, P. (2018). *The jealousy cure: Learn to trust, overcome possessiveness, and save your relationship.* Guilford Press.

Lester, G. (1995). *Power with People: How to handle just about anyone and accomplish just about anything.* Ashcroft Press.

Linehan, M. (1993). *Cognitive behavioral treatment of borderline personality disorder.* Guilford Press.

Linehan, M., Goodstein, J. L., Nielsen, S. L., & Chiles, J. A. (1983). Reasons for staying alive when you are thinking of killing yourself: The reasons for living inventory. *Journal of Consulting and Clinical Psychology, 51,* 276–286.

Ludgate, J. (2009). *Cognitive behavioral therapy and relapse prevention for depression and anxiety.* Professional Resource Press.

Makinson, R. A., & Young, J. S. (2012). Cognitive behavioral therapy and the treatment of posttraumatic stress disorder: Where counseling and neuroscience meet. *Journal of Counseling & Development, 90*(2), 131–140.

Maxwell, J. C. (2007). *Failing forward: Turning mistakes into stepping stones for success.* Thomas Nelson Publishers.

Miller, W. R., & Rollnick, S. (1992). *Motivational interviewing: Preparing people to change addictive behavior.* Guilford Press.

Miller, W. R., & Rollnick, S. (2012). *Motivational interviewing: Helping people change* (3rd ed.). Guilford Press.

Moody, T. D., Morfini, F., Cheng, G., Sheen, C., Tadayonnejad, R., Reggente, N., O'Neill, J., & Feusner, J. D. (2017). Mechanisms of cognitive-behavioral therapy for obsessive-compulsive disorder involve robust and extensive increases in brain network connectivity. *Translational Psychiatry 7,* Article e1230.

Navoco, R. (2007). Anger dysregulation. In T. A. Cavell & K. T. Malcolm (Eds.), *Anger, aggression, and interventions for interpersonal violence* (pp. 3–54). Routledge.

Neenan, M., & Dryden, W. (2013). *Life coaching: A cognitive behavioural approach.* Routledge.

Neehan, M., & Palmer, S. (2012). *Cognitive behavioural coaching in practice: An evidence-based approach.* Routledge.

Padesky, C. A., & Mooney, K. A. (2012). Strengths-based cognitive-behavioural therapy: A four-step model to build resilience. *Clinical Psychology & Psychotherapy*, 19(4), 283–290.

Perlis, M. L., Jungquist, C., Smith, M. T., & Posner, D. (2008). *Cognitive-behavioral treatment of insomnia: A session-by-session guide*. Springer.

Porto, P. R., Oliveira, L., Mari, J., Volchan, E., Figueira, I., & Ventura, P. (2009). Does cognitive behavioral therapy change the brain? A systematic review of neuroimaging in anxiety disorders. *The Journal of Neuropsychiatry and Clinical Neurosciences*, 21(2), 114–125.

Prochaska, J. O., Norcross, J. C., & DiClemente, C. C. (2010). *Changing for good: A revolutionary six-stage program for overcoming bad habits and moving your life positively forward*. HarperCollins.

Ramy, H. (2020). The biology of cognitive behavior therapy. *European Psychiatry*, 41(S1), s637.

Reis de Oliveiria, I. (2015). *Trial-based cognitive therapy: A manual for clinicians*. Routledge.

Riggenbach, J. (2013). *The CBT toolbox: A workbook for clients and clinicians* (1st ed.). PESI Publishing.

Rohn, R. (2005). *Positive personality profiles: D-I-S-C-over personality insights to understand yourself and others!* Personality Insights.

Scrimali, T. (2012). *Neuroscience-based cognitive therapy: New methods for assessment, treatment, and self-regulation* (1st ed.). Wiley-Blackwell.

Segal, Z. V., Williams, J. M. G., & Teasdale, J. D. (2018). *Mindfulness-based cognitive therapy for depression* (2nd ed.). Guilford Press.

Seligman, M. E. P. (2006). *Learned optimism: How to change your mind and your life*. Vintage Books.

Sokol, L., & Fox, M. (2009). *Think confident, be confident: A four-step program to eliminate doubt and achieve lifelong self-esteem*. TarcherPerigee.

Thoma, N. C., & McKay, D. (2015). *Working with emotion in cognitive-behavioral therapy: Techniques for clinical practice* (1st ed.). Guilford Press.

Velasquez, et.al (2001). *Group Treatment of Substance Abuse: A Stages of Change Model.* Guilford Press.

Warren, R. (2012). *The purpose-driven life: What on earth am I here for?* Zondervan.

Weisinger, D. (1985). *Dr. Weisinger's anger work-out book: Step-by-step methods for greater productivity, better relationships, healthier life.* William Morrow and Company.

Wells, A. (2011). *Metacognitive therapy for anxiety and depression*. New York: Guilford Press.

Wells, A., & Matthews, G. (1994). *Attention and emotion: A clinical perspective*. Psychology Press.

Whitmore, S. J. (2017). *Coaching for performance: The principles and practice of coaching and leadership*. Nicholas Brealey Publishing.

Young, J. E., Klosko, J. S., & Weishaar, M. E. (2003). *Schema therapy: A practitioner's guide* (1st ed.). Guilford Press.

Young, J. E., & Klosko, J. S. (1994). *Reinventing your life: The breathtaking program to end negative behavior and feel great again*. Plume.